Baby Sleep

The Effective Parenting Guide with Solution to Infant Sleeping Problems and more!

Larry Jane Clew

Table of Contents

ISBN: 978-1-63750-189-4

Introduction

Are you nursing a baby and you want to know more about what to expect during the first few years of nursing a baby as either a first time mother or father or already a mother or father, or do you wish to gift book on nursing a baby to new parents?

This is the guide to meet all your need. It's a comprehensive book that talks about the nature of babies.

It could be debilitating if you are exhausted or more during the night to soothe your crying baby, mainly if you had a long day. We'll begin with why a baby isn't sleeping and ways to help her to rest better.

When babies can't rest, they may be experiencing challenges like the common life-long struggle that lots of people have as it pertains right down to bedtime. Many people develop sleeplessness from certain sets off, such as too much caffeine, display screen time too near to the night, or only excess stress.

Babies have their group of sleeplessness sets off that may

keep them from a good evening rest. Being conscious of why your child won't rest, can't sleep, or requires continuous co-sleeping is the first step to resolving those problems.

In this book you will learn sleep program that is strongly suggested if you want assistance in getting the baby to drift off and stay asleep, how to set bed time regimen, ways to turn your child from a crib to toddler bed, common baby sleep myths, how babies adapt to timezone changes, childhood sleep apnea, reasons why your child won't laugh or happy, what to do when your baby sleep with eyes opened, food to avoid and food to eat, and many more!

After reading this book, you would be well equipped with what to expect during the first year of childbirth and nurturing of your baby.

Chapter 1

Factors that Causes Babies' Sleeplessness

1. Over-Stimulation

When the surrounding is too stimulating, your child may have trouble calming down. This may make it hard to access sleep when it is bedtime and might even make your child become hyper-alert, fidgety or even stressed.

Their growing brain can become too overwhelmed by every new signal it gets. Each experience and new feeling is another neuron firing. Many of these thrill their experience in building reliable systems in their brains which is vital for brain development, infants need a rest from this stimulation to be able to process everything. While asleep, the brain does the job of clearing up every one of the structures in the neurons; recollections are processed, encounters are submitted away, and the mind cleans itself up from the waste materials, by-products of the power it used.

Reducing stimulation near to bedtime can help their brain

get into a reasonable condition. The stimulus will come in the proper execution of sounds, speaking, books, toys, fired up televisions or displays, or talking encounters taking a look at them.

2. Too little Routine

Although your pacing babies' day according to her cues, everyone can still reap the benefits of a healthy routine, hence, rather than trying to place her on a good schedule, concentrate on assisting by figuring out how to associate times of your day with certain activities.

Routine helps to create positive targets, it helps the body and brain turn to cues for what's next and the body may then be modified to these targets, planning for another activity. These types of balance are so very important for babies just as a sense of uniformity is beneficial for members of a family.

This also marvellously results in bedtime. As night time approaches, they could commence detecting the cues; the dimming lighting, the quieting of activity and the change of environment might all help signal to their brain that rest is coming.

3. Overtiredness or Nap-Deprived

If you've ever had an evening where you pushed yourself to ultimately stay awake and finally got to bed but found that your brain couldn't decelerate, you've experienced what is referred to as *overtiredness*.

Infants get that too. If indeed they push themselves to remain awake when their body begins giving sleepy indicators, they"ll likely create a habit to do a similar thing when it's time to visit sleep. They'll wake up more, fuss more, and stay away from sleeping. Make an effort to offer your child more naps each day and a consistent bedtime rest.

It may appear just a little counter-intuitive if a baby isn't getting back enough naps, it's much more likely they won't have the ability to decrease for bedtime either. Infants under twelve months typically need to rest every two hours; an infant that is under half a year old only must be awake for one and a half hours before going down for a nap again.

4. Another reason includes a Sore neck or a Hearing Infection

You may know very well what it's preferred to make an effort to sleep with a cold. A sore throat can be agonizing and keep you in a routine of pain that retains you from calming. If your child is getting up suddenly and crying in distress, it might be a sign the baby is distressed by the pain of the ear illness or a sore neck.

While these are typically normal for an infant to experience, it could be hard with their under-developed immune systems to battle off chlamydia. Be sure to take your child to a pediatrician if you believe this is the problem.

Look out for thick yellow release from the nasal area or bloating and puffiness around the nose and eye.

5. Food Allergies or Sensitivities

Using the rise of food sensitivities, it looks like increasingly more children are being identified as having food allergies. Your child may be delicate to a particular food, too.

These sensitivities can irritate the digestive tract and cause general discomfort for your child, and they could feel itchy or have acid reflux disorder that is keeping them up during the night. If your child is showing indications of colic stress or developing unexplained or extreme rashes, food allergies should be contained in your investigation.

You can begin by removing common food allergens to find out if your baby reacts positively. Foods such as dairy products, whole wheat, and corn are regular culprits. In case your alleviation changes, then continue your brand-new diet. They could also provide several food sensitivities.

If you're breastfeeding, you may even need to temporarily remove these food types from your daily diet as well. Baby can still get smaller amounts of the food contaminants through your dairy.

6. Acid Reflux

While every baby encounters some spit up, babies who have forcefully shown spitting up and distress when being deposit may be experiencing acid reflux.

If your child is arching their back, squirming uncomfortably, and screaming when deposit, then this uncomfortable problem may be the culprit. This might also be the situation if they're not giving an answer to regular comfort or calmed with a swaddle.

You might be in a position to relieve this pain by lessening the quantity of dairy your child gets at each feeding. If you're breastfeeding, you'll be making too much dairy, and if your child is overeating, their stomachs are struggling to take all that dairy. You can even help lessen this by keeping your child upright for thirty minutes after eating. But also, inform your paediatrician if you believe your child has acid reflux disorder or allergies.

7. Transitioning Through Rest Cycles

Your body naturally undergoes phases of deep and light

sleep. There are occasions during the night where you will be awakened for just mere seconds before dosing off to rest, perhaps without memory from it.

That is natural and related to REM sleep and circadian rhythms. A baby must learn ways to get themselves back again to rest after these brief stages of waking and thinking. Your child might awake and crave the rocking, or relax prop, they've become familiar with when drifting off to sleep, and this is why your child doesn't't seem to remain asleep for a long length of time.

An excellent cure for this is to let your child layout when they may be sleepy, but awake to get accustomed to the sensation of drifting off for the reason of the environment, the mind then begins to create rest organizations and cues.

8. Baby is Hungry for Solid Food

Depending on how old they are, if they're over six months, their digestive tract may be craving more food. Milk provides proper nourishment, but their stomachs may need something more to utilize. Try presenting more solid food to their diet little by little and find out if indeed they stay full for much longer; if your child doesn't drink or eat as much any longer, please read our article about this.

9. It's Too Hot or Too Chilly for Baby

If your child is getting up during the night or oversleeping, check their bodies for sweat and hands for cold fingertips. This is a simple solution with their evening waking. Infants need just a little extra comfort than us to be comfortable and could want an extra blanket. Ideally, an infant is preferred in an area heat range of 68-72 levels degree Fahrenheit.

10. Development of Spurts

You might have experienced growing pains when you were a kid or teen, and babies have them too. Baby might proceed through per week of having a more enormous appetite to support this growth. They could also be awakened in the centre of the night time hungrier.

An ever-growing baby may become sleepier, but

additionally, it may cause sleeplessness too. They might be more interested in playing when they're getting into a new developmental phase, which makes it harder to relax and fall asleep.

Around eight weeks is a typical time for infants to encounter what is called rest regression, where they'll wake up more often during the night, even if indeed they previously were sleeping fine.

If your child is still having difficulty sleeping, then don't give up your search for the answer. A lot of things can cause evening waking and trouble to settle babies, plus they require you to discover it on their behalf. Losing from sleep isn't healthy for your baby, so don't quit.

CHAPTER 2

Is Past Due Bedtimes Bad?

As children grow, they spend the majority of their time sleeping. Children under the age of two tend to rest over twelve hours each day, though this time range would reduce over time as they grow, their rest health will stay important throughout their lives. With that said, many parents question are *'could there be a right or wrong time for kids to visit bed?'*

Your Child's Sleep Schedule

As you make an effort to find out the best sleeping plan for your son or daughter, you might find that going to sleep later to them is precisely what produces results. Even though many parents suppose that children with past due nights aren't getting the correct amount of rest, this isn't always true.

Though many sleep specialists don't encourage that parents should allow their children to sleep late frequently, many factors, however, determine if sleeping late is bad per individual baby

The primary goal for just about any parent and sleep specialist is to ensure that children are receiving a full night's rest overall, whatever time each goes to sleep.

Infants with Late Bedtimes

Parents with newborns undoubtedly know the struggle of looking to get into the groove of finding a workable rest plan for themselves and their baby. Often, parents could find themselves placing a baby to bed much later than expected.

Predicated on the widely kept notion that children need to rest at a particular time, these new parents often get concerned that babies with past due bedtimes aren't getting the rest they want while this might not be true if a baby isn't sleeping with respect to the suggested amount of time, that is, about 14 hours per day, past due bedtimes are flawlessly elegant if your child is well-rested.

Additionally, it is essential that parents of babies with past due bedtimes have to ensure that they help them stick to a regular wake/nap/bed routine. This stability is vital for infants as they develop.

Children with Past Due Bedtimes

The parent and the baby become accustomed to the rest schedule of the baby in the process of fixing a regular rest schedule as time goes by While a well-balanced plan is necessary for infants with past due bedtimes, additionally, parents need to comprehend when to upgrade this sleeping regularly.

Although the same truth to getting enough sleep and possessing a constant sleep schedule to connect with children with past due bedtimes, as your son or daughter grows older, they'll likely have to change to something new. With the beginning of daycare or college, you''ll need to begin waking your son or daughter up at a certain time, and that may translate into a youthful bedtime.

Getting Your Child to Bed at an earlier Time

Parents of children with late bedtimes often dread the day they would need to change their child's routine. Although it certainly won't happen in a single night with the right methods, parents can get their children on the right track to sleeping.

Use the pursuing tips to change your child's rest schedule:

Concentrate on their wake time: Children tend to get to sleep every time they want. Children with past due bedtimes are especially vulnerable to wanting to fall asleep later, as their inner clock has already been designed this way. Establish your places on waking your son or daughter up previously to help fight this wish to drift off later. Parents can begin resetting their child's internal clock a couple of weeks before college begins to ensure they may be well-rested and ready for their new routine.

Shift by thirty minutes almost every other day: The rest clock requires progressive change; kick starts this modification period by establishing their wake-up time thirty minutes earlier virtually every other day or every day. That is enough speed that allows them to drift off sooner.

Understand how much rest is needed. Depending on their age, your son or daughter may need pretty much rest. Research your facts and seek advice from a health care provider or rest specialist to ensure your child gets the right amount.

Set the build for rest: Spend both hours before bedtime, placing the build for sleep. This implies no consumer electronics, exercise, caffeine, and other things that may keep your son or daughter awake. Likewise, keeping their bedroom dark during this period will allow these to drift off faster.

How to Decipher if Your Son or Daughter isn't Sleeping enough

Parents of infants with late bedtimes often question how their children's sleeping behaviours are damaged as they grow. In some instances, children might not be getting enough rest, irrespective of when their bedtime is.

Are you worried your son or daughter 't sleeping enough? Look out for these signals:

Constantly rubbing the eyes or yawning: As infants spend the majority of their day sleeping, they are informing tale signs that they have to get more rest ASAP.

Constant irritability and crankiness: Most of us get just a little irritable if we haven't been sleeping well. The same holds for your son or daughter, however how old they might be.

Drifting off to sleep on brief car rides: If you notice that your son or daughter always knocks from a short trip in the automobile or stroller, they likely have to get more rest.

Acting sleepy after waking: Even if your son or daughter is awake, this does not imply that they had a restful rest. In some instances, they do not get enough rest; in others, the grade of rest is not adequate.

If you discover that your child is sleeping well, a past due bedtime is not a bad thing. So long as you are ensuring your son or daughter is well-rested and sticking with a routine, you as well as your baby are doing just fine.

Chapter 3

Ideas to Set up a Bedtime Regimen for Your Baby

A pleasurable bedtime routine assists children in easing the changeover from being awake to drifting off to sleep. An excellent regular bedtime can help your son or daughter feel convenient and secure in what to anticipate when each day concludes. To be able to build a regular bedtime for babies, you will need to build up a predictable series of activities that can undoubtedly and regularly be honoured each night.

The bedtime routine involved can begin to evolve and change as the kid starts to grow, although its basics should remain as these were right from the start. Based on your child's age group, the infant bedtime regular may involve putting on their PJs, cleaning their tooth, and then reading them a fascinating bedtime story.

Alternatively, the kid bedtime routine could also involve going for a bath, singing, or hearing a song, accompanied by another song, and a warm glass of water. As a mother or father, it is when you to produce a decision about how to make a bedtime regular. You also decide on if the night regular will stop wasting time and comfortable, or whether it will require a longer time that will help your relationship with your son or daughter.

A bedtime program idea will typically work best when you have reserved at least one hour before bedtime for participating in peaceful play with your son or daughter. Booking this timeframe helps lower the baby's activity levels while also planning their anxious system for a few much-needed relaxations.

Watching action-packed TV shows, taking part in tickling games, operating, and even roughhousing can make a peaceful changeover to sleep very hard for a child. If you're searching for a reasonable bedtime regular for children, consider the next illustrations. You can choose any bedtime regular that you think will continue to work best for your son or daughter:

Set a particular Time-table and be Sure to Stay with it

A child's body can modify a lot more easily to the bedtime regular if you select a bedtime regular that follows a constant and natural design. This means that you should avoid making changes to the night consistent as it'll make it even harder for the kid to drift off.

Give a Warning

Just before the kid must rest, be sure to issue a caution to the point that your day has begun to wind down. Based on your child's age group, they might be too young to start judging time at this time, which means that informing them five minutes to visit may as well not always do the job. However, you can instruct your child through association.

This is attained by starting the first area of the baby

bedtime routine, e.g., putting the playthings away or using the bathing water. Choose how you desire to begin the bedtime regular, to be able to do the transmission that your day has started to wind down.

You can find parents who often choose to signal impending bedtime routine by getting the kitchen timer ring for 5 minutes; for a kid, this can be an indication that their bedtime is here. It also permits an opportunity in which a third party announces bedtime, therefore reducing the desire to have a kid to complain. It is because small children also recognize that it isn't possible to claim with machines.

Offer Your Son or Daughter a Snack

Light snacks, including carbohydrates and protein, for instance, half of the whole wheat or whole loaf of bread and a little bit of cheese, can help induce rest in a child and will allow the child to remain asleep for all of those other nights.

This is a perfect child bedtime routine, as the

carbohydrates can help make the infant sleepy, while proteins, on the other hand, will ensure that your child's blood sugar reaches or remains level until breakfast time. Also, ensure that your baby cleans his/her tooth after eating.

Give Your Child a Warm Bath

It's important to make a bedtime program that also includes a warm shower. By increasing the child's body's temperature, you make the kid more susceptible to drifting off to sleep. Also, obtaining a chance to try out with her shower playthings will also get her to relax.

Getting Dressed for Bed

Another regular bedtime idea involves getting the child ready for bed. Because of this, you'll need to dress the infant using comfortable but nonbinding PJs. Make sure that the pyjamas are neither too light nor too warm.

Read a Tale to Your Child

That is one of the very most comforting and rewarding bedtime routines for children. That is way more if the story plot in question is undoubtedly a favourite tale commonly associated with going to sleep, e.g., Goodnight Moon. However, take note that as the kid starts to develop, they'll want usage of more stories and also to a wider variety.

Play Soft Music

You can always incorporate soft music into the bedtime routine for babies. With gentle music, there is no need to do much as whatever you should do is to allow music play in the backdrop, watching as your son or daughter begins to drift off to slumberland.

Provide Your Son or Daughter with a Sleeping Buddy

When developing your child bedtime routine, you can test to include snuggle buddies into that routine. Here, a teddy bear or favourite doll comes into useful play in providing the comfort that your child needs.

Eliminate or Limit Bottles

If your child has previously needed a container to be able to drift off, ensure that in the new child bedtime schedule, the bottle is only going to contain water. Juice method or dairy will usually pool around his tooth leading to the introduction of cavities, which may be dangerous, specifically for small children.

Make Sure Your Goodnights are Brief

You need to make a bedtime schedule that will truly see you only say goodnight when it's time for both parents to leave the child's room. While at it, try very difficult not to return even if the kid calls out for you. This might sound severe, but each time you get back to the area when the kid calls you, you begin conditioning your son or daughter to discover that parents will usually keep coming back quickly when they may be called.

For just about any bedtime schedule, the proven fact is that you appear strict to ensure that it's followed to the notice. Any hesitation on your end can be found by the kid to imply that you weren't seriously interested in her going to sleep. it shows them that if indeed they yell out for you truly loudly, you should have no option but to return and check out them.

Be Patient

As with some other new activity, it's essential to exercise some persistence. For your brand-new baby bedtime program, you might have to arrange for it at least fourteen days in advance. Recognise that it will require some time for this to take hold essentially. When you are exercising this new bedtime regularly, you'll need to ensure that all persons who are usually to be involved in placing the infant to bed are just about every night and working towards making sure the new system takes hold.

Have a Chat

Bedtime is always a good time that you can spend a few moments talking to your child. It isn't mandatory that you wait before the baby is old enough to begin narrating the occasions that occurred throughout the day. You can sit by his/her crib and relate how your entire day went. That is a terrific way to get your child to relax and drift off without leading to a fuss.

Make Sleep a Family Priority

You can perform this by identifying how much sleep is necessary for each person. Once determined, ensure that they all have enough rest. If there are any problems, ensure that they are talked about with your small children's doctor. Many such issues are often treated.

Stick to Your Child Bedtime Routine

If the toddler tries to e their boundaries, you'll need to be kind but the company as well. Being a parent, it'll be essential to ensure that you adhere to what you have said. If not, your child could keep pressing the limitations until you finally quit.

Which means that you might have to repeat the procedure as many times as necessary. Furthermore, try to resist the desire to show discomfort or get upset with the toddler's attempts to lengthen their bedtime. Getting angry or showing discomfort only means that the whole process is sure to get prolonged.

The Takeaway

Just like there are numerous methods for getting your child to drift off, there are specific things that you can avoid, if not your son or daughter will end-up developing poor sleeping habits. It's important to note that whenever there is nothing done, many infants who have developed poor sleeping practices when young will continue steadily to have the same issues when they start going to school. You will need to handle your child's sleeping practices from an early age. Please remember, if your son or daughter is not getting enough rest, then neither are you.

Chapter 4

Will Controlled Crying Work? Benefits and Drawbacks

When you just give birth to a baby, sleep becomes an extravagance, especially for the first couple of weeks. If you don't have help and are managing the complete change on your own, you will probably find yourself sleepwalking.

The majority of parents do some searching online for tips to get the infant to sleep. Sleep is essential for the infant, and performing lullabies might not always assist with the sleeplessness situation. That is why we have physicians and organizations promoting rest/sleep training as a means of helping infants get themselves to rest/sleep earlier.

With this process, your toddler would not only go to sleep with reduced hitches but also the wakes in the centre of the night time will be minimal.

A couple of two sleep training methods: "controlled crying" and "cry it away" approach. Before adopting either technique, you should seek advice from your pediatrician to determine which is right for the infant.

Before considering the training methods, it's essential to ensure that the infant is of good health, well-fed, and is not looking for a diaper change. In this chapter; we are discussing managed crying and exactly how it helps infants get themselves to rest.

What is Controlled Crying?

Controlled crying is a favourite rest/sleep training approach suggested by Richard Ferber back the 1980s. This technique aims at assisting a kid get him/herself to rest without developing any long-term results that could affect his/her health.

When working with this, your child will drift off without you singing a lullaby or soothing him/her. This technique looks to make your son or daughter liable for his/her sleeping habits.

Even if you get hurt hearing the infant cry, you have to apply some tough love for better sleep habits. If done correctly, you might fix your child's test schedule. However, the effectiveness depends on this and the health of the kid.

Newborns tend to be awake often at night time for a diaper change and feeding. So, if you would like to try this out, the infant needs to be at least six months old. Furthermore, you have to ensure that the infant is within good health since a fever or other problems could cause restlessness and continuous crying, thus reducing the potency of the whole process. Make sure to give food to the infant well and change a moist diaper to ensure maximum comfort while attempting this approach.

How It's Done

The theory is to help an infant sleep by him/herself without your comfort. For this to work, the managed crying is often followed by managed comforting as a means of looking into and reassuring the kid. In some instances, if the child persists the cry, you might stroke his/her mind or sing a lullaby to make calmness. Yet, you should leave the area while the young child continues to be awake for the training to reach your goals.

Step 1: Leave.

The first rung on the ladder into practicing this process is to leave the infant awake in the cot. Say goodnight to him/her and then gradually exit the area.

When you leave, expect the toddler to cry a lot since he/she is not used to the abandonment.

Step 2: Wait.

If the infant is constantly on the cry, wait at least two minutes prior to going back inside. Once there, reassure the kid that everything is alright before exiting the area after only a few minutes.

Step 3: Check.

If more than five minutes elapse and the infant continues to cry, return inside for the intended purpose of reassurance. When you say goodnight and leave the area for another time, supply the baby seven to eight minutes before going inside if he/she continues to cry. Keep duplicating this process and present a period of two more minutes every time you leave the area prior to going inside.

The much longer you leave the infant in this new process, the greater he/she will figure out how to sleep without your presence.

Is Controlled Crying Safe for my Baby?

Yes, it is safe for infants because they learn how to place themselves to settle in your absence. As time passes, they will overcome the shock to be abandoned, and the thought of sleeping independently is strengthened in their thoughts.

However, before you begin, you should ensure that the toddler is full, not thirsty, not ill, and the diaper is transformed. You have to know whether your child has extreme parting anxiousness, which happens once you leave him/her only. If he/she does, then it is incomparably a tough time because the best training might be considered a little harder.

The drawback of the method is that you'll have to abandon your kid and make her or him to cry without you comforting her or him. Some individuals believe that this may cause infants problems in the foreseeable future. However, none of this has shown that.

There is follow-up research conducted in 2012 by the Official Journal of the American Academy Of Paediatrics on the impact of the particular sleep training method; the analysis showed that it is a safe rest training technique without long-lasting aftereffect for the babies.

Moreover, managed crying comes strongly suggested by NHS as a means of supporting address short-to-medium-term issues like major maternal depression and sleep issues in infants.

How to Manage Controlled Crying

For some parents, managed crying could make them emotional because they need to pay attention to the kid as he or she cries. You will likely cave in, following the first trial; that is why we advise that you seek support from your lover or a trusted friend. In this manner, every time you feel like picking right up the young child through the training period, you can call somebody who will restrain you.

Your friend or partner will also help if you are getting a bad day as the baby's crying reaches you. If you relapse, your time and efforts will be inadequate.

There is absolutely no point in trying this on the toddler today and skipping the schedule tomorrow. For efficiency, you will need to get a new continuous program. Therefore the child gets used to the changes.

You'll achieve greater results when the infant is sleepy and just a little tired. Furthermore, ensure that the kid is not in problems before or in this rest training process.

How Long would Controlled Crying Last?

Different infants respond differently to various treatments. That is also the situation with managed crying. A couple of babies who have no issue sleeping, as well as for them, this process will almost certainly last between four to five times. When this happens, you are only going to have to tolerate hearing your child cry for a brief period to be able to help him or her rest better by himself or herself.

However, some infants experience sleeping problems in a way that you'll need to tolerate the crying for approximately two weeks for this to begin working.

If this era is over, as well as your baby still cries much without sleeping, then it could be time that you vary from manipulated crying to some other approaches. You can seek advice from your pediatrician who'll help identify the best option sleep training way for your baby.

The Benefits

One of the primary benefits of practicing this in infants is to instill a new skill in them. This means that the young child will understand how to visit sleep by him/herself without help. That is helpful to both child and mother or father.

Another benefit is that it's instant and effective in infants with healthy sleeping habits. Some infants learn to rest independently after only two evenings of managed crying, while some may take just a little longer.

Parents and guardians who've successfully been able to rest train their infants using the managed crying technique declare that the method works well. It will help to lessen settling, as well as waking problems experienced by infants. Infants who've undergone this technique tend to rest far better on a short-term basis compared to the other infants.

The Drawbacks

Managed crying has some disadvantages, and one of these is creating stress on the mother or father.

You may feel guilty:

It is tough to relax and pay attention to the child cry without picking him/her up. You, therefore, have to be continual and courageous if you would like to sleep and teach your baby effectively. This, however, might be considered a problem for a few parents because they don't want to live with the guilt of allowing the infant to cry.

The infant may disturb others:

If you live with other families, a crying child may cause disruption, thus causing this to be method unsuitable for you because of the emotions of abandonment that the kid might develop after crying only, some experts claim that managed crying could cause some psychological problems later in life. Nevertheless, it has not shown.

It could make your child sick:

The other drawback is that some babies might become ill after too much crying.

Chapter 5

7 Ways to Turn-over Your Child from a Crib to a Toddler Bed

You'll inevitably have to changeover your son or daughter from a crib to a bed sooner or later! They can't set off to university still sleeping in their crib! But, when and how can you make the changeover? You want your child to figure out how to rest in their bed but tend to know when to make the big move from a crib to a bed. Additionally, you want to ensure that the changeover from a crib to a kid's bed is as painless as easy for both you, as well as your child. Below, we have some information to help you select when, as well as how to help move your son or daughter from a crib to a bed.

Signs Your Son or Daughter is Preparing to Proceed to a Young Child's Bed

It might be time to help make the changeover from a crib to a bed under the following circumstances:

Climbing: If your son or daughter has begun climbing away from their crib, it could be time to take them off their crib to a kid's bed. However, if your son or daughter has only climbed from the crib one time, it might not be time to help make a move at this time. Some kids climb out once and then don't climb out again for a long time.

Your son or daughter is requesting a huge kid's bed: If your son or daughter has begun to verbalize for you that they need their own big kid's bed, it could imply that they will be ready to make a move.

You will be ready to night potty-train: If you're along the way of potty-training and believe that your kid is preparing to make it during the night without having a major accident, you might move your kid to a toddler bed to allow them to access the toilet.

You have another baby along the way soon: Sometimes, the reason why you thought you would move your son or daughter from a crib to a bed may be more significantly regarding you than your son or daughter. When you have another baby along the way and will need the crib for your brand-new baby soon, it could be time to move your child to the bed. You'll want to get this to move sometime before you have the newborn, which means that your toddler doesn't have to adapt to both a fresh bed and a fresh sibling at the same time.

How to Ensure a Steady Transition to the Brand New Bed

Once you've determined that it's time to change over your son or daughter from a crib to a bed, there are several things you should think about before you plunge in and make the big move.

Stay away from arranging the move when other big changes or transitions are happening:

If there are other big changes occurring in your toddler's

life, you will likely want to carry off on moving them from a crib to a bed for some time. If your child has just begun daycare or preschool, you're starting to potty-train, or you're planning for a trip someplace that will interrupt your schedule, it could be a much better idea to hold back a while to help make the transition.

The keeping of the brand new Bed

Your child is used to the positioning where they sleep each evening; they are accustomed to getting the same view of the lover in their room, the curtains, and their nightlight, make an effort to keep this as similar as you possibly can by putting their bed in the same location as their crib. This can help make the move from a crib to a bed easier on your child (and you).

Purchase special books to learn together

There are numerous books that have been written that can help to make the transition from a crib to a bed easier on your baby. These books help simplify your child's worries and have them excited to settle their big childbed.

Some titles you can consider are "A Bed of your," "Big Enough for a Bed," and "I enjoy Sleep in my Bed."

Involve your son or daughter in selecting their new bed and bedding

Help get your child excited and committed to having a fresh, big kid's bed. Make sure they are an integral part of the procedure of selecting and establishing their new bed. Bring them shopping with you when you intend to choose the new bed. If you wish to make the options just a little less mind-boggling to them, you can offer them several options to choose from (this may also help make sure that you are alright with the bed they choose).

You can even let them choose new bedding for the new big kid's bed. Maybe, choose a few new, coordinating adornments for his or her bedroom too. They'll be more motivated to settle their bed if indeed they feel like that they had a job in creating it!

Re-evaluate your childproofing

Before you make the big move from a crib to a toddler bed, you should re-examine their room. You'd likely have to childproofed the area, but that should be before the kids are heading to being capable of getting out of their bed in the center of the night time without you being there. Check that there aren't any potential hazards in the area. Ensure that all their furniture are installed to the wall structure. Consider placing a gate in their doorway, so they don't get access to all of those other rooms in the center of the night time. Do all you can to ensure they'll be safe in their room if indeed they let themselves out of bed.

Stick to your present bedtime routines

To make sure you have a smooth changeover for your son or daughter, it will be very important to stick to your present bedtime routines. You'll have to keep everything as regular as possible to help your son or daughter adapt to their new bed. If you don't now have a constant bedtime, it may be beneficial to create one before you make an effort to move your son or daughter from a crib to a bed.

Be patient and provide comfort

Moving from a crib to a young child bed is a huge change for your little man or gal. Show patience and comfort them if they're scared or anxious. You can test sharing some occasions when you've been worried and what you do to do yourself a favour to complete the tough times.

Moving your child from a crib to a bed can be a huge adjustment for you both. With some uniformity and planning, though, your child will prepare yourself and be excited to help make the big change.

Chapter 6

Why do some Infants Cry During Sleep?

You've probably experienced this situation often as a fresh parent. Your child has been asleep for one hour, maybe two, when abruptly she cried out in her rest. Understandably, you might feel puzzled or worried about why your child is crying while asleep.

However, most times, there is absolutely no reason behind alarm if an infant cries during sleep. Many reasons can mae a child cry while asleep. Here's the scoop on why your child begins to cry.

Sleep Cycles

Relating to working Mom, your child has rest cycles that run for approximately 50 to 60 minutes per routine, (unlike you who undergoes your rest cycles about every 90 minutes roughly).

Each cycle has a transitional phase, where the sleeper - in cases like this, your child - techniques in one phase to some other. Of these transitions, say whenever your baby techniques from REM to a more profound rest routine, he/she may cry out.

Whenever a baby cries during sleep, it is a sign that his/her rest cycles are transitioning. In every actuality, your child isn't awake. Like just about everything else, an infant must understand how to do, he/ she must understand how to drift off properly and also stay asleep.

Other Challenges

Granted, while most of the time, an infant cries during sleep because of rest change, you know well that he/ she may be experiencing other issues. Your child could be, for example, starving or damp.

So, how will you know why your child is crying while asleep? Healthline offers this little bit of advice when you're thinking about "How come my baby is crying during sleep?"

If, after a few moments, your baby's cries escalate rather than calming down, you should understand that there is surely an issue.Simply know that if your child is transitioning in one rest cycle to some other, his/ her cries won't escalate.

However, if your child cries during sleep and he/ she seems increasingly more distressed, it's time for you to go check up on your child. As we've already mentioned, the infant could be damp or starving or even chilly, and undoubtedly, sick.

Problems to Sleep

Without knowing it, you can inadvertently cause your child to be awakened at night time. A baby is named a "trained night time crier," based on the Children's Medical center Colorado.

Your child should create a regular seven or eight-hour sleeping routine by the ages of eight weeks to four months. By this time, your baby's caloric needs change: he/she will no more require calories at night time and, thus, won't need nocturnal feedings.

If you're questioning why your child cries during sleep after about age four weeks, you will see that we now have some very common triggers because of this.

You should entertain your child after he/she wakes up. Preferably, you should help your child get accustomed to a more resolved regular bedtime. After tale time has ended and the infant has dropped asleep, don't get the books back out again or play with your child. Even constant rocking at nap time can teach your child to be awaken while asleep and weep. Crying while asleep if it happens on the standard could be a sign that your child has a second gain from getting up. In other words, he/ she needs to be interested or is planning to be dependent on mother and dad's attention.

You rock your child to make him/ her drift off. Granted,

in the initial phases of life, an infant must be rocked and soothed to be able to drift off. However, one of your targets as a mother or father ought to be to educate your child on how to self-regulate. An excellent sleeper in the infant years may become a good sleeper in old age. If your child cries during sleep, maybe it's a sign that he/she doesn't learn how to drift off without rocking.

Your baby gets used to changes in the environment or routine. Babies cannot chat the way people can; unlike you, your child must cry to connect. The crying that originates from these changes is named "protest crying." It's the natural consequence of a significant change that your child doesn't like.

Must I call the Physician if my Baby can't Sleep?

The easy, most maddening response to this is, "This will depend."

If the crying is relatively recent and doesn't appear to be escalating, it's probably just normal nighttime rest transition crying. If it's escalating and you've attempted feeding your child or changing him/her diaper or whatever, then you might have a far more serious issue.

Sometimes, your child can form reflux. If he/she spits up quite a little or is wheezing, you might want a checkup.

That said, additionally, it is okay to get active support from your physician as you find out about your child. If your child cries during sleep, it could be nothing. It might also be considered an indication of something much more serious. If you'is prone to getting worried,go on and give yourself the satisfaction that will come from a call to your baby's doctor.

In conclusion; if your child cries during sleep, maybe it's an indicator of something serious. However, it might also just imply that he/she is transitioning from one stage of the rest cycle to some other. (Your child has rest cycles as everyone else does). Frequently, trying to look for the reason behind crying while asleep is why most parents get frustrated.

Usually, your child will cry away at night time for brief intervals, often due to a change in the sleep cycle, but also as a consequence of hunger, wetness, or cold. The best way to determine the difference between these numerous kinds of cries is to pay attention to escalation. If your child cries during sleep but stops after a few moment and the crying doesn't get more immediate, it's probably a rest cycle thing.

However, if the crying gets louder or even more insistent, then it's time to check on for other issues. Many parents that face this matter find themselves being surprised to discover that their infants have never woken up, regardless of the crying.

Too much fussing over the infant for night-crying can result in a baby to become night crier. In cases like this, an infant cries during sleep because your child has a second gain from getting up. Quite only, if your child has found that he/she will reach play or get a mother or dad's attention, keeping asleep will end up being difficult.

Finally, some sleep issues arise from medical ailments like reflux. Having your physician check your child out will get rid of the worry it causes you whenever your baby cries during sleep.

Remember, letting your child cry for a few moments after he/she has fallen asleep isn't precisely like making him/her cry throughout the day. Often, these daytime cries reveal something much more severe or are your baby's way of interacting with you. Understanding how to distinguish between the types of cries that your child produces will eventually help everyone get some good, much-needed sleep.

Chapter 7

8 Methods to manage the Sleep Schedule of Two Children

As a fresh parent of the baby, it has already been challenging enough to get your baby to sleep. Now imagine wanting to dual this challenge with the addition of another child. If you're a mother or father of twins or your kids are sleeping collectively, it might appear impossible to change both children's sleep schedules to work harmoniously. Fortunately, where there's a will, there's a way. This is the connection with parents who have been successful in handling their two kid's rest schedules.

Get help! Handling two kid's sleep schedules can be considered a challenge for an individual parent or a few. The first weeks of the life span of your infants will require all your time merely to manage their sleeping routines.

Ensure you get help in early stages, and acknowledge

offers from relatives and friends for assistance with chores around the house and operating errands. In this manner, you'll be exclusively concentrated on caring for your children.

Putting kids to Sleep Simultaneously

Even if your kids are sleeping on different mattresses, you can put them right down to rest at exactly the same time. Achieving this will ensure that both of them have the same sleeping tempo that their body will eventually tune into.

Feed Both at the same time

Exactly like with putting children to rest jointly, feeding them jointly will teach their bodies to wake them up at some aspects of the night time specifically for meals. Even if one of the kids is not awake, give food to them immediately after you have given the first one. In this manner, your twins' rest schedules will synchronize, and they'll learn to be awaken for eating at exactly the same time.

Even though you do not feel it is to awaken a snoozing baby, it's the only means of avoiding jumping backward and forwards between two children at night time.

Separate Them

If one of the twins is old enough and seems prepared to sleep through the entire night without getting up to consume, you can temporarily move he/her to another room.

When you have to, accommodate one of your loveable space for the sleeping twin so the other will not wake up during the night. When the waking twin is preparing to forget about night meals, both can be cut back together in a single room.

Have a Regular Bedtime Routine

Developing a bedtime routine is essential when you yourself have an infant. It becomes even more necessary whenever there are two. A bedtime regular can contain:

✓ Playing comforting games.

✓ Reading a bedtime story.

✓ Massage.

✓ Bath time.

✓ Dim lights.

✓ Soft music.

A routine is a way to let your kids know to affiliate certain events with bedtime. Maybe it's the water operating or the lighting heading dim that let them know that enough time to rest is soon. When these routines are repeated every day, they'll become ingrained into the children's rest habits. Their brain will naturally start to associate certain activities with sleeping. This gives a feeling of security and comfort to them besides assisting them rest during the night.

Two times Feeding Schedule

To synchronize your twins' rest schedules, it is essential to give food to them at the same time as well. Infants who are given together will fall asleep collectively.

Utilizing a Lovey

When it is safe, you can start adding a lovey into the children's cribs. Be sure you follow the rules for a safe lovey before placing anything next to your children's sleeping surface. Find a little and safe lovey, which makes smooth sounds. This assists the infants to associate the mild feel and audio with rest time.

Start Early with Twins

While a single child does not require to indeed have a set routine until about five or six months, the situation with twins' rest routine requires that you begin early. Although arriving home from a healthcare facility may as well not be the most likely moment to commence with, consider starting a twins' rest schedule but as soon as four to six weeks. After per month, it'll already be apparent that you'll require to start out arranging your two children's rest schedules to be able to get rest for yourself as well as your children.

Some times things might not go according to plan, work to generate predictability into the two kid's rest schedules. This implies developing the twins' rest schedules in early stages so that it becomes ingrained into them by enough time when they are small children.

Follow Your Tempo

Much like any advice, you have to think about your unique situation. In case your two children's rest schedules do not frustrate you, there is no need to begin off so early. However, parents who are used to two kid's rest schedules advise controlling your twins' rest schedules as soon as possible. While controlling the rest of one child can be placed off, two children's rest schedules going in various directions really can take the life span out of you eventually.

In conclusion; feel the right path into the two kid's rest

schedules, and consider if you are ready to mind down this street. Controlling your twins' rest schedules brings incredible rewards for you as a mother or father and also to both your kids. When their schedules will be the same, they'll no more wake one another up, and you'll have two happy children and parents to thank for it.

Chapter 8

8 Common Baby Sleep Myths

In that first couple of months of new parenthood, everything can appear, such as a blur of exhaustion. You might feel like you do everything incorrectly, and you're sure to get a lot of advice, both solicited and unsolicited.

One subject matter that it appears everyone comes with a judgment on is rest. Advice about rest is so popular and so mixed it can feel impossible to split up reality from baby rest myth. Improving rest is very important to both parents and the infant so that it is important to comprehend some common myths and separate misconceptions from fact.

Separating Baby Sleep Myth from Fact

Myth 1: *Infants need to be place down in a completely calm and dark room to sleep.*

Truth: Your child will quickly figure out how to rest in whatever environment he's subjected to. He might actually rest better when there is certainly activity happening around him, as it could create some sort of white noise.

Myth 2: *You shouldn't expect your child to sleep well for weeks or even the first year.*

Truth: Infants can figure out how to rest well in only a few weeks. Doing this takes work on your part, and it could be annoying but will lead to better rest for everybody. Teaching rest cues, or methods that your child learns to associate with rest, such as swaddling, is a superb way to boost rest patterns.

Myth 3: *Infants wake up at night time because they have to eat.*

Truth: Once your child is between four and six months old, if he's gaining weight, he's thriving physically, and if the mom is medical, there are no issues with dairy supply, you don't have for your child to awaken to eat.

Myth 4: *Medical or rocking can make it impossible to really get your baby to rest some other way.*

Truth: Your child will need what he/she is utilized to, that is natural. But there is certainly nothing incorrect with rocking or nursing your son or daughter to rest. They key is to help him/her figure out how to put him/herself back again to rest when he wakes up. Supporting them learn self-soothing techniques allow them to place themselves back again to sleep at night time.

There are a number of behaviors you can encourage that teach your child to self-soothe, including:

- ✓ Sucking or cuddling a toy or blanket
- ✓ Utilizing a pacifier

- ✓ Humming softly, you can coach this by humming softly as you rock and roll him.

- ✓ Stroking his hands or cheeks. Again, you can model this behavior for him if you are rocking or nourishing him.

Myth 5: *Reducing on day time naps will improve nighttime sleeping.*

Truth: That is a common thought, but it doesn't work. An excessively exhausted baby will be fussy plus much more difficult to access sleep when compared to a well-rested baby. Instead, make naps important, and begin the bedtime regular a little sooner than you think is essential which means you aren't rushed getting the baby to rest.

Myth 6: *Infants can go with a flexible routine, depending on the actual parents wish to accomplish.*

Truth: Sure, you can tote your child around wherever

you decide to go. If you wish to enhance the quality of rest for everybody, your loved ones, you should dedicate ultimately to developing a constant nap and bedtime regular. This might mean being near to home when you establish steady rest habits, but it'll pay back with an infant that would go to rest easily and sleeps well.

Myth 7: *Making an infant "cry it out" is harmful*

Truth: Studies show that there surely is no damage done by making your child cry it out during the night. If he's fed, dry and clean, and has a safe, comfortable crib, allowing him cry it out won't cause any problems.

However, that will not mean it's the only way to help your son or daughter sleep during the night. There are a number of ways to encourage sleeping during the night, and everything can succeed. If you're not comfortable allowing your child cry it out, there is absolutely no reason to use that approach to sleep training.

Myth 8: *Infants rest better if you put in a little cereal with their nighttime container.*

Truth: As stated above, a wholesome, growing baby doesn't need to awaken to consume. Adding cereal to his container isn't just unnecessary, but it additionally doesn't really work and can create other problems.

It isn't recommended to begin solids before six months old, and at that time, it ought to be within meals. Adding calorie consumption from cereal in a nighttime container can result in excessive putting on weight.

In conclusion; as you can plainly see, there are a great number of myths surrounding infants sleep behaviors and patterns. For each baby sleep misconception, you hear, there is certainly another that contradicts it. Keep in mind, as a mother or father, you should do what works for your household. If someone offers advice that noises beneficial, you can simply contemplate it, but make the possibilities by yourself. When you have questions or concerns, speak to your pediatrician.

Chapter 9

Childhood Sleep Apnea: 8 Signs or symptoms

When you have heard your son or daughter snore or he/she seems like he/she is not sleeping well, you might wonder, does your son or daughter have sleep apnea? Sleep apnea may appear just like a condition that impacts the elderly, but sleep apnea in children is very real and can result in a variety of mental, physical and sociable problems. When questioning if your son or daughter has sleep apnea, it seems sensible to understand precisely what sleep apnea in children is.

What is Sleep Apnea in Children?

Sleep apnea is an ailment where the person stops respiration at certain factors while asleep. This typically is really because there is certainly something blocking top of the airway. This form of sleep apnea is named obstructive sleep apnea.

Sleep apnea in children can cause interrupted sleep. When you stop respiration, even momentarily, the air levels in the torso drop, which disrupt the sleep cycle. This helps it be more challenging for someone experiencing sleep apnea to obtain a sleepful night's sleep. If neglected, sleep apnea in children can cause behavior, learning, center and development problems.

Causes of Sleep Apnea in Children

It really is normal for the muscles to relax as you sleep. If the muscles in the rear of the neck relax too much, the airway can collapse. They are the muscles accountable for keeping the airway open up, so when they become excessively calm it causes trouble deep breathing. In people with enlarged adenoids or tonsils, the blockage can be even more serious.

There are a number of things that can cause sleep apnea in children. They include carrying excess fat, a family background of sleep apnea, a sizable tongue, this may fall back again and build a blockage in the airway, framework issues in the neck, jaw or mouth area that induce a slim airway, or other medical ailments such as cerebral palsy or Down symptoms.

Inhaling and exhaling through the mouth area may indicate your son or daughter is experiencing or reaches threat of developing sleep apnea. Humans are made to inhale through their noses, so mouth area deep breathing indicates something is incorrect. If the nose passages are constricted, credited to allergy symptoms, for example , your son or daughter may start deep breathing through his mouth area. When deep breathing through the mouth area, the jaw muscles occur a relaxed condition and can result in weakness in the muscles of the mouth area and throat, this may lead to sleep apnea in children.

Symptoms of Sleep Apnea in Children

Real sleep apnea spells often occur without the average person realizing it. When you stop respiration, the air level in the torso drops quickly and the skin tightens and level rises; that is an indicator for the mind to wake you up. You awaken to inhale and get back to sleep so quickly you don't realize you were awake. This pattern repeats itself at night time, avoiding you from possessing a sleepful, deep sleep.

In the event that you hear your son or daughter snoring, particularly with snorts, pauses or gasps, he might be experiencing sleep apnea shows. Sleepless sleep, and sleeping in unusual positions are also indications of sleep apnea in children. Heavy deep breathing, daytime sleepiness, night time terrors, sleepwalking, and bedwetting can all also indicate sleep apnea in children.

In the event that you notice your son or daughter milling his teeth, you might investigate whether he's suffering from sleep apnea. If the smooth tissues behind the neck are obstructing the airway, milling or clenching one's teeth may be considered an indication that your body is wanting to open up the airway. Milling and clenching your tooth tightens in the tongue and jaw muscles and can help start the airway.

Because your son or daughter is not obtaining a good night's sleep, you might have trouble waking them up each day. They may drift off, be hyperactive, and also have trouble focusing throughout the day. These symptoms make a difference in college performance, and business lead to the instructor thinking they have ADHD or other learning issues.

Diagnosing Sleep Apnea in Children

If your son or daughter is a sleepless sleeper, snores, falls asleep throughout the day or exhibits other signs of sleep apnea, you might wonder, does your son or daughter have sleep apnea? It's important to seek advice from with your child's pediatrician about your concerns. He might want to send your son or daughter to an expert who may choose to perform a sleep study.

Sleep studies are accustomed to diagnose sleep problems, including sleep apnea in children. Your son or daughter should spend the night time in a sleep center to endure the sleep research. Sleep studies are accustomed to measure snoring and other sounds, blood air, and skin tightening and levels, body actions and positions, heartrate, eye actions, brain waves, and inhaling and exhaling patterns.

Treatment For Sleep Apnea in Children

There are a number of treatments designed for sleep apnea. They include:

- ✓ Observation
- ✓ Surgery
- ✓ CPAP
- ✓ Mouthguard
- ✓ Weight Loss

If the sleep apnea is relatively moderate, rather than interfering with your child's standard of living, your doctor might want to monitor symptoms for some time, before making a decision on cure. If the reason for sleep apnea is enlarged, tonsils or adenoids, your physician may refer your son or daughter to a ear, nose, and neck specialist. The ENT may choose to remove either the tonsils, adenoids or both. These methods may be all that's needed is to get rid of the sleep apnea.

Your doctor might want your son or daughter to use continuous positive airway pressure therapy. CPAP counseling requires your son or daughter to wear a face mask covering the nasal area or/and mouth while asleep. The mask links to a machine that uses air to keep carefully the airways open.

Based on your child's age group and the reason behind sleep apnea, he might have the ability to wear a mouthguard during sleep to prevent shows of sleep apnea. These mouthguards generally work best on teenagers but can be utilized on children as young as six.

If your physician believes that weight may be the reason contributing factor to your child's sleep apnea, she/he will probably recommend lifestyle and diet changes to aid safe weight loss. Sometimes achieving a wholesome weight will do to put an end to shows of sleep apnea.

Complications of Sleep Apnea

When wondering if your son or daughter have sleep apnea, you might be tempted to place off diagnostics. Sleep studies, although pain-free and safe, tend to be scary to small children. It's important to comprehend that snoring is definitely not something safe. You should speak to your pediatrician to access underneath the snoring concern before it influences your child.

Studies claim that snoring, even though not linked with sleep apnea, can result in a variety of medical issues in children. Knowing that, it's important to research and treat snoring and sleep issues.

Sleep apnea is considered to increase fragmentation in sleep. This means your body is continually switching in one sleep stage to some other. This change between lighter and heavier sleep cycles don't allow your son or daughter to get the long amount of deep sleepful sleep they need.

Children who have sleep apnea may experience the symptoms comparable to adults, when they are drowsy throughout the day, however they are just likely to react to this insomnia by developing public problems, having difficulty attending to, becoming hyper, or experiencing intervals of unhappiness or nervousness. Children who don't sleep well will perform badly on memory space and learning assessments.

Children who experience sleep apnea not only develop emotional and mental symptoms, they can experience physical problems as well. Disruption of deep sleep can hinder hormone secretion, including growth hormones. With less growth hormones available, normal development patterns can be adversely affected.

As you can plainly see, sleep apnea can result in a variety of medical issues. If you're wondering if your son or daughter have sleep apnea, it's important to get answers. If you were to think your son or daughter may be experiencing sleep apnea, you should have a scheduled appointment with your pediatrician to go over your concerns.

Chapter 10

Concerned about Baby's First Daycare Trip? 10 Ideas to Ease the Stress

For every mother or father who is going to leave their baby in a daycare for the very first time:

Are you taking your child to daycare for the very first time? One thousand questions must be running right through your brain. You are going to leave the infant you created inside you under the treatment of daycare educators. *Are you frightened?* That's normal because this milestone you are going to mix is no laughing matter.

The first couple of days would be the most difficult because both you and the tiny one will be transitioning into uncharted territory. As time passes, things are sure to get better, and you'll realize that this is the most sensible thing for both of you. Besides, sooner or later, you''ll have to slice the cord, right?

It's hard to show how this will continue to work away, but with just a little preparation, going for the baby to daycare will be smoother than you imagined. Here's how to get ready for your baby's first-time at daycare.

Suggestions for the Parent

Every mother or father has read a horror tale regarding how an infant was staying in daycare, and things went south. Leaving your child in the treatment of a "stranger" is a problematic reality that each mother, dad, or guardian encounters sooner or later.

If you're thinking about taking your child to daycare, these pointers will ease the knowledge.

1. Do your homework

Nothing at all beats preparation than comprehensive research. Ask the daycare company as many questions as possible. If you spend sufficient time looking to discover the best service, you'll be at tranquillity, knowing that your son or daughter is under care. Do not shy away from trusting that gut feeling you have as soon as you head into the daycare.

What factors do you consider whenever choosing a

daycare?

    ✓ *Low caregiver-child ratio.*

    ✓ *Location: maybe it's near to work or home.*

    ✓ *The opening and closing times.*

    ✓ *Whether meals are included or not.*

    ✓ *Every other priority you might have.*

2. Create a checklist a night before daycare time

Many daycare veterans will let you know that one of the essential things to enhance your baby's stay in daycare is remembering to pack every item the baby might need. Infants need crib bedsheets, pacifiers, labelled containers, bibs, and other activities. Make a daycare checklist and stick it close to the door or behind your mobile phone.

3. Be positive at the drop-off

Children quickly grab their parent's disposition. If you're depressed and sulky throughout your baby's first-time at daycare, she or he will see it. Be intentional with your disposition, and be sure you project optimism.

4. Do some regular check-ins

Allowing someone else to provide for your child might cause you to feel just like you lost your control. It is even hard to start your daily responsibilities because you retain wondering the way they are faring. After taking your child to daycare, do some regular check-ins before pick-up time. It'll offer you a glance at how your baby gets along. Also, develop a good rapport with the educators.

5. Make the pick-up exciting

When collecting your son or daughter after taking your child to daycare, focus on linking with her or him at night. Provide them with a warm hug and a broad smile. Your baby will feel liked and will recognize that being in daycare is not a bad thing.

Tips For Your Child

Regardless of how old they are, babies likewise have a

hard time transitioning into daycare. Fortunately, there are ways to help ease the tension on their behalf, such as these pointers.

1. Take the kid for a meet-and-greet

Before taking your child to daycare for the very first time, organized to allow them to meet their teachers beforehand. Spending time alone with someone not used to being family in your existence will help them to familiarise themselves with their surroundings. It will ease the changeover.

2. Provide them with a familiar object

Just a little feel of your house can make a baby's first time at a daycare easy to bear. Whatever smells or feels as though the home is all they might need to have them through their first day. Maybe it's a blanket, a toy, or a laminated face.

3. Explain what's happening

Even if your child hasn't started speaking yet, you can still speak to her or him about the daycare. Discuss other kind aunties' care for them. Be sure you talk about the new playmates because they'll love that!

4. Get your child to rest early

The night time before taking your child to daycare establish how well they adapt to the new phase of their lives. Having sufficient sleep means that the kid is well-rested and can deal with the challenges that might confront the baby. An exhausted child is only going to make things harder than they are already. Ensure that the infant sleeps early almost every other night.

5. Introduce the idea gradually

After your baby's first-time at daycare goes well, you may be excited and want to take them the next time. However, this isn't a highly recommended move to make. For the first few times of taking the infant to daycare, take the kid on another basis. Introducing a fresh concept slowly allows sufficient time for your baby to get accustomed to the environment. It will reduce resistance.

Bonus suggestion: Tears are okay

Your baby's first-time at daycare may not be all flossy

and smooth. It could take time for a kid to adjust to daycare. During this period, expect some tears from both the child and yourself. Sometimes the feelings might heighten during fall off while in other situations, it could be during the grab. Everyone must decompress when the problem is seemingly overpowering, as well as your baby may not know every other way besides crying. Those tears also tag a substantial milestone for your baby, which explains why you must embrace them.

They could adapt much better than you imagined

A baby's first-time at daycare doesn't have to be complicated. There's a high likelihood that your child will adjust much better than you think. As time passes, the sadness you feel will subside, and you'll be happy to have made a decision. Taking your child to daycare is an excellent learning experience.

Chapter 11

Breastfeeding isn't Always Easy: Most Common Problems & Solutions

Congratulations mommy! You've given birth to a lovely, bouncing baby girl or youngster. If you're anything like the majority of moms-to-be, you would have spent the last previous nine months learning and researching all there is certainly to learn about bringing an infant into this world.

Although a lot of the info and advice you received would be helpful but nothing can truly prepare you for what things to expect once your brand-new baby is home with you. As well as the preliminary shock of experiencing a little individual to care for each second of your day, the rest deprivation and hormone imbalances can make the first couple of days, weeks or even a few months of motherhood quite challenging.

Getting Baby Home & What to Expect

As stated previously, the first couple of days or weeks with your child can be hugely overwhelming. Once home, you quickly learn that life with an infant is nothing beats the advertisements on television. It really is significant amounts of work, so that as much as it is satisfying it's also exhausting.

As long as you have the assistance of the nurses on staff or simply your midwife. From here on, you are exclusively in charge of just a little human being that requires you for what appears to be every second of your day. It is an enormous learning curve that moms, both new and veteran must conquer.

Aside from dealing with *postpartum major depression and sleep deprivation*, one of the very most difficult transitions into motherhood is most likely conquering the artwork of breastfeeding. Like a mom, breastfeeding is considered to be among the best actions you can take for yourself as well as your baby. However, one of the principal issues that a lot of women face with medical is when their baby isn't emptying their breasts.

The Anxiety and Challenges of Breastfeeding for the very first time

Am i carrying this out right? My baby isn't emptying my breasts?

For many moms, understanding how to breastfeed their baby for the very first time could be very intimidating. You're exhausted, your child is screaming and isn't draining your breasts. If the last mentioned details you, don't fret, you aren't alone.

Breastfeeding can be quite challenging, and because of the anxiousness of everything, many moms, unfortunately, do not see it through to the finish. Initially, nursing your child will harm depending on your own threshold for pain. However, regardless of the latter, it'll get better.

With endurance and consistency, you'll get through it. For some moms, the first fourteen days are actually the most challenging. However, studies also have shown that if it is possible to make at night first couple of weeks, you will probably achieve success in your breastfeeding trip.

What do I really do when breastfeeding doesn't appear to be working?

Don't be ashamed to ask questions

If you're having difficulty with getting acclimated to your breastfeeding trip, please never hesitate to ask questions. Secondly, don't be stressed, You aren't alone. There are various resources as well as various organizations that offer problems with respect to breastfeeding.

Generally, in most U. S clinics there are lactation consultants that work carefully with moms before and after their pregnancy. Before you leave a healthcare facility, make certain to alert the personnel if your child isn't emptying your breasts. Before your real milk supply will come in you should have colostrum. Colostrum is quick dense and sometimes your child would have trouble extracting it.

Additionally, there is the non-profit organization *'La Leche League'* which targets providing education, advocacy as well as training for everything breastfeeding related. Every one of the above are reliable resources that are in spot to help you whenever you can.

Ensure that there is absolutely no underlying medical issue

There are a variety of reasons that might be triggering problems with nursing as well as perhaps why your child isn't draining your breast. Lots of the conditions that most moms face can be easily remedied at home using various natural techniques. However, one major reason which may be leading to issues with your child draining your breasts is actually a mechanized problem called "tongue connect".

A tongue tie occurs when the thin strip of tissues that connects the tongue to the ground of the mouth area is too brief. This issue can make it difficult for infants to suckle effectively. Due to the last mentioned, your breast will not really be drained effectively during feedings that will get them to engorged as well as your nipples sore. If you do believe that your child is experiencing a tongue-tie, the treatment will require the assistance of a medical expert.

Common explanations why your child isn't emptying your breast

The primary issue that a lot of women face when nursing is when their baby is not draining their breasts. The last mentioned could possibly be the consequence of lots of issues.

Here are some of the most typical reasons why your child isn't emptying your breasts effectively.

"My Baby just won't latch": It is rather common for

babies to have trouble latching for the very first time. Most infants are very sleepy a lot of the time, so you'll frequently have to do some motivating to encourage them to eat. When medical it's better to use the "nasal area to nipple technique".

After getting the baby into an appropriate breastfeeding position, place baby's nose on the nipple. The smell of your dairy or colostrum will stimulate and really should cause your child opening her mouth area to consume. Another technique you could attempt is expressing a little amount of dairy on your nipple and then putting it on baby's lip area. This will also help excite your baby to awaken and eat, as well as motivating effective draining of your breasts.

"When my baby will latch it's painful": As stated previously, breastfeeding can be somewhat unpleasant, especially initially. Unfortunately, there is absolutely no method that will completely get rid of the discomfort. You can find, however, lotions and even nipple shields

that will help relatively with the pain.

"My baby falls asleep after just a few minutes of medical": A terrific way to help your child awaken and eat is by using the "pores and skin to pores and skin" technique. Most moms have heard about the latter sooner or later during their being pregnant or throughout their postpartum period. Pores and skin to pores and skin causes the body release a prolactin, which is the hormone that helps the body produce dairy. If your child isn't draining your breasts because they're too sleepy, try undressing them. It's better to remove everything except the diaper.

Whenever your baby can feel your skin layer and smell your dairy, it'll cause her to "main" or seek out your breasts. Once latched, don't allow your child to drift off. Even if your child is actually starving, sometimes their wish to rest is higher than their will to remain up and eat.

Quick Mommy Suggestion: Take into account that all babies eat differently. Some infants are fast eaters; they'll be done within five to ten minutes, while some may require from thirty minutes to a complete hour before they may be full. Preventing the nursing program short, may be why your child isn't emptying your breasts thoroughly.

Clogged ducts: A clogged duct will surely be at fault in why your child isn't emptying your breast. A clogged duct in your breasts occurs when the encompassing tissue becomes swollen or swollen. You may even feel small lumps on your breasts that feel sore when handled.

To take care of the latter, try utilizing a warm compress accompanied by gently massaging your chest. Following the compress and therapeutic massage, you can also make an effort to hands express. Do these steps again normally as necessary before blockage is released, as well as your baby is draining your breasts properly. If you're working with a clogged duct, please don't let the problem prolong. A connected or clogged duct left neglected can cause contamination.

Be patient with your body as well as your baby

Breastfeeding won't continually be easy, you might perfectly have a few hurdles to climb before you get the suspend of it. However, don't quit. When you are dealing with an infant who isn't emptying your breasts or simply you're coping with latching issues, don't be anxious, it's not the end of the world.

Don't forget that you will not be alone. A lot of women have trouble at first with draining their breasts effectively. Be tolerance with the body, nothing at all happens right away. However, with a while and perseverance, you'll be a breastfeeding pro very quickly.

Chapter 12

Top 8 iPhone Apps to Really Get Your Child to Sleep

Getting a baby to sleep can be considered a tough job for a fresh mother or father. Sometimes, even the most experienced parents face the task of getting their infants to nap. However, some applications can help your child to drift off. This is what a perfect iPhone application to help children sleep can do for you:

- ✓ Help the infant sleep when fatigued enough

- ✓ Calm the newborn

- ✓ Help the infant rest for longer

- ✓ Soothe the newborn

- ✓ Get the infant ready for sleep

- ✓ Relax the newborn.

But obtaining a good baby sleep application can be hard. You can find dozens of applications with different functionalities, which will make choosing an application difficult. This list will slim down the list and make it easy so that you can choose an iPhone application to help children sleep.

1. Eat Sleep

On Apple store, this application lets you keep an eye on your baby's sleeping patterns. You are able to understand how long the newborn sleeps, that allows you to recognize any issues or patterns as they occur. If your child has sleeping issues, this application is ideal for assisting you determine them.

They have a note-taking feature that enables you to take notes like disease or teething. The application is so simple that anyone may use it. You merely require getting into the sleep start time and stop time. Also, you can include the nourishing information to obtain additional prominent general information about the sleep of the infant.

2. Baby Shusher

The Baby Shusher application utilizes the ancient shushing method. The idea behind the application form is that shushing noises assist in halting infants from crying and therefore soothe kids to sleep. When you have been shushing all day every day, this iPhone app is great for providing you a breather. It is effective with fussy infants.

The application has an attribute for setting the time that you would like the shushing to occur. It could be established for ranging from a quarter-hour and eight hours. If your child only responds to your tone of voice, you can record a custom shush, as well as your baby won't inform the difference. Furthermore, there's a great function that listens to the infant, and changes shush quantity accordingly. The application costs $4, which makes it a credible iPhone application to help children sleep.

3. Sound Sleeper

This application is free on the Apple store and it is a

perfect iPhone application to help children sleep. It depends on the infant's need to get over the world's silence. They have plenty of varied noises that you can choose to assist your child sleeping. A number of the noises include soft rainfall sound, active market noises, and the audio of the car's operating engine. Based on your child, you can pick the sound you know they'll like.

White noise is popular for helping children to drift off, and the application comes with an option for replicating sounds that are usually inside the womb. They have three settings: Play, to assist the infant in drifting off to sleep; Pay attention for assisting the infant to stay asleep; Track to assist you in being current with your baby's sleeping patterns. Through the Pay attention mode, the application will know when the infant wakes up and begins to cry, and it'll immediately start calming the baby to stay to sleep.

Sound sleeper gives you to control the quantity of each audio. However , if you download the pay version, you'll be able to control the space of the play classes. After the program has ended, the software would go to the Pay attention mode, and you may pause each audio anytime; you can even record a custom relaxing sound.

4. Lullabytes

This lovely iPhone application to help children sleep is amazingly easy to navigate. It utilizes the thought of lullabies to assist the infant in sleeping. They have twelve piano music that you can select from and gets the option to add information; like the time a baby will take to drift off and the sleeping time.

Additionally, they have many sounds to eliminate the silence as the infant sleeps, specially when recently born. It detects the baby's wail and immediately has the sounds.

5. Novel Effect

Novel Effect is a superb iPhone application to help children sleep, and it's over one million downloads that shows it's well-liked by mothers. The application is exclusive and has music as you narrate stories to the infant, similar to films. It takes on original music as well as sound files that match particular kids' books.

The software gives you to choose a book and begin reading it to your child. The app's tone of voice acknowledgement system will know your situation in the storyplot and play music appropriately to own perfect music results. Through the app, you can gain access to books like 'Kitty in the Hat' and 'Where in fact the Crazy Things Are'.

6. Nighty Night

This application has been created by Heidi Wittlinger, who's an animator and illustrator and was simply nominated for an Oscar award; it really is a narrated tale iphone app about the whereabouts and activities of barnyard pets after lights venture out. Your child will see pets drift off in their habitat, assisting these to do the same.

The application costs $3. 99, which really is a low priced for a good iPhone application to help children sleep.

7. Sleepy Sounds

Sleepy Sounds can be an iPhone application that plays relaxing nature sounds and lullabies on the loop while displaying an animated mobile that lightens up the area of your son or daughter. This application is another free iPhone application to help children sleep.

8. Sleepy Hero

This iphone app gives you available summary of sounds that are pre-recorded. You can even upload your own tales, music, and nursery rhymes. Whenever your child starts to cry, the application reacts by playing your custom selection. The application is an excellent iPhone application to help children sleep but costs $2. 78.

In conclusion; if you're sick and tired of hearing your

child cry in the middle of the night, the other of these applications can help you. You won't have to awaken to soothe the infant to sleep as the application will do the task for you. Download an iPhone application to help children sleep.

Chapter 13

How Babies Adapt to Timezone Changes

Getting the baby on any semblance of a standard sleep schedule can frequently be beyond challenging! but , after you have finally founded a routine, as well as your baby is on the schedule and also sleeping, you don't want to wreck havoc on it! You routine your dinner programs around it, get back after supper with friends much sooner than normal, and prevent scheduling sessions during naptime!

However, there are a few changes that people can't avoid: 'time changes!' Whether it's fall or springtime and the clocks are continual or backward by one hour or you've planned to go to someplace in a different time area, just considering these changes and assisting your baby adapt to time change distinctions can be nerve-wrecking! You don't want to screw up a very important thing and disturb your baby's timetable. Below, we have some tips which you can use to help your child adapt to time change distinctions.

Helping Your Child Adapt to Daylight Savings Time

Whenever we "fall back again" or "springtime forward, " we must adapt our clocks one hour. If you don't want your child to be up extra early, be very cranky and fussy during the night, and you need to be faraway from their normal regular for a couple of days, or weeks; following change, there are few strategies you can test in the times before and pursuing Daylight Cost savings Time.

Build a Dark Space For Sleep

As a grown-up, you can tell yourself that it's time to visit bed, or enjoy getting a supplementary hour of sleep in the fall. You can't simply show these exact things to your child and expect them to check out your wishes.

To help your child adapt to time change distinctions, you'll need to supply them with a dark space to sleep therefore the sun glowing through their home window doesn't wake them up. You are able to consider purchasing black-out drapes which will stop more light arriving through their home window than traditional drapes or a tone.

Gradually Move Your Baby's Bedtime

Rather than expecting your child to immediately adjust to their bedtime and wake time changing by a complete hour in one day to another, gradually change your baby's schedule.

Through the week before Daylight Savings Time, slowly move your baby's bedtime forward or backwards by a few momemts every day depending about how enough time will be changing. This can help your baby adapt to time change variances more steadily.

Keep Your Child up Just a little Longer

Depending on your child, maintaining your baby up simply a few extra minutes (or placing them down a few momemts early) on the night time of Daylight Savings Time, may be adequate to help your child adapt to time change differences.

You might be in a position to move their bedtime by twenty or thirty minutes to help them adapt to enough time change. However , not absolutely all babies will be the same, which won't work for any babies.

Wait a few moment before getting the baby each day

If on the morning hours of Daylight Cost savings Time, your child wakes up one hour early (at the same time as their normal wake time), wait around a few momemts prior to going to their room to wake them up.

If you hurry right directly into their rooms as of this early hour, it's possible that their sleep schedule will adapt to the new, earlier awaken time. Waiting a little can help your child adapt to time change distinctions and sleep better soon!

Follow Your Normal Timetable and Routine

You might have a few rough times with a cranky or fussy baby, but it's important to stick to the schedule and regimen you want your child to check out. Help your child modify to time change variations by keeping a steady schedule and placing them down for naps and bedtime at when you used prior to the time change.

Helping Your Child Adjust to Planning a trip to a Different Time Zone

When you happen to be in a fresh time area, it may also be challenging for your child to adjust. If the time is only going to be one hour different or ten hours different, it can still impact your baby.

There are a few strategies you can test to ease the consequences of that time period change on your child.

Start Shifting to the brand new Time before Your

Trip Begins

In the times or weeks before your trip, slowly modify your child's schedule so that it is more based on the new time zone you'll be visiting. Try pressing their bedtime forwards or backwards by ten or a quarter-hour per day until these are nearer to the timetable you'll want these to be on. This can help your baby adapt to time change distinctions associated with planing a trip to a fresh destination.

Look for a Red-Eye Flight

If it's possible, look for a red-eye air travel, particularly if you are planing a trip to a time area that is multiple hours not the same as your home time; your child is going to be exhausted and prepared to sleep on the airplane which can help your child adapt to time changes distinctions in the new time area you'll be going to.

Show Patience and Reassure Your Child

Think about how exactly you feel if you are jet-lagged from planing a trip to a fresh time zone, are you feeling off and in a fog? Visualize how your child must be feeling. Below are a few actions you can take to help your child adapt to time change distinctions:

✓ Remain patient and understanding

✓ Reassure your child that everything is OK

✓ Offer a lot of snuggles, hugs, and kisses to help your child feel safe and loved

✓ Model sticking with your normal routines

It could be challenging for an infant to change to time change variations in their routines. The change with time, even only if one hour, can toss their routine up in the air and leave them sense exhausted, cranky, and puzzled. Hopefully, a few of the recommendations we've offered in this specific article will help you to help your child change to time change variances without either of you experiencing the change!

Chapter 14

8 Ideas to Bring Your Child to Work and Stay Productive

It has been said again and again that there's no chance that ladies can own it all; that expecting and an effective career is a dream. As it happens that these are simply just opinions which have a minor basis. The complete notion of "leave the area when you have to change a diaper" is a hoax. Yes, you could have an incredible profession but still experience your child's milestones. In case your maternity leave is going to eliminate and you are feeling guilty about departing your baby, you can consider taking your child to work.

So, exactly what does it take to remain productive in your place of work while caring for your child?

All you have to do is plan, support and strategize.

Tips when planning on taking your child to any office

Here's how to ace this fantastic plan of experiencing your baby at work.

1 . Find out your company's policies

Self-employed moms don't need to check up on the policies since it is their enterprise plus they can established the guidelines. However, employed moms must give this consideration. Understand the company's plan in relation to taking your child to work; if the plan will not allow, speak to your company and observe how you could work things out. Going to work with your child unannounced is dangerous and it might lead to the increased loss of your job.

2 . Involve your partner

It really is normal to feel just like you have small time with your baby. Take extreme care and don't be over possessive about any of it because you may finish up doing everything by yourself, yet your lover is ready to chip in. Tell them what you will like assist with. For instance, you may be pleased to take your child to work interchangeably, that way, you can convenience the strain and the kid will feel the love of both parents.

3. Co-worker supervisor support

Among the factors that regulate how successful taking baby to work will be is the support you obtain from your supervisor and co-workers. You must determine this before making a decision on taking your child to any office. Interview them without always disclosing what your plan is. Once you're sure that they might not actually mind you bringing your child to work, you can inquire further what they've experienced about your idea. Sometimes co-workers aren't open to the idea but as time passes they warm-up, and the changeover is effortless.

4. Require help

You aren't guaranteed that taking your child to work will continue to work out flawlessly all-day and every day. So , you should find a person who will back you up again if you are unavailable. Ask one of your co-workers to stand set for you when you can't be with the infant because you need to focus on an immediate matter at work. Using a pre-organized set up ensures that there is no need downtime at the job and that you will get to keep your task to the finish. Team work is of the substance.

5. Carry all the requirements

Taking your child to work will be easier when you yourself have the proper tools. Possessing a carrier is vital as it'll make it easier that you should carry your son or daughter around any office as you are printing documents or perform other minor jobs. Depending on the age group, you might reap the benefits of having some playthings too, consider the elements when packaging your essentials. Picture the most severe case situation, such as what would happen if the air conditioning equipment halted working and you are in the center of summer.

Other essential items include:

   ✓ Bibs

- ✓ Extra clothes
- ✓ Diapers
- ✓ Wipes
- ✓ Burp Cloths

6. When the infant sleeps, use enough time wisely

Whether your son or daughter is asleep or awake, you should focus on being at your very best within the task environment. When taking your child to work, you should concentrate on making use of your time productively. You are able to group your jobs into the ones that require maximum attention and the ones that don't. Whenever your baby is sleeping, you are able to do the high-attention jobs and find yourself the low-attention responsibilities whenever your child is awake.

7. Make good use of the lunch time break

Whether you are permitted to break for one hour or thirty minutes, how you have this time around will help simplicity of the strain of taking your child to any office.

In the event that you haven't gotten sufficient time for you to sleep, this is your chance at napping without concern with judgment. You can even utilize this chance to unwind and play with your baby. When you have not given the kid, this is a great chance to do so.

8. Recognize that this is temporary

When the stresses of taking your child to work meet up with you, understand that this is a short-term arrangement. Soon, they'll be ready for college, and you'll not need to bring them daily. So, enjoy your precious occasions of taking your child to any office when you still can.

You could have it all!

An operating mom realizes that she actually is a good parent because of her job rather than regardless of it. Research has it that a working mom who considers taking her baby to work is proficient, content and socially linked. With all the current benefits that taking your child to any office draws in, you haven't any reason never to own it all!

Chapter 15

Reasons why Your Child won't Laugh or be Happy

Parents live for those giggles and smiles their infants give, so noticing that your child isn't happy could be disconcerting.

The next information will educate you on infants and laughter so you know very well what steps to take if your child isn't happy.

When Your Baby Start to Laugh?

The very first thing that needs to be addressed is the likelihood that your child isn't laughing due to the fact it isn't the right time. Yes, it holds true that most infants commence to chuckle when they reach ninety days, but there are a few who take up to four weeks to elegance you using their laughter.

It will also be remarked that your child is still understanding how to control the tongue and mouth area.

Which means that even though you hear your child laugh once, it does not mean you will hear it again.

Try to show patience because your little baby might possibly not have a good understanding on his/her capability to laugh at this time. Give your son or daughter time before jumping to the final outcome that your child isn't happy or your child isn't laughing in any way.

It might be possible a baby who isn't happy or an infant who isn't laughing just requires a little force in the right path, and you could assist with that.

Ideas to Help Your Child Laugh

Your child may be going for a while due to the fact they're not engaged. Make an effort to create a host to help your son or daughter laugh. There are many actions you can take, like ensuring your child is comfortable, given, and burped if needed.

Taking these steps means that your infant is preparing to have fun. If an infant is unhappy, the infant isn't laughing any time in the future. Listed below are some actions you can take to attempt to make your son or daughter have fun:

Auditory Oddities: Some respond easier to funny appears like squeaks or popping sounds, so try those.

Video games: Peek-a-boo and other fun video games might do just fine.

Strange Feelings: Yes, your child may need to experience things such as blowing on their skin or light tickling to giggle.

Those that see their baby make a variety of joyful noises like chirps, coos, or gurgles may not need to worry. The giggle is coming. Your child just hasn't understood how to vocalize a laughter properly, so give your son or daughter some time.

It will also be remarked that there is certainly any such thing as a significant disposition. You almost certainly have met some individuals with "old souls. "

An infant with a significant disposition is not really a baby who isn't happy or an infant who isn't laughing because something is incorrect; it may be you need to know who your child is. Your little angel will have fun about something, but it'll simply take her or him a little much longer to find that perfect minute.

Perhaps your child must hear other activities you never have tried, like the sound of velcro or the sound of the zipper closing or opening.

It might be just a little strange, but there are infants whose love of life is so peculiar that you will be have to to obtain a little creativity to encourage them to have fun. Usually do not fret, all you have to use is the internet plus some patience.

When for Anyone Who is Concerned?

It might be nice to state that all infants will laugh sooner or later, but the the truth is that sometimes an infant isn't happy for grounds. Yes, sometimes a parent's concern can be described away, but periodically a parent understands there's a reason an infant isn't laughing.

One of the most clear signs that your child isn't happy or your child isn't laughing for grounds is if your son or daughter has missed other common milestones.

A baby is meant going to a few milestones as time progresses, which lets you know that your little angel is really as healthy as they might be, however, many children have developmental issues. An infant who isn't happy or an infant who isn't laughing can be considered an indication of trouble if you place other activities, like your child not spontaneously smiling.

Children are likely to smile randomly by four weeks old. Your little angel is also said to be in a position to follow things active for him or her with the eye.

Your child should recognize faces by four months and

have a genuine curiosity about playing with other people. As stated before, your child also needs to be making babbling or cooing noises by now.

It's important that you observe these and other developmental milestones that your son or daughter hasn't hit yet, even though she or he must have. All of this information is likely to be helpful when you take your child to see a medical expert to be properly diagnosed.

Other Reasons Your Child isn't Laughing

There may be a significant underlying issue with your little baby, and you will need to ensure your physician identifies why your child isn't happy. Trust your intuition upon this because dealing with what is correct with your son or daughter early usually makes things better for everybody.

An infant who isn't happy might not be happy because

she or he could be experiencing a variety of issues, like hearing problems.

Much of just what a baby does depends upon your baby's ability to imitate, figure out how to make sounds you make, and pay attention to just how sounds happen. Just a little cherub who's having troubles hearing or cannot listen to in any way will never be able to strike this milestone or a few of the others.

An infant who isn't laughing could also have developmental issues because she or he is not subjected to many noises or words. Failing woefully to provide enough arousal may lead to an infant who isn't happy and nobody wants that.

There are a great number of reasons a parent may have trouble providing a stimulating environment; for example, you may be working several job, perhaps you have other kids to be concerned about.

You are able to address this in several ways; for example, you can transform your plan around to provide your baby additional time. Parents can also hire professional babysitters who learn how to help a kid develop by speaking with the child a bit more and dedicating time.

No matter the reason why, figuring out the proceedings with an infant who isn't laughing or an infant who isn't happy should help your physician create an action plan.

Another reason your child isn't laughing could be associated with autism. This is certainly something no mother or father wants to assume, but the the truth is that autism proceeds to rise in america, making this risk a lot more real.

Having the ability to diagnose this issue early should help you so you understand how you will increase your child effectively. Listed below are some indicators that may be letting you know your child has autism:

- ✓ Joyful sounds aren't present, such as cooing or chirping.
- ✓ Vision contact may be poor or nonexistent.
- ✓ Severe speech delays may start to show.
- ✓ Your child may develop extreme intesleep in a single thing at the same time.
- ✓ Several instances where your child displays

unusual reactions to sounds, tastes, sights, touch, or smells.

There is absolutely no doubt that seeing a few of these signs will cause you to feel anxious or scared; that is your son or daughter! You want the most effective for her or him, so that it is alright to have these types of emotions, but be sure you concentrate on his/her wellbeing.

You are heading to want to write down these additional signs and some other abnormal behavior which means that your doctor will help you move to the next step.

Hopefully, the information in this book will help you figure out the next steps or cause you to feel more relaxed because you have a firmer grasp on how to proceed for your child. Remember, there is absolutely no pity in requesting help anytime since it really does have a village to improve a happy and healthy baby.

Chapter 16

Reasons For Your Child's Tiredness

As a parent, it is only practical to create a host that facilitates medical protection and well-being of your son or daughter. That is why it's so important to be an attentive mother or father. In the event that you notice something that's uncommon or off, it's your responsibility to handle and rectify the problem.

With regards to parenting in the first years, it's not unusual for the kid to perform circles round the parent. Most parents do their finest to survive on a couple of hours of sleep and plenty of espresso. However, when you are ready and when you're operating circles around your son or daughter, something is off.

Which means that your son or daughter is always tired, which should raise a few pre-determined questions. A kid shouldn't maintain circumstances of total lethargy on a regular basis. If you've pointed out that your son or daughter is always exhausted, understand that there's a way to treat it. Have a look at the next reasons that can indicate why your son or daughter is always exhausted. Consider implementing the next solutions as well.

Reasons why your son or daughter is always tired:

1. Your son or daughter isn't getting enough sleep.

While you will find loads of parents who can't await bedtime, there are certainly others who allow their children to remain up all night. This isn't a good idea. It's very important for a kid to get their sleep in order to have the power to function the next day. Plus, when they're in that critical developmental period, their physiques need the chance to recharge.

A whole lot of development spurts happen during years as a child. This may be the key reason why parents think the youngster is always exhausted. In the end, it's not unusual for a kid to develop a few ins within a couple of months. When you allow your son or daughter to remain until the wee hours of the morning hours, this will have a primary effect on their capability to be alert and concentrated during the day.

To be able to rectify this example, it could be challenging to try a youthful bedtime with the cool turkey method. Instead, help your son or daughter work their way up to a youthful bedtime. If indeed they tend to blow wind down by midnight, begin to shoot for 11pm. Every night, ensure that you bump enough time back a quarter-hour.

Do your very best to avoid overstimulation before bedtime. When you have a young child, it's pretty good to shoot for 7 or 8pm as their new bedtime. You will find loads of studies that show the way the quality of sleep increases whenever a person reaches bed before midnight.

Plus, when you put your son or daughter in bed, this means that you'll have the ability to have a youthful bedtime yourself. Use a complete fourteen days to focus on moving the bedtime plan; as you think to do it earlier, you can test different strategies to trick your son or daughter into thinking it's later than it really is.

Blackout drapes make the area seem to be pitch-black. Even though it's 8 pm but still shiny outside, you may use the blackout drapes and go out in their bedroom until it's time for you to go down.

2 . Your child's dietary practices need improvement.

If you have a tendency to feed your son or daughter plenty of sugar-packed cereals, desserts and goodies, your son or daughter isn't getting the nutrition they have to support their body. Although it might seem to be simpler to feed your son or daughter fast food due to a busy schedule, recognize that this does anything to gas their body's dependence on energy.

Instead, start providing healthy foods on a constant basis. Whenever your child is always exhausted, be sure they're eating at breakfast time constantly as it's one of the most crucial meals of your day. Understand that it's insufficient to relish an instant pop-tart or instant waffle. Rather than cereals filled with sugars and bleached flour, consider attempting oatmeal with fruit. Scrambled eggs, toast and a green smoothie make a great power breakfast time combination.

Do your very best to incorporate fruits & vegetables atlanta divorce attorneys meal. For snack foods, try apple pieces rather than pudding. Rather than salty potato chips, try carrots with hummus. Supper might add a part salad for maximum nourishment. It's also a good idea to ensure your son or daughter receives their daily vitamin supplements.

Purchase vitamins in gummy or chewable form to boost the probability of intake. Remove sodas and juices with a great deal of sugars. Your child will receive a sugar spike, but they'll finish up crashing. If your son or daughter is always exhausted, a sugar spike and crash will be the last things you want them to see.

Instead, it's smart to incorporate more drinking water in to the regimen. If your son or daughter prefers some taste, it's okay to include a few lemon pieces and some strawberries to flavor. Research your facts to discover the suggested amount of sugars your son or daughter can have in a single day. Researchers have a tendency to share that quantity in grams.

Once you're clear on the total amount, always browse the brands. Two mugs of soda pop could easily go beyond a given amount when you're not attending to.

3. Your child's plan is too frantic.

As a mother or father, it only is practical so that you can ensure that your child has a packed plan. In the end, if they're not emotionally activated and challenged, you're not providing the best educational experience on their behalf. Although it is important to ensure your son or daughter remains occupied and emotionally stimulated, you'll be able to overschedule them.

If they're getting up early each day for daycare or college, they need to sit through a complete day in the class. Then, if you've planned after-school activities on their behalf, this involves more energy. This is also true if the actions are physical ones like going swimming, gymnastics and golf ball.

Instead, consider dialing back again on their day to day activities. If your son or daughter is always exhausted, provide them with more margin to relax. There are many parents who indicates what their children up for after-school activities since it keeps the kids occupied until they complete the task day. However, rather than signing your son or daughter up for just one more afterschool activity, consider finding a babysitter.

The babysitter can pick your son or daughter up after school. After they get back, the babysitter makes it possible for the child to consider a day nap before it's time to begin homework. That one change might make a significant difference in a child's capability to recharge and feel more alert throughout the standard day.

You'll be able to overstimulate your son or daughter. While it's completely noble and honorable to ensure your son or daughter is subjected to new principles, new friends and new encounters, it will never come at the trouble of their health. Create a relationship with your child's instructor.

If the teacher asks why your son or daughter is tired, be honest about the many problems you're taking a look at. Most educators have observed at least one young child appears to be more lethargic than others; because of this, they could have their own answers to offer.

4. Your son or daughter isn't getting quality sleep.

Finally, when you're examining the many reasons why your son or daughter is tired, it's important to consider their sleep regimen. If your son or daughter gets to bed promptly, but they're sleepless in the bed, they're heading to be exhausted during the day.

That is why it's such a wise idea for parents to implement a sleep regimen that's constant and practical. Whenever your child is always exhausted because of having less quality sleep, you'll desire to be intentional about creating a host that invites optimal sleep. Utilize blackout drapes to make a dark room.

Get rid of the nightlight if that stimulates overstimulation. A audio machine works for most children. Whether you utilize white noise, sea noises or rainfosleep noises, consider a sleep software or audio machine that delivers sleep. When it's time for you to have a nighttime shower, use soaps and creams with lavender.

Lavender has a relaxing effect. Consider investing in a diffuser. Fill up the diffuser with essential natural oils like eucalyptus and lavender. Both natural oils are recognized to help with sleep as well. Make certain the home remains peaceful once it's time for bed.

In the event where your son or daughter is always tired, you'll want to ensure that their dinner is nutritious enough to satiate. If your son or daughter will be in bed with an annoyed tummy, this will likely affect their capability to sleep deeply. Whenever a child is always exhausted, it's a good idea to provide them a bedtime drink.

Warm-up a glass of soy dairy or almond dairy. Put in a chamomile tea handbag to the dairy. Allow it boil. Once it cools down, let your son or daughter drink the warm dairy. This mixture can do miracles for a child's capability to drift off to a peaceful and deep sleep.

Conclusively; to be able to get clear on the explanations why, consider implementing a trial-and-error period. As you take into account various solutions, don't hesitate to get specialists included. Once you take your son or daughter to their principal care doctor for a typical check-up, don't ignore to bring this matter up.

Be immediate in asking them how come your child exhausted. The doctor typically sees various problems on a regular basis. Therefore, they'd have answers to offer from a medical standpoint. The same concept pertains to a nutritionist. Look for a nutritionist who could probably help you realize why your son or daughter is tired on a regular basis.

Once you consider these four areas and seek advice from the assistance of doctors, you ought to be in a position to get a remedy to your question. Because of this, your child are certain to get more sleep.

Chapter 17

7 Signs that Show Your Child is too old for Naps

Napping can be an important part of your child's schedule. You may question, *is your son or daughter too old to nap?* but that's not a straightforward question. Children need enough sleep to be able to grow and find out properly. Insomnia can also make your son or daughter fussy and hard to be friends with. As your child ages, her sleep needs changes. Before very long, you have a kid too old to nap.

Signs of a Child too Old to Nap

- Resists napping or bedtime

- Generally maintains a positive attitude each day, with few ups or downs

- Gets up easily each day, ready to begin the day

When is a Child too Old to Nap?

There is nobody age which means your kids is preparing to drop naps. Generally, children start falling their naps between the age group of three and five. Don't take this as a difficult and fast guideline, some children gladly quit their naps at two years of age, while some cling to the nap when these are entering kindergarten.

Napping or not napping is not really a definitive thing. While your son or daughter transitions to keeping up all day long, he/she may nap some times rather than nap on others. It is highly recommended to take a versatile attitude during this time period. Fighting to keep carefully the nap or cease can make the changeover worse than it requires to be.

Sleep Needs by Age

It's important to remember there is certainly nobody's point for a kid too old to nap. Each young one is specific, and the procedure of shedding the nap is steady. In general, small children need twelve to fourteen hours of sleep each night, and can probably sleep. Preschoolers need between eleven and twelve hours of sleep each night, plus some will get a few of that sleep in an evening nap, while some won't need to have a nap.

How to Recognize a Child too Old to Nap

If your son or daughter skips the casual nap that will not indicate he/she is prepared to quit his/her naps. More important is how the child reacts to the lack of nap. If your child dozes off later in the day or falls asleep once you put him/her in the automobile, she doesn't appear to be a kid too old to nap. Don't let these past due afternoon kitty naps replace a normal nap. Doing this makes it more challenging to get your child to nap during intercourse with your spouse at night.

If your son or daughter starts to withstand naptime, let him/her achieve this and observe how he/she acts. If your child makes it to bedtime without having to be excessively grumpy or psychological, your son or daughter may be too old to nap. If your child resists the nap but falls aside later in your day, your son or daughter isn't too old to nap.

Your Son or Daughter doesn't know best

It's quite common for children to combat to sleep before they will be ready to cease. This really is an extremely normal part of your child's development. It doesn't have anything regarding their physical maturity, rather it is due to cognitive maturity which makes your son or daughter want more control and autonomy. Physical maturity is exactly what separates a kid too old to nap to one who feels she is.

Despite the fact that this is a properly normal stage in your child's development, it doesn't mean you are going along with it. A kid too old to nap will be sleepless in his/her room during naptime, but a kid seeking to abandon naptime before actually ready can form behavioral issues. Allowing your kid to stop nap will lead to cranky behavior, hyperactivity, and other problems.

To encourage your son or daughter to nap, it could help to change in the nap schedule. Try seat with him/her and speak softly when you rub their back; let your kid know he/she doesn't have to sleep, just lay silently for some time. A good child too old to nap will love this time around, and if your son or daughter isn't too old to nap, laying silently for a few moments is usually all it requires on his/her behalf to drift off.

Be Flexible

While your son or daughter is moving from napping to staying up all day long, the normal program may need to pass the wayside. Some times she may nap, other times she might not. You might find moving the bedtime up to a youthful hour will benefit both of you on times she doesn't nap. Getting her before she becomes worn out and has a meltdown is effective for you both. Your son or daughter probably must sleep between 10 and 12 hours to feel her best.

Throughout that difficult change time, consider allowing go of the thought of a nap so long as your son or daughter agrees for some quiet time. Placing your son or daughter in her room with some silent playthings or books to amuse herself can be considered a good changeover to nap-free times. If your son or daughter is preparing to quit the naps, you can both get just a little break throughout the day. If she still needs the nap, she'll probably drift off in this quiet time.

Make an Effort to Maintain a Routine

Although it is normal for naptime to come and go in this transition period, it's important to work against some regularity. If you were to think your kid is preparing to quit naps, move bedtime back again a little so she actually is getting more sleep at night. If you don't believe your son or daughter is too old for naps, continue steadily to demand she spends time laying silently during intercourse at naptime.

Chapter 18

What to do whenever a Baby Sleeps with their Eyes Open

Having a fresh baby can be stressful because new mothers aren't always ready for the life span lessons that parenting shows them. Although it is wishful considering to think that you are this glorious fountain of knowledge who will have the ability to quickly solve any issue that your son or daughter faces, it requires lots of time to be always a supermom.

Among the strange occurrences that any new mom might face is walking to their baby's room and viewing an empty glassy-eyed stare on the child's frozen face. The savvy mother will know never to wake the kid because at least he seems relaxed and happy.

A less experienced mom may begin making jokes at how dazed their baby looks. Let's discuss this safe baby behavior of the freezing sleep stare in more detail below.

Although new and potential parents may haven't heard,

since it is seldom discussed, it is totally safe and normal *whenever a baby sleeps with their eyes open up. The trait is named **nocturnal lagophthalmos** in medical journals.* This problem can even happen in people but is known as normal and unremarkable whenever a baby sleeps using their eye open up.

Adults are recognized to stay in a hypnagogic condition before and after sleep if they're tired. This way, they could be thinking and hallucinating whilst they may be awake. Their eyelids may be heavy, as they nod off and move around in and out of awareness.

People in a hypnagogic condition could also have spiritual visions and also delve deeper to their unconscious mind. A lot of the prophetesses and folks of historic times could actually make predictions by drugging themselves into such claims to write as though possessed by the spirits of the lifeless utilizing a technique called necromancy.

How to proceed whenever a Baby Sleeps with their Eye Opened

There is absolutely nothing that you'll require to do if your child sleeps using their eyes open if you don't observe that they suffer from dry and irritated eyes. It really is only in the rasleep situations that the disorder is triggered by birth flaws that have an effect on the newborn's eyelids. Most infants will outgrow this behavior.

If it annoys you, you can merely use your hands to gently manipulate their eyelids closed when they may be sleeping. It really is a sensitive balance for new moms to risk waking a colicky child and letting them earn the staring competition.

Why does my baby sleep with eye opened?

Could Rapid Eye Movement (R. E. M.) Sleep Be at fault?

The reason for **nocturnal lagophthalmos** in babies is not readily known. Researchers have never yet found any serious reasons to invest in a huge research about them. However, they presently believe they have something regarding the kind of sleep that influences infants.

Babies experience a longer time of Rapid Eye Movement (R. E. M.) sleep than adults. R. E. M. sleep is an activity that helps your brain reorganize its thoughts to be able to function better. It really is believed that individuals who are sleep deprived can form psychosis and other health issues because they never reach circumstances of REM sleep.

It may likewise have something regarding an undeveloped nervous system. It might take time for the spinal-cord to build up the reflexive impulse of shutting the eyes. Through the REM sleep of adults, the eyes are moving quickly everywhere. In infants, it looks similar too, they may be glassy-eyed and looking aimlessly into space.

It might be funny to think about them as cellphones downloading alien information and instructions for his or her developmental improvement. Eventually, you can wager that your child is certain to get that important update and start shutting the eye throughout the sleep cycle.

Does Nocturnal Lagophthalmos Occur in Adults?

Yes. It is really regarded as approved to infants through the DNA of their parents. In the event that you see your child sleeping using their eye open, you might ask somebody or friend to see whether additionally you sleep with your eye opened during the night. The REM sleep cycle most probably occurs ninety minutes after dozing off. The REM stage is well known for creating the fantasy cycles which might be a windowpane into our unconscious minds.

While an infant sleeping using their eye open up is no big deal, a grown-up who still sleeps with even one attention opened may be cause for alarm. The most common causes for nocturnal lagophthalmos in people are thyroid disorders, neurological disorders in the cosmetic nerves, and even specific types of tumors.

If you're experiencing these problems as a grown-up, you might not find out about it because you are within an unconscious fantasy state. Your lover may well not contemplate it if indeed they think you are just awake and looking into space throughout a concurrent sleep routine.

Putting an infant sleeping with an opened eyes to sleep

If you are putting your child to sleep, you should stay alert for the first ninety minutes roughly to find out if your baby starts to get into this trance-like condition. You may even want to be certain of them regularly to observe how they are suffering from it.

Although you ought not worry about any of it or walk out your way to improve an all natural behavior, you can provide yourself satisfaction that their eyes will retain moisture. For, in reality, a great deal of men and women suffer eyesight problems from looking at television sets and other displays because they don't blink their eye normally and can cause dryness and discomfort.

Chapter 19

Baby Sucks Thumb to Sleep-off

You've probably heard the horror tales surrounding infants sucking their thumbs to drift off. Their everlasting tooth comes into play at varying sides, or they could suck their thumbs for the others of their lives. Certainly, there is some truth to these tales, but is sucking the thumb to drift off something you should worry about?

The quick response to this question is *no and yes*. Let's start by talking about why your child has started sucking her/his thumb to drift off and whether there are any advantages to it.

Reasons for Sucking of Thumb

To get started with, don't stress it too much. As of this age group, everything infants see makes its way with their mouths. It truly is a matter of time before her thumb discovers its safe haven right inside her pie gap.

Comfort

Apart from sticking everything in their mouths, there are other reasons your child sucks his thumb to drift off, the most frequent reason is it conveniences him. Sucking is mainly natural urges your son or daughter has; whether sucking on the container or breastfeeding from his momma, he's most relaxed when suckling. It seems sensible that thumb sucking would provide a similar sense of serenity.

Other known reasons for thumb sucking

As your baby is continually subjected to new encounters and environments, sucking his thumb offers him ways to feel secure among all the newness. Along with comforting him/herself at bedtime or in new environments, there are many other reasons your child has considered thumb sucking. Included in these are:

- ✓ He might be hungry.

- ✓ He might be sleepy.

✓ He might be nervous or unsure of his environment.

✓ He might be bored.

What are the benefits to sucking the thumb to drift off?

One clear advantage whenever your baby sucks her thumb to drift off is that your child can self-soothe. Better still, she can get it done anywhere and anytime with no need for a pacifier. Perhaps have you ever tried to discover a pacifier at nighttime or underneath your handbag while shopping? Challenging.

What are some downfalls to sucking the thumb to drift off?

Weaning

One downfall whenever your baby sucks his thumb to drift off is that it could be difficult for your son or daughter to avoid. Unlike a pacifier, you are unable to take your child's thumb away. Later, we will discuss some very nice options to assist with weaning. Due to the products, I only know two different people who still suck their thumbs to drift off as adults.

Tooth and Speech

Another downfall whenever your baby sucks his thumb to drift off long-term, it can screw up the alignment of your child's long term teeth and even the roofing of his mouth area. You can not only be prepared to spend a little lot of money on orthodontics, however, many children will create a lisp from thumb sucking.

What is it possible to do?

Like we've said, don't be concerned too much. If your son or daughter continues to be very young, sucking his thumb won't hurt him/her. It's quite common for some children to avoid sucking their thumbs independently between age groups two and four.

Think about your child's thumb sucking style

One more thing to consider is that thumb sucking is not created similar. Which means that some children are more intense suckers while some passively keep their thumb in their mouths. An intense sucker will put more pressure on her behalf mouth and tooth which can cause more harm. In the event that you hear an audible popping audio when her thumb is taken off her mouth, you might have an intense sucker, and weaning early might be necessary.

Speak to your dentist

Your dentist is a superb resource to locating out if your son or daughter sucking her thumb to drift off is making a problem for budding teeth. It is strongly recommended that thumb sucking should stop before everlasting tooth start growing in. This can help to ensure that the habit won't affect your child's smile. Based on the American Teeth Association, most children start shedding their baby tooth and begin growing everlasting tooth around age group five or six.

When it's time for you to wean

Weaning can be especially problematic for a thumb sucker. While I asked my little girl why she sucked her thumb, she explained it experienced good inside. How was I heading to eliminate something that made her feel great inside? Fortunately, there are numerous products on the marketplace to help you with weaning whenever your child doesn't want to avoid sucking her thumb to drift off.

If your son or daughter simply isn't prepared to quit thumb sucking, you might like to get one of these thumb sucking glove. These gloves are constructed of plastic material and work through the elimination of suction with microscopic holes or vents. A kid can still put his thumb in his mouth area but is only going to have the ability to suck on air moving through the vents. The theory is that missing the suction, your son or daughter will see sucking his thumb less pleasant and eventually stop. One caveat of the method is that teenagers might be able to take away the glove.

Another solution to help you wean your thumb sucker is a particular type of toenail polish. You color it on your child's thumb (or any offending digit) toenail. Whenever your child places her thumb in her mouth area, she actually is greeted with a disgusting flavor. This technique works quickly if you don't have an ardent sucker who'll force through the flavor.

If the above mentioned methods been employed by, it could be smart to give a substitute to his thumb sucking. Since he probably uses his habit to comfort himself, it is effective that you can notice what sets off his thumb sucking (bedtime, new places, etc.) You can offer a little stuffed pet or a little blanket of these times.

The end of a time

In the long run, thumb sucking and the cessation from it is merely another part of life. You absolutely don't need to be concerned too much if your child uses his/her thumb to comfort him/herself. So long as your son or daughter has halted this habit before his long term teeth start growing in, you shouldn't have to be concerned about astronomical orthodontic expenses or impaired conversation.

Chapter 20

Is Teeth Milling in Children Normal?

You imagine your little angel is sleeping peacefully during the night, but one night you hear it. It's an unmistakable, remarkably loud audio of teeth milling. If your child is milling the teeth, you may be worried. What's leading to it and how will you stop your son or daughter from milling their teeth?

Milling is Common

A great number of small children grind their teeth during the night, called "bruxism,"; this behavior typically starts at around four weeks old and can continue for a couple of years.

Some experts think that about three atlanta divorce attorneys' ten children grind their teeth. It's usually in impulse for some type of pain, but it generally isn't serious. If your child is milling his teeth, you aren't alone.

In adults, tooth grinding is generally a signal of stress or anxiety. If you're convinced that your child doesn't have almost as much to feel consumed with stress about as you need to do, you're right. You will find usually other reasons your that child is milling his teeth.

Reasons Your Child is Milling Teeth

Below are a few common things that could be leading to the nighttime sounds via your toddler's bedroom.

It's a Teeth or Teething Problem

In case your toddler's teeth hurt, she might respond by massaging them, like the way we rub and grind our very own teeth when they ache. She's most likely not even aware that she's carrying it out. Your child's teeth pain could be triggered by:

- ✓ Tooth that aren't fully aligned.
- ✓ New tooth growing in.
- ✓ A cracked tooth.

If your son or daughter is going right through teething

aches, he'll use the milling in an effort to sooth the pain. Generally, this is the reason why your child is milling his tooth. It's a reply to distress that helps her soothe herself.

When do you intervene?

The only time you should be concerned is if there's a broken or cracked teeth that may be leading to problems. If your child rubs his jaw frequently, that may be an indicator of teeth or jaw harm; if so, a trip to the dental professional will do.

How to proceed:

If your son or daughter is teething or working with improperly aligned tooth, then you don't need to be concerned. If your child is milling his tooth frequently and you see jaw massaging or other things that factors to an agonizing tooth problem, seek advice from your child's dental professional.

Something's Making Her Anxious

Although anxiety is usually the reason why people grind their teeth, it can occur to children as well. Some children are delicate to stress in the house. If there's been fighting or yelling inside your home, your child might feel pressure that inhibits her sleep. Others can feel annoyed with a change in regular, a fresh sibling or a fresh environment.

If your child is milling his teeth the night time before school, there could be something happening with a teacher or a fellow pupil that has upset him. Your very best approach is to discover what's creating this problem and find out if there's ways to place it to sleep.

How to proceed:

If you believe your baby is annoyed about something at home or at preschool, provide them with verbal and physical reassurance that everything is likely to be fine. Practice any relaxing rituals you have that normally helps him/her sleep.

It's important to help your children deal using their emotional concerns. If your child is milling his tooth now, a very important thing you can certainly do is intervene lightly. Stress-related teeth milling can continue into adolescence and adulthood if the foundation of the strain isn't resolved.

It Could have a Medical Cause

Certain medical ailments can cause teeth grinding in children. Included in these are cerebral palsy and hyperactivity. If your child is milling his tooth and it's related to a condition, speak to your doctor about ways to help your son or daughter. Some children also grind their tooth as a reply to queasy.

How to proceed:

If you're already monitoring your child's health, observe any indication that the milling is increasing the problem. Point out your concerns at the next pediatric visit, it's likely that there's nothing at all serious occurring, but it's always smart to make sure.

For Anyone who is worried that Your Child is Milling Teeth

The glad tidings are, you almost certainly shouldn't be. You can find three known reasons for that.

She'll outgrow it.

Most child industry experts agree that toddlers usually stop milling their teeth independently. They evidently just opt to stop one day and that's the end of it. It usually happens around age group six. At that time, they must be snoozing during the night with no milling or chomping.

How to proceed:

Go on and let them grind, but look out for any damage they could be triggering their tooth or gums. Check with your pediatrician if your child is milling his teeth at night age group of six.

It won't harm her teeth.

Among the reasons we don't want men and women to grind their tooth is that it might harm their tooth. Using a child, you don't need to be worried about that. It probably won't do any harm and if it can, those tooth are developing anyway.

If the tooth fairy has recently come and eliminated as well as your older child continues to be grinding away, speak to your child's dentist in regards to a tooth guard your child can wear during the night. The night time dam keeps tooth covered and can stop your son or daughter from milling their tooth. This usually isn't necessary until your child's long lasting tooth come in.

How to proceed:

Ask your child's dental practitioner to ensure there are no teeth fractures or other issues that could be leading to the milling. Ask if a night time dam may be beneficial.

The noise is the worst part.

Although your toddler's grinding could cause you some worry, it's good to learn that it's not really a serious condition, the noise you have to listen to is just about the worst type of part. So long as your baby doesn't appear to maintain pain and is sleeping during the night, you merely have to put on with the sound a little much longer.

How to proceed:

Make sure that your young child is sleeping peacefully and well regardless of the grinding.

What Never to Do

The worst thing you can certainly do with a toddler who's grinding their teeth is wake them up to prevent your child from grinding their teeth. Accomplishing this will frighten your son or daughter and hinder his ability to build up a regular sleep pattern.

Generally, trying to prevent your child from grinding their tooth is an awful idea for many reasons.

- ✓ They don't know they're carrying it out.

- ✓ Their known reasons for carrying it out aren't things they can control.

- ✓ If your child is milling his teeth because of anxiety, this will just make his anxiety worse.

- ✓ It isn't necessary. Teeth grinding probably isn't hurting your son or daughter.

- ✓ The Takeaway on Tooth Grinding

Your own worry is just about the worst part about learning that your child is grinding his teeth. The problem itself usually isn't serious, and it usually present once your son or daughter has completed teething. When you have concerns related to teeth damage, speak to your child's dental practitioner. If your young child is milling his tooth because of nervousness, speak to your child. With good luck and just a little tolerance, you can see through the milling and sleep sleepricted.

Chapter 21

The Bedtime Bottle: Breaking the Habit

Your child probably looks forward to his bottle at bedtime. As his mother or father, it could be hard to eliminate something he retains so dear, however the bedtime container can cause problems as your child ages. Weaning your child can result in a few evenings of tears and problems addressing sleep, but so long as it is performed in an adoring way, there is absolutely no reason behind it to cause much injury.

Between ages of six and nine or a few months, your child should be prepared to access sleep without a bottle at bedtime. By enough time he/she is a calendar year old, he/she really must quit the bottle. In the event that you wait a lot longer, the procedure becomes more challenging. Toddlers naturally develop very mounted on a regular, so waiting around until he/she is over twelve months old can make the procedure more difficult for you both.

You might wonder why it is so important to wean your son or daughter from his bottle at bedtime. There are a number of reasons why utilizing a container to visit sleep is not really a good plan for you as well as your baby. Using the container creates a crutch in the bedtime regular. He'll have to eventually, and prolonging the procedure only allows him to develop more attached.

If you continue steadily to allow the container at bedtime following the age group where he needs it for nourishment, you might soon find that your child cannot drift off without a container in his mouth area.

One of the most practical reason you need to really get the bottle from your baby is that sucking on the bottle before he would go to sleep is bad for his recently emerging teeth.

Milk contains sugar that will adhere to one's teeth overnight, making a mating surface for the bacterias that can cause teeth decay. While dairy is bad, juice is a whole lot worse.

The first rung on the ladder in weaning your child is to let him get accustomed to utilizing a cup. Many infants enjoy the chance to try consuming from a glass, even if it's a messy process to begin with. Once you are prepared to start out removing bottles, it seems sensible to begin with the container the child is least mounted on, which will probably not be his/her nighttime container.

Once your child is using a glass for his/her day time drinking, you will be ready to eliminate the container at bedtime. If he/she is a comparatively good eater, you will likely find that he/she will not even need the excess dairy at bedtime. Simply decrease the amount of dairy you give your child in the nighttime container a little every night; once your child is drinking simply a few ounces, offer drinking water rather than dairy in the glass.

You will likely think it is easiest to get all the bottles out of our home. This continues you from offering them up if either of you is experiencing a vulnerable moment. So long as he eats fairly well and has been presented to the glass, he doesn't require to have a container.

A bottle at bedtime will give a sense of comfort, which means you can introduce another form of comfort, like a stuffed animal early in the transitioning period. This enables him/her to get accustomed to utilizing it as his/her soother and won't view it as an alternative.

Why Get worried about Decay?

It may seem, baby tooth are temporary, why worry if indeed they create a little decay? Actually, decay in baby tooth can create huge issues. Due to small size of the infant tooth, they have less teeth enamel.

This makes them a lot more vunerable to decay than long lasting teeth. Decay in baby tooth must be treated, even although teeth are just temporary, otherwise, your son or daughter will experience oral pain and even early teeth loss.

Is there other issues with a bottle at bedtime?

Prolonged sucking on the bottle can cause issues with your child's oral development. The much longer your baby helps to keep the container in his mouth area, the much more likely it is to affect his bite. If your child is simply utilizing a container for milk several times a day, it isn't more likely to cause problems. If he uses it for relaxing, and retains it in his mouth area for longer intervals or falls asleep with it in his mouth area, he is more likely to develop oral issues.

While that may be scary, it's important to notice that turning to a glass can allow one's teeth to self-correct. Switching over from a container as quickly as possible minimizes the chances of your son or daughter developing issues from sucking on the container.

Another concern that can form from your son or daughter developing a bottle at bedtime are problems with diet. If your child is a good eater but insists on the nighttime milk container, he might gain more excess weight than is healthy.

On the contrary side of the problem, if your son or daughter is a picky eater, he might avoid trying new foods or eating foodstuffs that aren't his favorite because he understands he'll get a dairy container at bedtime. Small children only need about two mugs of milk each day, the others of their diet should consist of well balanced meals.

Methods to make the Container at Bedtime less Attractive

If your son or daughter is very mounted on his bottle, there are a few methods for you to make it less appealing.

- ✓ Drinking water down the milk

- ✓ Serve the dairy chilled, rather than warm

- ✓ Let her choose a glass she likes

- ✓ Let her help you to get her bedtime drink of drinking water within her nighttime routine

- ✓ Change the bedtime program to include cleaning teeth, snuggling, and cuddling a comfort object rather than going for a container to bed

Chapter 22

Important Foods to Avoid or Consume

When some moms have a baby, they worry that they need to completely overhaul their diet. Although it is important to consume healthier when pregnant, will this means that you have to state goodbye to your preferred foods? Even though you generally avoid processed foods, during pregnancy, it is a lot more important to ensure that your daily diet will be of advantage your child as well.

Your Daily Diet During Pregnancy

Your daily diet during pregnancy is focused on making sure your child gets the right nutrition. You're eating for just two now, so it's time to ensure your diet is really as baby-friendly as it can be. Some foods that might not have damaged you prior to getting pregnant may actually create a risk to your growing baby.

Do's or Don't: What Foods are Safe to Consume

Many moms want to keep to eating just how they did preceeding carrying a child. Based on each person's specific diet, this is totally fine or possibly dangerous. Using cases, there could be a few foods that you should scale back on or avoid completely for the period of you being pregnant. Continue reading for answers to the mostly asked questions about being pregnant and food.

May I Eat Sushi while Pregnant?

With regards to raw fish and pregnancy, main questions mothers ask their doctors are, " May I eat sushi while pregnant?" From a medical perspective, eating sushi while pregnant poses hardly any threat for you or your son or daughter. However, because of the fact that a lot of sushi is manufactured with raw seafood, it's important to ensure that the seafood in the sushi has been iced first if you are eating sushi while pregnant.

Likewise, when eating sushi while pregnant, you should attempt to limit your intake of raw fish. That is because of the fact that some organic fish includes small parasitic worms that can cause sickness and other medical issues.

In the event that you can't say no to eating sushi while pregnant, avoid the next types of sushi:

✓ Yellowfin tuna

✓ Horse mackerel

✓ Adult yellowtail

✓ Young yellowtail

✓ Swordfish

✓ Bluefin, yellowfin, bigeye

✓ Blue Marlin

✓ Albacore tuna

✓ Sea bass

If you really like eating sushi while pregnant, choosing

vegetarian options like the California move is another way to work around potential dangers of consuming organic fish.

May I Eat Tuna While Pregnant?

If you're intesleeped in the health dangers of eating tuna while pregnant, it depends on the kind of tuna you take in, as well as how often you do eat it. Tuna, like all seafood includes traces of mercury, eating tuna while pregnant makes it possible for this mercury to enter the blood stream of both mother and the kid.

Moms eating tuna while pregnant will see that these degrees of mercury can negatively have an effect on their child's nervous system. So, if you're still wanting to know, " May I eat tuna while pregnant?", look into the FDA's suggestions below when eating tuna while pregnant:

✓ Limit you to ultimately twelve ounces of canned tuna.

- ✓ Limit you to ultimately six ounces of canned albacore or fresh tuna.

- ✓ Adhere to six ounces of fresh locally caught seafood.

In the event that you carefully monitor your cooked and canned tuna intake, eating tuna while pregnant shouldn't cause a problem.

May I Eat Crab While Pregnant?

In the event that you loved crab before you became pregnant, you're likely thinking to yourself, " May I eat crab while pregnant?" Just like some sea food can be harmful because of the degrees of mercury, it is right of you to question if eating crab while pregnant is dangerous.

With regards to sea food overall, eating crab is an excellent way to obtain vitamins D and A, as well as protein and omega-3 essential oil. Likewise, crab, like other sea food, aids in the attention and brain development of your son or daughter.

With regards to eating crab while pregnant, the FDA recommends that mothers adhere to prepared crab. Eating crab while pregnant will raise the mother's potential for developing food poisoning if the crab is organic. With imitation crab, eating crab while pregnant shouldn't cause a lot of a problem, so long as the imitation crab isn't followed by some other natural fish, you ought to be fine.

May I Eat Shrimp While Pregnant?

Shrimp is part of several well known recipes which is hard to avoid eating while pregnant if you're an enthusiast of fresh sea food. If you're concerned and thinking, "May I eat shrimp while pregnant?", the answer is yes.

While moms should limit their sea food intake and

prevent high-mercury seafood, eating shrimp while pregnant is relatively safe. That is because of the fact that shrimp is classified as a low-mercury sea food. So long as the shrimp is fresh and prepared properly, mothers must have no issue when eating shrimp while pregnant.

Shrimp Benefits During Pregnancy

If you're excited to listen to the news headlines about eating shrimp while pregnant, retain in brain that you should still consume shrimp in moderate amounts. Adhere to smaller dosages of 340g every week. Apart from this sleepriction, there are several health advantages to eating shrimp:

- ✓ Shrimp is lower in fat.

- ✓ Shrimp is saturated in proteins and can promote fetal development.

- ✓ Every 100gm of your shrimp contains 1.8gm of iron.

- ✓ Shrimp is a great way to obtain omega-3.

May I Eat hot Canines while Pregnant?

Challenging various pregnancy cravings you'll have, hot dogs risk turning into one of your staples. Whether or not you regularly ate hot canines before being pregnant or you've lately obtained a craving on their behalf, it's smart to ask, *" May I eat hot canines while pregnant? "*

Eating hot pet dogs while pregnant isn't inherently harmful, but it will be is determined by the type of hot pet dogs you are eating. Ready-to-eat favorites like hot canines cause a risk for women that are pregnant because of the potential that they could contain parasites.

These cold-cut meat contain bacteria like listeria monocytogenes, which is why eating hot canines while pregnant is potentially dangerous. These bacterias can result in listeriosis, which make a difference both to the mom and the kid. In the even worse case situations, this bacterias can lead to premature delivery, disease, and miscarriage.

When eating hot canines while pregnant, take the time to properly increase temperature of these meats. Temperature will destroy the listeria monocytogenes, when hot canines are prepared sufficiently. Whether moms boil, microwave, or barbeque grill these canines, when thoroughly warmed, eating hot canines while pregnant should be properly fine.

May I Eat Sea Food while Pregnant?

With all that you now find out about crab, tuna, shrimp, and sushi, it's safe to state that the response to *"May I eat seafood while pregnant?"*, depends upon a number of factors.

Eating seafood while pregnant is an excellent way to get important nutrients and vitamins, however in limited quantities. As sea food includes essential omega-3 essential oil, it's very beneficial for moms to eat sea food frequently. However , due for some seafood's higher degrees of mercury, it extremely important for moms to watch what kind of sea food they eat, as well as how a lot of this sea food they eat.

Regarding to certain studies, eating seafood while pregnant is a significant element in how their babies develop. Moms that ate seafood 2-3 times a week throughout their being pregnant saw their infants reach certain developmental milestones faster than the kids of moms that didn't consume as much sea food.

What Seafood to consume While Pregnant

Do you like eating sea food? If you're at home or from the city and want to begin eating sea food while pregnant, try the next ideas:

- ✓ Grilled fish kabobs
- ✓ Mac-n-cheese with salmon, tuna, or lobster
- ✓ Shrimp stir-fry
- ✓ Seafood pasta
- ✓ Seafood sliders or burgers
- ✓ Seafood tacos.

If you're eating sea food while pregnant, keep these pointers at heart when you get the seafood to ensure it remains fresh:

✓ Choose the fresh seafood last so that it remains cool so long as possible.

✓ Thaw frozen seafood inside the refrigerator or in a sealed handbag with cool water.

As you take into account your daily diet during being pregnant, make sure to keep this guide about sea food, hot canines, and sushi at heart. No matter whatever cravings you might have, make sure to speak to a health care provider or dietitian in what foods will be best for your growing baby.

Chapter 23

Baby's Evening Light: Quarrels for & Against using Nightlights

Should My Baby Work with a Night Light?

The theory behind utilizing a baby night light is not strange because so many men and women are used to using night lighting. Sometimes, they think their baby may need one, too.

The answer will be there is nothing wrong with utilizing a baby night light, however, not using one is effective too. This may sound just a little complicated, but the pursuing points can help you understand why you might or might not want to employ a smooth light for your child at night.

Why do Parents Want the Light On?

There are multiple reasons why a parent should start the light for an infant; a few of these reasons are just misconceptions you have to recognize. Listed below are some reasons parents choose the light:

✓ You think getting the light can stop your child

from getting scared, but infants don't fear whatever might be lurking at night.

✓ You imagine a night light will calm your child down, which is performed mainly for your satisfaction.

Now, this isn't to say a child won't ever get worried of what's lurking at night or won't feel less anxious with a light, but it won't happen when the kid is that small.

There are many reasons utilizing a baby night light may be beneficial, so you will learn about them:

Visual Development

Utilizing a baby evening light may help improve visual development. At this time, your infant is still changing to the light around her or him and is working quite hard.

Turning all the lighting off slows that process down, so allowing your baby sleep with just a little light should power his/her eyes to keep working. Obviously, you can just allow moonlight flood directly into letting this happen normally, though this isn't always possible with respect to the position of your baby's room.

Sleepiness Boosted

Another justification a parent might be making the right decision when investing in a night light is basically because it might help your child sleep. As stated earlier, your child still can't see much, so she or he won't see those pretty baby mobiles rotating above the crib.

You will make it easier for your child to concentrate on those toys by utilizing a baby night light. Having the ability to see these playthings before drifting off to sleep helps an infant concentrate on a recurring sequence of occasions which should help your baby's brain feel less activated. You want this because an overstimulated brain is too alert, rendering it hard to fall or stay asleep.

Of course, you may be happy understanding that those nightly baby checkups will be easier utilizing a baby evening light because you won't have to carefully turn on bright lighting that could wake your child up.

Why Should a Mother or Father Switch off the Light?

This decision won't be a simple one because there are two options for you. Still, it may be beneficial to recognize the myths there is no need to be concerned about, like the next:

- ✓ *Turning on the light in the night time could get your child used to sleeping with lamps on.*

- ✓ *Some parents think they want a light to see what's happening to their infants, but that's not true just because a baby will cry. Plus, some baby cams include nightvision.*

Now, there are a few genuine explanations why not utilizing a baby night time light might be considered a good notion for parents, like the next:

Learning Curve

Some experts say that infants can understand how to tell the difference between all the time. This is essential for the baby's overall knowledge of the world they're part of, but utilizing a baby night time light might hinder that important lesson.

Understand that area of the reason your child must learn the difference between all the time is because it can help inform the inner clock. The reason why you can awaken lacking any alarm is basically because you have a fairly good internal time clock.

You don't want your child to begin oversleeping because his/her internal clock is just a little off, right?

Sound Sleeping

There are a few experts who think that utilizing a baby night light will make it harder for an infant to sleep during the night. Associated with simply because the mind is learning that sunshine means melatonin shouldn't be produced.

Melatonin is a neurotransmitter which makes a person

feel sleepy, and its own creation can be switched off by something similar to a night time light because the mind cannot show the difference between sunshine and artificial light.

You don't want to awaken in the center of the night time because your baby's brain was confused.

Conclusively; it is simple to see that we now have known reasons for utilizing a baby night time light and reasons to avoid artificial light. Obviously, your choice is eventually yours, but make an effort to consider both arguments prior to making a choice.

You might like to try both to observe how your baby reacts to both situations, and adhere to the one which is most effective. Do not interject your own emotions in to the decision; for example, don't start the light because you get worried of the dark. Keep in mind, babies are accustomed to sleeping in a pitch dark womb.

It could also be considered a good notion to speak to your pediatrician concerning this decision because they might help you create an option. Take into account that the night time light situation could change as your child matures, so prepare yourself to turn from the light or switch the light on depending on your child's needs.

Chapter 24

8 Ideas to Consider when Taking Baby to the Films

One of the primary problems that new moms face is to get out of the home with the youngster. Some won't even consider taking baby to the films because they dread it'll be a distraction to others. However, you don't have to be opening up in your own home because you have a child.

You can view those blockbuster movies rather than worry in regards to a sitter. Though baby's first-time at the cinema might now be considered a breeze, you will be ready to make sure they are comfortable and that means you can benefit from the show.

1 . Select a Movie that won't Startle the kid

When taking baby to the films, you will need to be sure you choose a film that won't startle them. Loud sounds, like gunshots or bombs, can simply put a child on advantage. If your son or daughter is screaming and crying throughout the complete show, you'll be seated outside rather than viewing the movie. You intend to ease them in to the movie theater experience by you starting with something that won't have a lot sound it causes their senses to get into overdrive.

You know your son or daughter much better than anyone. Baby's first-time at the cinema might not be a huge concern for you in any way. Some children could sleep through a hurricane and become unmoved. So use your very best judgment when choosing a film and choose something that is most beneficial for your child's sound comfort level.

2 . Choose Your Chairs Carefully

There are a huge selection of seats in the cinema, nevertheless, you want to be sure you choose your seat carefully. Never sit down in the centre where you'll need to crawl across ten visitors to get out to the sleeproom. Also, you don't want to sit down next to a couple of rowdy teenagers either, particularly if you may want to nurse.

The very best seats tend to be the ones in the trunk or the ones neasleep to the entranceway. Remember, you can predict what sort of child will react, which means you desire to be ready for the unimaginable. Some up to date theaters have a particular place reserved for parents with small kids. They are usually close to the exits and also have boosters and other devices to help make the movie experience more enjoyable. Taking baby to the films is convenient when the theatre makes accommodations for parents.

3. Select a Less Packed and Cheaper Matinee Show

Because this outing is baby's first-time at the cinema, you might choose a less crowded matinee or daily teaching. First, they may be way less costly than night time shows, plus they frequently have a smaller audience.

You should attempt taking baby to the films if you are not paying a lot of money for tickets. If indeed they cannot sit down through the show, you'll be able to always leave understanding that you aren't out a couple of money.

4. Bring A lot of Dairy or Snacks

With regards to the age group of your son or daughter, you need a lot of food on their behalf. Taking baby to the films should never be achieved without snack foods and containers. A breastfed baby typically eats every two hours roughly. You will need to wear the right t-shirt for feeding in public areas.

If the kid is bottle given, then you want to be sure you have several containers on demand. The business from the home to the movie and back again can certainly be three or four hours in duration. If you don't want baby's first-time at the cinema to be filled up with food cravings and screaming out of hunger, then bring along nourishment.

5. Pack for the Unthinkable

Babies are recognized to proceed through several clothes per day. They are able to vomit, use the sleeproom and also have a variety of other issues. You will need to pack a huge handbag for baby's first-time at the cinema. You will include things such as spit up rags, moist wipes, diapers, playthings, and whatever might bring them comfort.

A couple of no specific things like bringing too much when taking baby to the films. Also, you might keep a supplementary clothing for you in the automobile just incase something happens.

6. Arrive Early

Taking baby to the films for the very first time is an experience. To avoid difficulties with locating the best chairs, and ensuring baby is given before the start of the show, make an effort to appear 15-20 minutes early. Baby's first-time at the cinema will be better if you come ready.

If you're going to a sold-out blockbuster, then you want to ensure that you allow the required time to enter and situated prior to the masses come. You can't just slide in with an infant and get the first chairs available. You will need time and careful planning.

7. Bring along Support Staff

If you wish to get any pleasure in any way from the show, you might want to bring along some support "personnel". Taking baby to the films with no help is a large undertaking.

If father cannot come, then you will want to bring grandma or a pal to help carry everything and help you should there be considered a meltdown at pivotal factors. You'll be thankful for the assistance if baby has a tough time at his first film show.

8. Use a Theatre that does Child Friendly Showings

If you're fortunate to have one particular theater that does kid-friendly showings, then it's a great spot to consider when taking baby to the films. Folks are also more understanding of these classes because they often have children too. Just how do they make the movie more child-friendly? They simply:

✓ Ignore the lamps for effect, however, not

completely change the lamps

✓ Lower the quantity of the movie to avoid scarring

✓ Shorten preview times to assist with brief attention spans

Remember these are heading to be "child friendly" G or PG-rated films. They aren't heading to provide these features with sold-out shows for the adult masses.

Taking Baby to the Movies

Don't avoid moving away from the house due to the fact you have a kid. You can figure out how to accommodate their needs but still have a great time for the time being. Remember, get one of these theatres that is accommodating to children and has shows where you will see lighter crowds. With some careful planning, you can view the greatest films but still have an infant in tow.

Chapter 25

Levels of Crawling and Rolling Over: Baby Timeline

Infants reach developmental milestones at different age groups, and getting those milestones at a youthful or later age group than most is definitely not a reason for alarm.

If your son or daughter is constantly achieving milestones later than her peers, it seems sensible to go over your concerns with your pediatrician. Although there's a wide range in what's considered healthy, it is normal to question, "when will my baby crawl?" or "when will my baby move over?"

Developmental milestones vary among babies, however in general, in your baby's first year you may expect her to:

✓ Roll from entrance to back

✓ Roll from back to front

✓ Sit supported

✓ Sit independently

✓ Crawl

- ✓ Assume a seated position without help

- ✓ Move between positions independently (sitting down, crawling, laying on tummy)

- ✓ Draw into a stand

- ✓ Cruise (walk, keeping furniture or a grown-up)

- ✓ Move a ball

- ✓ Have a few unassisted steps

When Will My Baby Move Over?

There are a few things your child needs to have the ability to do before he/she actually is prepared to roll over. Your child will move over when he/she is in control over her mind.

Rolling over typically builds up once your baby begins seated up with support. Your child will move over from her tummy to her back again first generally. Offering a lot of tummy time is a superb way to encourage moving over.

Once your child can move from tummy to back again, and again, she'll quickly learn she can maneuver around just a little this way. This is actually the beginning to become mobile, which is more important than ever before to monitor her. Soon, your child will move over as a strategy to reach her favorite toy, or even to you.

Your baby will most likely start endeavoring to kick over onto her back again from her tummy at around four months old. Some babies grab this skill quickly, while some have a while. Once your child can move over from tummy to back again it will require somewhat much longer to turn from back again to tummy.

Flipping onto the belly from the trunk uses more coordination and neck of the guitar and equip strength than flipping from the belly to back again. Once she can move from her tummy to back, your child will move over from back again to front within a couple weeks.

Your child will move over when she develops the power and coordination essential to perform the maneuver. You are able to help her out by offering a lot of supervised tummy time. While laying on the tummy, your baby begins raising his/her chest muscles up with his/her hands at around three months.

This is actually the beginning of building the strength needed to flip over. Generally, by enough time your child is six months old, he/she will have the ability to move both from his/her tummy to back again and from back again to tummy.

When Will My Baby Crawl?

Your child will crawl once and developed the power and coordination essential to balance on hands and knees. For some infants, this is between age range of seven and ten a few months. It's important to notice that not absolutely all infants crawl in a normal manner.

Some get right up on the hands and knees and rock and

roll backwards and forwards, eventually continue in a normal crawl, while some scoot on the bottom while in a sitting down position, army crawl using their elbows, or even maneuver around by rolling. Some infants skip crawling completely and begin by tugging themselves through to furniture and cruising along.

So long as your child is advancing and determining how to be mobile, your child will crawl when he/she actually is ready and his/her form will not matter.

Your child will crawl within a natural development from understanding how to move over and sit without having to be supported. You will find actions you can take to help your child expert these skills. As with moving over, tummy time is important. Tummy time helps your child develop the power and coordination needed to support his/herself.

Putting some special toys and games on the floor, just away from baby's reach, during tummy time can be all the encouragement your child needs to become mobile.

Must I Worry?

It really is normal for new parents to question, when will my baby move over? When will my baby crawl? Understand that these quantities are just suggestions. If your son or daughter was premature, your child will crawl and reach other milestones nearer to what her age group would be if she were full-term.

Personality also offers too much to do with these milestones. An infant with a quiet, laidback character may become more content to place quietly watching activity while an infant with a far more energetic or challenging personality could be more willing to squirm, fuss and generally maneuver around in a manner that builds up the power and coordination essential to move.

It is worthy of note that not absolutely all babies take part in all milestones. For instance, some infants never crawl, after they learn how to take a seat on their own, they quickly draw themselves up and make an effort to get good at walking. It isn't necessary that your son or daughter performs each milestone, but she should be, continue and look, thinking about learning new skills.

What goes on if my Child will not Roll over or Crawl promptly?

It's important to notice that your child will crawl, move over and walk independently on timeframe. These skills are just one single part of your baby's development. These activities are known as gross electric motor skills. There's also fine electric motor skills, such as grasping items, vocabulary and communication skills, and public skills.

Your son or daughter may be advanced in a single expertise but lag behind in another. So long as she actually is making ahead progress, it isn't generally a reason for concern.

If your son or daughter does not appear to be making improvement in a single area, such as his/her gross engine skills, or appears to lag in a number of areas, you should speak to your pediatrician about your concerns.

Most likely your son or daughter will meet up with his/her peers by enough time he/she begins college, but early treatment is very beneficial regarding developmental delays.

Chapter 26

Strange Child Sleeping Habits Explained
Strange Sleeping Practices of Children

Among the joys of parenting is that calm moment during the night when you try looking in at the sleeping child. In the dim light, she actually is so relaxed, peaceful and beautiful; yet many children develop unusual sleeping practices. Sometimes these practices are a stage, and sometimes they could point to a far more serious concern. Read on to comprehend some of unusual sleeping practices of children.

Baby Only Sleeps with a Light On

Many parents express concern in regards to a child who only sleeps with the lighting on. This isn't discussing your standard, dim nightlight, but only drifting off to sleep when the over head light is on. For parents, a kid who sleeps with a light on is stressing since there is not really a normal changeover from day time to sleep time. Most of all, lights in the area can disrupt a child's normal sleep patterns.

Baby is Afraid of the Dark

The natural rhythm for humans is usually to be awake throughout the day and asleep during the night. Evening vision is much less good as day eyesight, so things simply look different during the night. Many children proceed through a stage of being scared of the dark. Most children are content with a little nightlight, however, many want a brighter source to feel safe.

Baby is Afraid of Drifting Off to Sleep

If you believe about it, sleep is a strange event. You close your eye and lose eight hours. For a few children, that idea can be terrifying. There may be worries that something might eventually occur to the kid while he/she sleeping. There may be worries of passing up on intesleeping things during sleep. Keeping the lighting on becomes a technique for keeping sleep at bay.

A Parent's Response

For some children, both these anxieties represent a passing stage. If indeed they last too much time, you might talk to a specialist psychologist for help. Some parents think it is beneficial to wean children from light resources, using lower wattage lights in the over head fixture until it could be turned off completely. The kid still sleeps with a light on, but it becomes gradually dimmer.

Baby Sleeps with Face Under a Pillow

You peek in your son or daughter's bedroom where he/she should be fast asleep, nevertheless, you do not see his/her adorable face. Looking nearer, you find that your child has face under a cushion. Why on the planet would your child do this?

It makes him/her feel secure

Some children express a concern with the night time by

using blankets and pillows as a cocoon of safety. The connection with the smooth areas offers them warmness and comfort. In cases like this, whenever your child sleeps with his/her mind under a cushion, it is merely an effort to feel a bit more secure during the night.

It blocks out noise

If your son or daughter has trouble drifting off to sleep, he/she may but put his/her head under the pillow since it blocks out sound or other types of stimulation. For instance, a kid whose room encounters a busy road might cover her check out block out road sounds and the lamps from headlights that go by.

A Parent's response

This behavior is also normally a phase. As the kid grows older, she'll be less reliant on cushions and blankets for comfort. So long as she actually is sleeping easily, you can leave it only. If it's a matter of excitement, blackout tones can stop outside sound and lamps. If your son or daughter struggles to offer with outside excitement at all, you might have him/her examined by your physician.

Baby Sleeps with Mouth Open

A common problem for both people and children is sleeping using their mouths open. Mouth-breathing during the night can result in snoring and drooling throughout sleep and bad breathing each day. In the long run, this habit in children can also lead to teeth milling and orthodontic issues as well as sleep deprivation.

A Mouth-Breathing Habit

It isn't unusual for children who breathe through their mouths throughout the day to do the same when they sleep. Mouth-breathing could just be a stage, where your son or daughter is tinkering with how respiration feels. However, it could also indicate some medical conditions that should be examined.

A Medical Condition

There are many medical ailments that lead to sleeping

with the mouth open. Most has to do with the anatomy of the child's mind and throat, conditions that produce respiration through the nasal area difficult. They include:

- ✓ Deviated septum

- ✓ Enlarged tonsils

- ✓ Enlarged adenoids

- ✓ Allergies or an infection with nose congestion.

A Parent's response

If your son or daughter has a cold or seasonal allergies, mouth-breathing will pass when the symptoms get rid of. If your son or daughter always sleeps along with his mouth area open, seek advice from your pediatrician to see when there is an root condition.

Baby Sticks Tongue away at Night

You take a look at your son or daughter sleeping during intercourse and he/she sticks her tongue out at you. It really is a foolish face, but for anyone who is worried?

Sleeping with her tongue out is another uncommon sleeping habit.

Area of the Latching Reflex

The tongue-thrust reflex is area of the latching process children use when these are breastfeeding. If your son or daughter continues to be breastfeeding or has stopped, protruding her tongue may simply be an unconscious action. She may be fantasizing about nourishing, or this might just happen when she swallows in her sleep.

A Physical Issue

Whenever your child sleeps with her tongue away, it could be a sign of the physical issue. She may come with an enlarged tongue or a particularly small mouth area. These conditions will probably be your child's hereditary luck-of-the-draw, however they may also be indications of much more serious hereditary conditions that should be analyzed.

A Parent's Response

Protruding her tongue when she sleeps is most likely something your son or daughter will outgrow. Each young one develops in a different way; some may store the latching reflex much longer than others. If this is a matter of the scale, have your child's tongue or mouth area analyzed within a routine health and fitness.

Chapter 27

7 Signs or symptoms Your Child is Lactose Intolerant

When you have a problem that your child may be lactose intolerant, it is most likely because you have observed something about your child or their toileting conditions that has you concerned. You might suspect that your child is lactose intolerant, but want to determine if indeed they are actually. Below, we've even more information that will help you see whether your child truly comes with an intolerance towards lactose.

What is Lactose?

Lactose is the sugars that is situated in milk. It really is within cow's dairy as well as breastmilk. Additionally, most formulas are dairy-based and also contain lactose.

What does it mean to become Lactose Intolerant?

If one is lactose intolerant, this means that their body struggles to break the lactose down enough such that it is simple to digest. Our anatomies produce lactase, a digestive enzyme, which works inside our gut to breakdown the lactose. If a person or baby is lactose intolerant, this means that their body isn't in a position to produce enough lactase to sufficiently break down the lactose. This may lead to the individual or baby experiencing unpleasant side effects.

If your child is lactose intolerant, it generally does not mean they have a dairy allergy. Having a lactose intolerance, the person's body isn't in a position to properly breakdown the lactose; with a dairy allergy, they may be allergic and respond to the protein in the dairy.

A dairy allergy is normally more serious than lactose intolerant. You can find three types of lactose intolerances below:

Major: This form of lactose intolerant typically doesn't develop until later in one's life. This sort of intolerance may appear because of the body ingesting less lactose than it is normally used to. This may also happen in people or cultures that don't eat many products comprising lactose.

Secondary: That is typically a short-term form of lactose intolerance. It could sometimes be triggered by contamination, disease, or antibiotics that are used for a long period of time.

Congenital: If your child is lactose intolerant, chances are the congenital form of intolerance. With this hereditary form of the intolerance, infants are not given birth to with sufficient levels of lactase to split up the lactose in dairy.

Some premature babies are also given birth to with lactose intolerance because of the fact that their small intestine is not developed enough. In the majority of these situations, the infants outgrow their lactose intolerance with time.

Signs that your Child could be Lactose Intolerant

If you think that your child may be lactose intolerant, there are many signs or symptoms you can look for to help you select. A pediatrician can continually be a great reference if you want to determine if your child is lactose intolerant.

Crying Frequently

Whenever a baby is lactose intolerant, they are generally uncomfortable. Their physiques can't breakdown the lactose, which is hard on the little physiques. This will most likely cause your child to cry more often as they express their soreness.

Diarrhea

When your body can't properly breakdown the lactose within milk, it could lead to diarrhea. If you notice a great deal of diarrhea, it could be an indicator that your child is lactose intolerant.

Vomiting

Again, the shortcoming for your body to properly break down and break down the lactose can result in vomiting. When your body can't properly process something, it sometimes comes home up by means of vomit.

Gas or Loud Colon Sounds

If your child is lactose intolerant, you may observe that they have a lot of gas of make loud sounds because they are pooping.

Green or Yellow Stools

In babies, lactose intolerance can frequently change just how their stools look. In the event that you notice watery green or yellowish stools, it could mean that your child is lactose intolerant.

Poor Putting on Weight

Sometimes whenever a baby has a lactose intolerance they don't gain enough weight. Because the lactose intolerance can cause throwing up and diarrhea, this may sometimes donate to poor putting on weight in an infant.

Pores and skin Rashes or Recurring Colds

Lactose intolerance can also sometimes lead to rashes on your skin or regular colds. So, if you have observed either of the symptoms in your child, it might be a sign they are lactose intolerant.

Will my Child be Lactose Intolerant Forever?

It's possible that your child might not be lactose

intolerant later in their life. If your child being given birth to prematurely was the reason with regards to lactose intolerance, then it's possible that they could outgrow the intolerance later in life as their small intestine proceeds to develop.

When you talk to your pediatrician, they can talk about their thoughts about whether your child may outgrow their lactose intolerance.

What must I do Suspecting that my Baby is Lactose Intolerant?

If you think that your child has a lactose intolerance, there are many different steps you should immediately try help alleviate their symptoms.

Speak to your Pediatrician

Your first call ought to be to your baby's pediatrician. They'll be in a position to help you see whether your child will indeed have a lactose intolerance.

When you are through, the indications which may have resulted in you thinking of the intolerance, the pediatrician will help you determine if indeed they point to your child being lactose intolerant or if indeed they may be triggered by another issue that requires attention.

Change their Diet

If your child is lactose intolerant, you're going to have to change their diet. If they're formula-fed, there are lactose-free formulas you can change to.

Your pediatrician can also help you decide on the best type or make of formula for your child.

If you're breastfeeding, your pediatrician may recommend using lactase drops. These drops can help your baby break down the lactose in your breastmilk.

Avoid Food which contain Lactose

If your child has already been eating food, or after they become old enough to start eating solids, you'll want to be certain to avoid feeding them foods which contain lactose. Also, be certain to check on labels on any prepackaged foods, as much foods contain substances with lactose.

It could be worrisome if you believe your child is lactose intolerant. But, once you utilize the signs or symptoms to recognize the lactose intolerance, with simply a few adjustments, your child can continue steadily to grow and prosper!

Chapter 28

My Baby Isn't Growing! What may I do?

Expecting can be an exhausting but exhilarating experience. Once you've given birth compared to that small creature, your priorities immediately change. You are abruptly consumed with looking after your brand-new baby. You intend to see them healthy, growing, and flourishing.

It could be very concerning if you learn that your child isn't growing. As a fresh mother or father, it's possible you're feeling just like a failure and it's sure that you'll wish to accomplish all you can to really get your baby back again on the right track and attaining weight.

If you're concerned about your brand-new baby's putting on weight, read below for a few tips to help you see whether there happens to be a problem and for a few recommendations for how to help your child get healthier and put on weight. It's also a good idea to get in touch with your child's pediatrician if you are worried about their putting on weight.

What's Normal?

It's important to find out that each baby grows and develops differently. Because your child isn't getting as much weight as other infants you understand, isn't necessarily grounds to get worried. Also, many infants lose weight of their first couple of days of life, and then need to get it back again to make contact with their delivery weight. Below are a few typical milestones most healthy, growing infants meet. But, again, understand that every baby differs.

- ✓ Most pediatricians prefer to visit a baby back at their delivery weight within two to ten weeks after delivery.

- ✓ Most healthy babies increase their labor and birth weight by enough time they are half a year.

- ✓ Most healthy babies triple their labor and birth weight by enough time are twelve months old.

If your child isn't conference their growth and putting on weight milestones, they might be labeled with failure to thrive.

This name definitely sounds worrisome. Many parents who have a baby who's labeled with failing to thrive are rightfully very worried. But, you'll find so many tips and strategies you can test to make if your child isn't growing and getting enough weight.

Why isn't my Baby Adding Weight? What Should I do

There are many reasons why your child isn't growing and gaining enough weight. Again, every baby differs, so you'll should do some work, observations, and conversations with medical staff to look for the exact reason your child isn't growing and getting weight.

Here are some possible causes that you can investigate and consult with a pediatrician or lactation specialist to help you pinpoint the reason why your child isn't growing. Below are possible causes for insufficient putting on weight; we've offered you some recommendations for what you can test to help if you believe that's the reason your child isn't growing.

Your Child isn't Eating Enough From Each Feeding

A reason your child isn't growing could be because of the fact that they aren't getting enough dairy from each feeding. If you're breastfeeding, this may imply that they aren't remaining latched on long enough to transfer enough dairy. It might also be a sign that you will find a low way to obtain dairy and aren't producing enough dairy to provide them sufficient calorie consumption during the day. If your child isn't bottle-fed, you might not be offering them enough at each nourishing.

What may I do to help my Baby?

If you're worried that your child isn't getting enough dairy at each feeding, there are many things you can test. First, consult with your pediatrician about the quantity of food your child should be getting each day, and separate that by the amount of times your child is eating every day. This will give you a concept of how much dairy your child should be getting from each nourishing.

Typically, pediatricians advise that your child be fed between two and three ounces of milk for every pound they weigh (however, not to exceed thirty-two ounces of milk per day). So, if your child weighs six pounds, they need to eat between twelve and eighteen ounces per day. If your child weight eight pounds, they need to eat between sixteen and twenty-four ounces per day. Most pediatricians advise that your child gets between twenty-four and thirty-two ounces of milk per day after they are a couple of months old.

If you're worried that low breastmilk source may be the reason why your child isn't getting enough dairy, first utilize a lactation advisor to execute a weighted give food to. They are able to weigh your child before and after a breastfeeding program to observe how much dairy they were in a position to transfer.

If it doesn't appear to be they are receiving enough dairy,

there will vary things you can test to boost your dairy supply. You can find supplements that can help increase dairy production. Additionally, searching online for a few lactation cookie dishes that are created with things that can result in more dairy being produced.

If your child isn't getting enough dairy from each feeding and you are breastfeeding, you may want to consider supplementing with some formula. You want to ensure that your child gets enough dairy to be healthy. Once it is possible to up your dairy supply, you might be able to scale back on the quantity of formula your child gets every day if you would like to attempt to exclusively breastfeed.

You Aren't Feeding Your child Frequently Enough

In the event that you aren't feeding your child enough times throughout the day, this may also donate to your child not gaining enough weight. Infants, especially newborns, employ a tiny abdomen and can only just hold a small amount of milk at the same time. So, they have to eat very frequently, especially during those first couple of days and weeks of their lives.

What may I do to help my Baby?

Again, understand that an infant needs somewhere within two and three ounces of dairy for every pound they weigh each day. If you've noticed that your child isn't achieving this total by the finish of your day, you'll want to raise the number of that time period you a nourishing her or him.

Many newborn and incredibly young babies need to consume every two hours, often at night time as well. Once your child is just a little old and their abdomen can take more at each nourishing, you might be able to pass on feedings out a little more. Soon, your child might be able to get enough dairy throughout the day to have the ability to sleep during the night, or at least sleep for an extended stretch out. But, again, every baby differs, and some might need to continue the night time feedings for much longer than others.

Your Child isn't Latching to Your Breasts Well

If your child isn't obtaining a good latch on your breast, they might not be transferring enough dairy, even if it seems these are nursing for a long period. A tongue or lip connect is actually a possible reason your child isn't in a position to latch to your breast.

What may I do to greatly help my Baby?

If you're uncertain if your child has a good, efficient latch, a very important thing to do is to seek advice from a lactation expert. They are able to observe your infants latch and present you tips about how to achieve a much better latch which means that your baby gets enough dairy. As stated above, a lactation expert can also execute a weighted give food to your child to observe how much dairy are actually moving from each program.

If you believe your baby's poor latch may be due to a tongue or lip link, a pediatrician or lactation expert can test your baby's mouth area to determine when there is a concern. If your child has a tongue or lip connect, it's important to obtain it fixed once you can to help them enhance their latch. The procedure for repairing a tongue or lip connect is not at all hard and quick. It will require your baby a while to re-learn how to nurse after getting the process done, so don't expect an instantaneous change in their latch and medical.

Your Baby has a Food Intolerance or Allergy

A reason your child isn't growing could be because they come with an allergy or intolerance to dairy. Some infants have a milk protein intolerance, this means their body can't absorb the protein from milk, that could lead to them not attaining enough weight.

What may I do to help my Baby?

If you think that a dairy intolerance may be the reason

your child isn't growing, definitely get hold of your pediatrician. They are able to ask you more specific questions to help see whether an intolerance is to be blamed for your child not attaining enough weight. Your pediatrician can also send you for an allergist if indeed they suspect there's a food allergy.

A Sickness or other Condition is causing loss of weight

It's possible that a disease or underlying condition may be the cause why your child is not gaining enough weight. Some possible conditions that may be adding to why your child isn't growing include acid reflux disorder, chronic diarrhea, celiac disease, metabolic disorders, or issues with your baby's center or lungs.

What may I do to help my Baby?

You should see your child if you suspect anything is wrong with them. Make sure to match the regular pediatric visits through the first season of their life. Vaccinating your son or daughter following the suggested CDC plan is also important to stop your baby becoming unwell.

It could be very concerning whenever your baby isn't growing and gaining weight. You are normally very concerned because of their health insurance and wish to accomplish whatever you can to help them thrive.

Hopefully the suggestions and recommendations we offered in this specific article can help you determine the reason for your baby's poor putting on weight and find a remedy for the problem. Pediatricians and lactation consultants may also be excellent resources to help get your child on the right course towards reaching a wholesome weight and growing!

Chapter 29

Why Giving Your Child Water is more Threatening than You Imagine

If you're a mother or father or a soon-to-be-mother or father, it's likely that sooner or later you're going to be paranoid about everything, including something less than giving your child water. Works out your concerns aren't unfounded, because to put it simply, if you're questioning: 'can I give my baby drinking water?', 'could it be safe?', the answer is *No*.

No Drinking Water for Six Months

When you want to keep your child hydrated, in most cases, giving your child water is a huge no-no until your child is about six months old.

Until that age group, they get all the required hydration from formula or breasts milk, irrespective of weather. Dehydration is an ailment that needs to be taken seriously, and if you believe that your child is not getting enough liquid, then it's time to get hold of your doctor.

You can merely tell if they're hydrated enough by counting the wet diapers. Until they may be six months old, they must have at least six damp diapers every day.

Indicators of dehydration that you can look include having fewer bowel motions, being excessively sleepy or fussy, cool discolored feets and hands, wrinkled pores and skin, or sunken eye. In some instances, if the infant has belly flu, for example, your physician might advise that you provide them with Infalyte or Pedialyte, or other electrolyte drink to keep them from becoming dehydrated.

Why is Giving Your child Water Dangerous?

Until they may be six months old, the kidneys of the infant aren't mature enough to filtering water correctly, thus leaving them vunerable to water intoxication.

Even when they may be six months old, if an infant beverages too much drinking water, it can hinder the power that his body must absorb the nutritional vitamins from formula or breasts milk. Furthermore, the child's abdomen will feel full and he/she would not want to consume anymore.

In a few rare instances, babies who drink too much water can finish up developing what's known as water intoxication, that could lead to seizures or perhaps a coma. This happens when the focus of sodium in their person is diluted by too much drinking water, thus creating cells to swell consequently of upsetting the electrolyte balance.

Sip by Sip

After they are six months old, offering your baby drinking water in smaller amounts is safe, and never have to be concerned about any issues. It really is ideal though to only offer little items of drinking water at the same time, as they don't require it just as much as grown-ups, and drinking water won't replace method or breast dairy, which is essential for the first twelve months of their life.

Until they may be a year old, giving your child water should be observed only as practice, and therefore you can provide them a few sips once in a while, as infants also get accustomed to the sippy glass around that point. The theory is to get the tiny one familiar to normal water. After they are nine to a year old, they can drink a few ounce of drinking water every day.

Diluting Formula with Water. Is it safe?

If you increase much drinking water, not only does it increase the chance of drinking water intoxication, however the baby might finish up getting fewer nutrition from the formula. Furthermore, too much drinking water could screw up their electrolyte balance. To avoid problems, simply adhere to the suggestions, or use breasts milk instead. When coming up with method, you should follow the directions on the bundle and use the quantity of water that is preferred.

Bonus: Taking in Juice?

Giving your child water once they are six months old is

the healthiest choice, and can have them used to it. Alternatively, it is ideal that drinking water is the only drink that you present, as there is absolutely no rush. Regarding to pediatrician Catherine Pound, Juice is absolutely not essential, and it's simply glucose. She advises that if parents will provide them with juice, they need to ensure that it's real juice, plus they should offer only 4oz/day.

In conclusion, the next time you consider, 'can I give my baby water?', make an effort to keep this at heart:

✓ Giving your child drinking water is unsafe until they are in least six months old

✓ Smaller amount of water is enough

✓ Diluting formula with too much drinking water is dangerous

✓ Giving your child water won't replace formula/breasts milk.

Chapter 30

Almond Dairy: Is it Safe for Your Child?

Almond dairy is great tasting low calorie drink that people and children can enjoy.

What's there never to love in regards to a beverage created from almonds and drinking water?

Still, could it be safe for your child?

The short answer is *NO*, not if your child is under one. The long answer is nutritional density in comparison with other options still doesn't supply the nutrition your child or children require.

Issues that could occur with offering your child almond dairy before their first birthday:

- ✓ Breastfeeding issues, such as refusal to latch
- ✓ Vitamin and nutrient deficiency
- ✓ Failing to grow or put on weight
- ✓ Refusal to consume.

May I Give my Baby Almond Dairy at

Treat Time?

Pediatricians often make reference to turning or weaning from formulation or breast dairy to almond dairy. Giving your child almond dairy at treat time shouldn't result in a problem unless your child comes with an allergy or you're still solely breastfeeding.

Before giving your child almond milk or other beverages, you should seek advice from with pediatrician. Take into account that your baby's doctor might help you to hold back if your loved ones have a brief history of tree nut allergy symptoms.

In some instances, she or he might supply the green light for almond milk as a treat time beverage. However, don't present almond milk prior to the age of one without their go-ahead.

You Suspect Your Child has a Dairy Allergy and want to try Almond Milk

Dairy allergies and intolerances are normal, but giving your child almond dairy isn't the answer. Allergy and intolerance symptoms may differ, but gas, cramping, constipation, and diarrhea may appear with intolerance. Rashes, hives, and bloating can also happen.

It's important to go over these symptoms as well as your concerns with your pediatrician before providing your child almond dairy. If your child shows indications of facial bloating or bloodstream in their stools, you should call your physician immediately.

For milder symptoms, your physician might prefer to perform tests or start an eradication diet. Breast nourishing mothers will also embark on a special diet because the foods and beverages they consume move into their dairy. Once you as well as your pediatrician find the reason, they'll recommend an effective treatment that will be of advantage to your baby's ever growing needs.

In some instances, what you suspected as a dairy allergy could grow to be something else. Your child could have multiple food allergy symptoms or intolerances too. Providing your child almond milk will make locating the cause harder too if your child has a response. Food and drink could be unrelated to your child's symptoms. It's important never to attempt analysis by yourself.

Almond Dairy Safe For Teenagers and Toddlers?

Almond Dairy is an excellent choice for adults, and maybe it's for your teenagers too. Giving your child almond milk older than one might still need you to product with other food stuffs or vitamins. Make sure to ask your physician.

Missing Nutrition, Vitamins, and Minerals from Almond Milk

Breast dairy or formula will be the best selections for your baby because they support the nutrition your growing baby needs. Commercial almond milks might be fortified, but homemade types plus some brands still absence many essential minerals and vitamins.

Take into account that the same pertains to other plant-based dairy alternatives. Their meals address the needs of adults. Plant-based milks and drinks are not add up to formulation, breast dairy, or cow's dairy in conditions of the nutrition. Some doctors still recommend additional supplements for children more than a calendar year old and to their teenagers because the fortified drinks still flunk.

Switching your child to almond dairy too early will rob them of key nutrition that plant-based milks can't contend with. It does not have the fat molecules, including saturated fats your baby's body and systems need to operate and develop. Almond dairy also doesn't contain brain healthy essential fatty acids like DHA and ALA.

Proteins can be another area where your child won't receive what they want. Breast dairy and baby formulas contain multiple proteins chains that your child easily digests. Plant-based formulas will imitate this to ensure they offer your child with an entire protein string too. Giving your son or daughter almond dairy can cause tummy annoyed because plant-based dairy beverages don't support the soft proteins your child can digest.

Other Concerns about Offering Your Child Almond Milk

If you've ever walked down the dairy products aisle, you've witnessed firsthand just how many brands and types of almond dairy exist. Most of them contain added things that your child doesn't need. These substances range between added sugar and tastes to thickeners and preservatives.

Exercise caution and limit these varieties of almond milk.

If your child has ended a year old or you have your pediatrician's permission, opt for unsweetened, unflavored almond dairy.

Chapter 31

Giving Your Child Yogurt: Could it be Safe?

Giving your child yogurt is definitely a thrilling experience, as they move from formula/breasts milk to solids. You almost certainly thought about; 'can I give my baby yogurt?', and it changes that it's a safe choice. Generally, infants can begin eating yogurt when they could eat solids.

You should seek advice from your doctor upon this matter if you would like to be sure; many doctors have been recommending that you introduce yogurt when your child is nine to ten a few months old. Alternatively, recent studies led some pediatrics to advise that you start offering your child yogurt (some types from it, such as dairy or ordinary) as soon as six months.

Great Things about giving Your Child Yogurt

Yogurt is effective and nutritional to infants who are six months and older. Yogurt is a convenient way to obtain protein, and they have less lactose compare to dairy;

babies can withhold the enzyme to be able to breakdown lactose.

The existence of probiotics in yogurts is also important. Yogurt can fine melody the disease fighting capability which lines the intestine, thus assisting the body of your infant understand which bacterias is dangerous and which is effective.

Lactose Intolerance? Could it be safe?

It is well worth noting however that giving your child yogurt can lead to an allergic attack in those who have dairy allergies. They are able to take place in around 2-3% of newborns, symptoms including vomiting, diarrhea, epidermis rashes, bloating, and irritability.

Much like any new food that you introduce, you should wait around at least three times before you introduce a fresh one. That way, in case there is an allergic attack you can pin point the reason. As observed, lactose intolerance is very uncommon among infants, and even if the infant might become lactose intolerant, it might be safe to allow them to eat yogurt, as it is easier tolerated in comparison to other milk products.

If indeed they show symptoms of a food allergy, or has been identified as having a dairy allergy, speak to your doctor before you select giving your child yogurt.

Why is Giving Your Child Yogurt Okay?

The medical community advises against dairy products before a baby is twelve months old, as they worry that if parents introduce Whole Cow dairy, they might stop using formula or breastfeeding and use dairy as an alternative. Replacing method/breast dairy with Entire Cow dairy is dangerous to the fitness of the baby.

Alternatively, giving your child yogurt (and cheese for example) will not put the infant in danger, and therefore parents won't replace formula with yogurt. Lactose gets divided with the culturing of the yogurt, and the dairy proteins are limited or semi-removed. Furthermore, the culturing makes yogurt easy to break down.

Types of Yogurt

It's ideal to be selective when selecting yogurt for you baby. There are many choices on the marketplace that are tagged for kids, nevertheless, you should still focus on what you're buying. Be sure you select a dairy yogurt, because of the fact that the infant needs the healthy fat that is within the yogurt to be able to build up properly. Furthermore, while all yogurt has normally occurring sugars, be sure you know about how much glucose it includes and if it offers other chemicals, such as starches, fructose syrup, etc .

You could start with plain, dairy yogurt, and to be able to include flavor you can stir in a veggie of fruit purée that your child might tolerate. Being an aspect note: accomplishing this will also finish up helping you save money, as yogurt advertised for infants are more costly as well.

May I Give my Baby Yogurt? Could it be safe?

When you see giving your child yogurt, retain in mind the next:

- ✓ Yogurt is a safe choice after the baby is needed to eat solids

- ✓ If your child is lactose intolerant, they could still be in a position to eat yogurt - check along with your doctor to be sure.

- ✓ Focus on extra sugar in the yogurt you select - a perfect choice is to go with natural yogurt

- ✓ Dairy products aren't recommended for infants until they are at least twelve months old, but eating yogurt and cheese are alright.

Primera edición 2017
Publicado en los E.E.U.U. por *thewordverve inc.* (**www.thewordverve.com**)

eBook ISBN: 978-0-9992479-6-9
Paperback ISBN: 978-0-9992479-7-6

Biblioteca del número de Control del Congreso: 2017959710

Viviendo más allá del párkinson: explorando las posibilidades

Un libro con brío por *thewordverve inc.*

V

Arte de la carátula por Gregory A. Pearce, artista e instructor de arte del Muhammad Ali Parkinson Center, creó el dibujo original

"El jardín hispano de las Américas" - Muhammad Ali Parkinson Center en el Barrow Neurological Institute

Esta obra de arte estilo mosaico es el resultado de una iniciativa que nació del programa de servicios en español del Muhammad Ali Parkinson Center en el Barrow Neurological Institute de Phoenix. El propósito era representar a la comunidad de habla hispana del párkinson en el 4o Congreso Mundial de Parkinson (WPC por sus siglas en ingles). Gregory A. Pearce, artista e instructor de arte del Muhammad Ali Parkinson Center, creó el dibujo original. Se hizo una convocatoria para que personas con enfermedad de Parkinson y cuidadores colorearan el dibujo de Gregory: tres alcatraces o cartuchos, con un tulipán en el centro representan a la comunidad de habla hispana del párkinson en Norte, Centro y Sur América. Ellas están rodeadas por otras flores y follaje que representan a la comunidad internacional del párkinson que se reuniría en el congreso mundial WPC. Recibimos un total de 104 dibujos que representan 14 países y 36 ciudades/estados. Justin Barker-Detwiler, diseñador gráfico del Barrow Neurological Institute, usó los 104 dibujos para crear este hermoso "jardín". Esta pieza de arte original es un testimonio de que la comunidad de habla hispana del párkinson de las Américas es grande, comprometida y necesitada de atención y servicios.

Claudia Martinez – Programa de servicios en español,
Muhammad Ali Parkinson Center

Cubierta y diseño interior de Robin Krauss, www.bookformatters.com
eBook formato Bob Houston, facebook.com/eBookFormatting

Viviendo más allá del párkinson

Explorando las posibilidades

María L. De León, MD

Dedicación

Este libro está dedicado en primer lugar a mi Dios, sin el cual yo no estaría aquí. En segundo lugar, a mi abuela, a quien me parezco muchísimo y la cual también sufrió de la misma enfermedad. A pesar de tener párkinson ella vivió la vida a lo máximo siempre con una grandeza de espíritu. Sólo espero yo poder vivir mi vida con el mismo estilo. También dedico este libro a mi esposo, a mi hija Victoria, la alegría de mi vida; y a mi madre que me apoya continuamente. Por último a todos los pacientes de mi clínica neurológica, los cuales son representantes ejemplares del coraje y la virtud necesaria para hacer frente a esta enfermedad progresiva. Frente a probabilidades insuperables, todos ellos, al igual que mi abuela, perseveraron su fe y espíritu de esperanza y continuaron sonrieron hasta sus últimos momentos desafiando el amargo final, diciendo: "¡*Hasta aquí me alcanzo el coraje de vivir pero nunca me falto el valor de seguir luchando!*" También dedico este libro a todos mis amigos, compañeros y colegas. Todas estas personas me dan fuerza de espíritu y aliento para seguir luchando aún cuando mi cuerpo me desvanece.

Es este mismo espíritu de esperanza, coraje y valor el cual quiero impartirles a todos aquellos que viven con el párkinson en sus vidas. Después de todo, es la esperanza que hace un pésimo hoy soportable debido a la promesa de un mañana más brillante. La vida puede cambiar en un abrir y cerrar de ojos pero a pesar de las curvas que encontremos en nuestro camino, no debemos perder de vista lo hermoso que es la vida. A veces el mejor plan para nuestras vidas es el que no nos planteábamos. El poder tener una segunda oportunidad en la vida gracias a la enfermedad pudiera ser el mejor regalo de la misma mostrándonos un camino distinto lleno de nuevas aventuras.

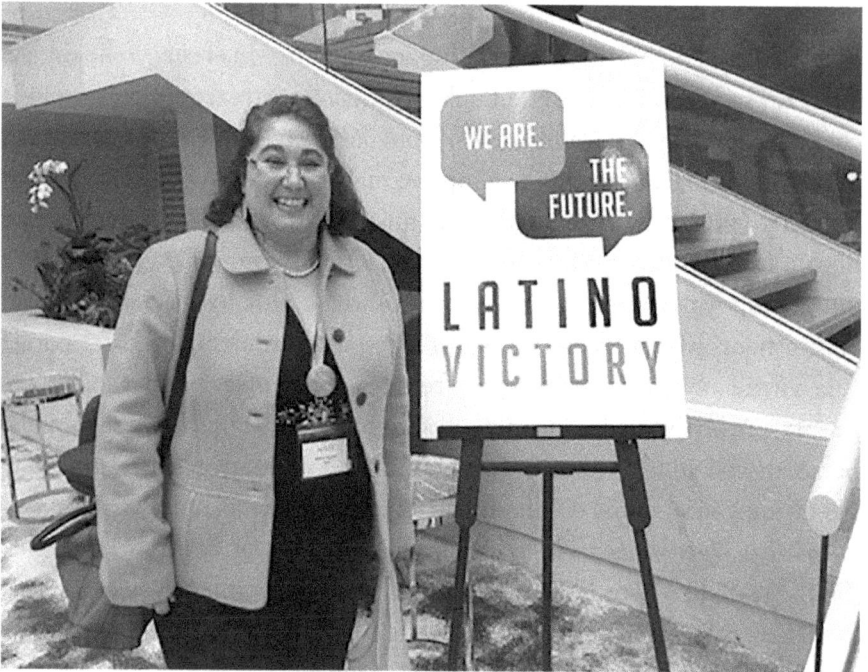

María como porrista para los que luchan contra el párkinson y abogando por el futuro de todos los latinos. Atestando ¡somos el futuro!

Tabla de contenidos

Prefacio

"El experto en cualquier materia fue una vez principiante"
—Helen Hayes

Hoy en día pueden encontrar un montón de libros sobre el tema de la enfermedad del párkinson en inglés, pero son pocos los libros dedicados al tema del párkinson en español. Aún más pocos son los que existen basados en nuestra propia cultura. Por eso es que me he atrevido a escribir sobre este tema poco reconocido en nuestros círculos desde el punto de vista familiar de alguien que no solo es hispana sino también paciente y experta de vocación de la misma.

Durante años, en el área de la medicina, dentro de este país, hemos estado practicando y dispensando consejos sobre terapias, planes de tratamiento y pronósticos para hispanos sobre todo en las mujeres hispanas, basados en estudios que no reflejan el maquillaje de nuestra cultura. Pues desafortunadamente, la mayoría de los estudios científicos conducidos en esta área solo reflejan las experiencias de pacientes predominantemente masculinos, no- hispano mayores de 65 años . . . porque aún los libros médicos muestran al paciente clásico del párkinson ser un hombre mayor de 50 años y de descendencia (Anglo-Americana-al menos en este país). Aunque gracias a las redes sociales la información sobre esta enfermedad se ha estado difundiendo más rápida de lo antes nunca visto. Después de varios años trabajando dentro y fuera del campo de la medicina con familias que viven con el párkinson, me he dado cuenta que existen varios, especialmente entre nosotros los hispanos, que no aparecemos dentro del cuadro clínico común de lo que es la presentación inicial de la enfermedad. Puesto que hay una proporción, aún no determinada, de la población latina que tiene tendencia y mayor riesgo a iniciar el párkinson a edad temprana antes no anticipada.

La cara de la enfermedad del párkinson no es lo misma de hace 25 años cuando apenas empezaba mi carrera como neuróloga. Yo me encontré con mi primera paciente de párkinson hispana al inicio de mi entrenamiento en mi especialidad; por casualidad ella también era mexicana. Ella acababa de cumplir cuarenta años y ya había estado sufriendo durante quince años. Yo en ese tiempo era muy joven y un poco verde y estaba enfocada solo en el presente y en aprender lo que ese momento era más esencial- aprender a diagnosticar. Por falta de experiencia de la vida y del conocimiento sobre la enfermedad que ya me apasionaba pero todavía no entendía bien por lo tanto nunca se me ocurrió preguntarle acerca de sus luchas en su vida personal, social, ni matrimonial. Nunca le pregunte si ¿Había tenido problemas para concebir o dificultades durante el embarazo? Tampoco le pregunte ¿dónde había estado yendo a recibir sus tratamientos en México? ¿Quien la había diagnosticado y como había sucedido? o ¿si acaso siempre había tenido que venir a los Estados Unidos para recibir diagnóstico u atención médica? Ella empezó con temblores en las manos pero no recuerdo si tenía temblores esenciales antes de los temblores de descanso los cuales le empezaron en la mano derecha. O ¿si acaso alguien más en su familia padecía temblores esenciales? Nunca supe si alguien más había tenido párkinson en su familia aunque ella me comento que antes de su diagnóstico nunca había oído hablar de esta enfermedad. Ella padecía ya de discinesias cuando yo la vi por vez primera. Puesto que hasta ese momento, lo único que existía como tratamiento era la carbidopa/levodopa apenas hacia unos cuantos meses había salido al mercado la nueva medicina agonistas – el sifrol (mirapex).

Solo Dios sabe que–tanto hubiese podido aprender de ella si me hubiese sentado a platicar con ella como hoy lo haría. (Tal vez no me hubiese tardado tanto en escribir este libro).

Pero la cara y el nombre de esa mujer valiente que de tan temprana edad había empezado a combatir el párkinson se quedó grabada para siempre en mi mente. De allí empezaron a formarse varias preguntas que daban vuelta y vuelta en mi mente año tras año. Poco a poco en el fondo empezó la duda sobre lo que había aprendido pensando que tenía que haber diferencias culturales y de género en la presentación de la enfermedad. Esta mujer a quien solo me refiero por 'María' aquí, será siempre unao de los pacientes más especiales para mí. A parte de ser la primera mexicana que yo conocí con párkinson en ese tiempo, lo que más me impresiono fue su edad. La ironía de la vida es que yo con su mismo nombre también empezará con síntomas de esta cruel enfermeda a edad muy temprana. Además de ser joven era la primer persona que yo acompañaba hasta el quirófano para presenciar la cirugía llamad Palidotomía, para controlar sus discinesia. Esta era en ese entonces la operación de moda para controlar los movimientos involuntarios causados por el uso prolongado y excesivo de la dopamina. Esta cirugía consiste en hacer una lesión de cerebro en el globo (núcleo) pálido para así interrumpir las señales anormales. Este tipo de proceso era realizado comúnmente antes de la llegada de la estimulación cerebral profunda (*DBS por sus siglas en inglés*) para el control de los movimientos musculares involuntarios (discinesia). Más tarde después, cuando me convertí en un compañero (fellow) en el Colegio de Medicina de Baylor (BCM), bajo la tutela del mundialmente famoso especialista, Dr. Joseph Jankovic, (en el área de trastornos de movimiento) me encontré con un segundo paciente que por casualidad también era mujer y padecía la enfermedad desde los 20 años. Ella vino a nuestra clínica ya estando embarazada. Nadie sabía cómo mejor proceder pues normalmente esta enfermedad ocurre en personas mayores y al menos las estadísticas de este país la enfermedad es más común en hombres. Además esta mujer estaba encinta y no había información en ese entonces sobre el riesgo de las medicinas en el embarazo y en el feto. Hoy en día sabemos un poco más sobre los efectos durante el embarazo pero todavía la ciencia tiene mucho por abarcar. En ese entonces los mismos expertos médicos tenían un poco de trepides en rendirle un tratamiento específico, por el potencial de dañar al feto. Desafortunadamente todavía seguimos teniendo los mismos dilemas en poder proveer los mejores tratamientos a las mujeres jóvenes que sufren de esta enfermedad especialmente durante el embarazo. Por otra parte los hispanos en este país al igual que las mujeres no hemos sido representados en los estudios clínicos ni científicos y no tenemos suficiente información para descifrar el número de latinos que viven con esta enfermedad. Tampoco conocemos a fondo los riesgos que existen en nuestra comunidad que nos diferencian al resto de la población no –latina. Aunque empezamos a tener una pequeña idea gracias a los pocos estudios epidemiológicos y genéticos que existen basados en nuestras raíces culturales.

Nunca más supe de qué fin tuvo esta muchacha joven encinta o cuales serían los efectos que tuvo el párkinson en él bebe. Con el trascurrir de los años, he visto un aumento en el número de personas con descendencia latina desarrollando párkinson. Sin embargo, no fue hasta que me retire de la práctica de neurología a causa de ser yo misma diagnosticada con esta enfermedad. Lo cual me motivo a estudiar con más pasión sobre esta aflicción.

Porque muy poco se conoce respecto a los asuntos de los hispanos con esta enfermedad. Por lo tanto los comentarios dentro de este libro son estrictamente míos basados en mis estudios, y en mi experiencia con mis pacientes y con mi misma enfermedad. Por consiguiente, sólo pretendo despertar y abrir las mentes a nuevas posibilidades de tratamientos tanto para todos los hispanaos que padecen esta enfermedad. Al igual que alimentar nuevas ideas que nos puedan llevar a nuevos caminos de investigación científica y clínica. Espero que esta nueva forma de pensar y ver los problemas que existen en el manejo del párkinson en el presente nos conduzca a nuevos y mejores tratamientos. Además espero que haya un desarrollo radical dentro del campo de la investigación sobre los problemas de la salud de la comunidad global con párkinson.

Quiero decirles a todos aquellos que toman medicamentos para ésta enfermedad y que aún no consiguen controlarla que no se rindan. Como la enfermedad nos afecta a todos de manera única similarmente el tratamiento y la experiencia es singular. Por lo tanto es algo que se toma tiempo. Recuerden que la medicina es un poco de ciencia y un poco de arte; y aún así en las mejores manos hay altibajos. En mi experiencia personal le contaré como yo me sentí al tomar varios medicamentos después de mí diagnóstico. Un día fui para obtener el masaje habitual que me ayudaba con el dolor severo que tenía debido a mi distonía. Sentía ya la cabeza bastante pesada y embotada a causa de todos los medicamentos que estaba tomando en ese tiempo. Después de que mi amiga terminó de darme el masaje, ella se salió de la habitación para que me vistiera, y lo que lo hice apresuradamente por ir al baño. Entonces salí de la habitación mientras caminaba hacia el baño sentí un escalofrío que ignore. Después de todo era invierno y hacía mucho frío afuera. Pero aunque parecía no estar poniendo suficiente atención a mí alrededor sentí las miradas penetrantes que caían sobre mí al pasar. Y me hicieron pensar por un breve instante ¿cuál sería la razón? Pero como en ese tiempo la vejiga era la que mandaba, yo seguí a través del pasillo con el solo propósito de llegar al baño lo más pronto posible. Pero al llegar al baño me di cuenta del porqué de las miradas.

Al entrar al cuarto de baño y encender la luz me di cuenta frente al espejo de que se me había olvidado ponerme la blusa. Entonces comprendí porque sentía frio y porque las miradas de la gente. Sonriendo me dije *"al menos lucía un brasier (corpiño) bonito."* Entonces salí del baño corriendo con la cabeza hacia el suelo para no ver a nadie después de acabarme de vestir salí disparada (*como dijeran en mi pueblo –como pedrada de indio surdo*) a subirme al carro.

Todos hemos pasado ratos de vergüenza a causa de la enfermedad pero eso no quiere decir que vamos a meter la cabeza en el agujero como los avestruces. En realidad estas son cosas que a cualquiera le pueden suceder. No tendremos control de la enfermedad pero sí tenemos control de la actitud con la cual afrontamos la vida y todas aquellas cosas que vienen a consecuencia de la enfermedad. Y a veces aunque parezca que el mundo se derrumba solo tenemos que seguir viviendo (*como decía mi abuelo: "no más no dejes de resollar"*). Pues hay que vivir un día a la vez.

Todos podemos lograr obtener un balance en nuestras vidas si nos enfocamos en recibir y buscar tratamientos que abarquen todos los aspectos de nuestro ser desde lo físico hasta lo mental. Y esto solo se puede lograr por medio de la educación sobre nuestra enfermedad, y recibiendo el mejor medicamento para nuestras aflicciones. Al igual que por la incorporación de la meditación, la oración y la fe.

INTRODUCCIÓN

Estadísticas y datos demográficos sobre los hispanos con párkinson

"La educación es el principal vestido . . . de la vida."
~ Carolina Herrera

Según la administración sobre el envejecimiento del Departamento de salud y servicios humanos, para el año 2030 la población de edad avanzada se espera que alcance unos 72 millones (menos de 19 por ciento de la población entera de los Estados Unidos). Se estima que si uno llega a la edad de sesenta y cinco años, probablemente vivirá otros veinte años más. En este envejecimiento de la población, las mujeres parecen llevar la batuta por 6 millones. Sin embargo a pesar de que somos la mayoría por el hecho de vivir más largo tiempo nos encontramos solas sin pareja en la tercera edad. Pues en este grupo el 72 por ciento de los hombres está casado mientras que sólo el 42 por ciento de las mujeres siguen casadas. Además medio millón del grupo de ancianos tienen o tendrán la custodia de los nietos. Entre las otras enfermedades neurológicas crónicas que existen, como la demencia de Alzheimer, podemos ver un patrón donde las mujeres suelen ser las principales cuidadoras incluso cuando están enfermas ellas mismas. Muchos de nosotros nos encontramos viviendo en lo que se conoce como la generación *"sándwich."* Esto quiere decir que cuidamos de dos generaciones a la vez una joven y una mayor poniéndonos a nosotros en medio. Por lo general estamos cuidando o criando niños a la vez que cuidamos de un padre, madre, abuelo o abuela, u otro ser querido de mayor edad. Yo soy un ejemplo de esta generación. Este patrón se da con mayor frecuencia entre los milenios. En varias ocasiones he tenido que cuidar de mi hija, esposo, junto con mis abuelos o a mi padre, el cual también ya falleció. Hoy en día me corresponde el cuidado de mi madre que ha quedado viuda.

Peor aún es que la generación de edad avanzada vive con un sueldo basado en sus beneficios de Seguro Social (87% - *social security*), pero estos recursos aunque limitados pueden no estar a nuestra disposición cuando nosotros los hispanos que padecemos de párkinson lleguemos a la edad avanzada o si dejamos de trabajar antes de lo previsto por atender a un ser querido. En esta cifra se basa en el 15 por ciento de la población compuesta de hispanos que se especula se doble para el año 2050. Pero sin embargo se estima que solo el 45 por ciento tiene acceso a seguro médico. Pero aún cuando tienen a seguranza para cubrir los costos médicos los hispanos dentro de este país prefieren no ir al médico pues piensan que no lo es necesario y se esperan hasta que la enfermedad está avanzada. Además uno de cada siete personas latinas indica recibir su información médica por medio de familiares, amigos, e iglesias. Pero la gran mayoría admite usar la información distribuida por los medios sociales especialmente el televisor. Desafortunadamente la información médica que se da en este país por medio del televisor es no solo escasa pero aun cuando los temas son expuestos los tratamientos que ofrecen son tratamientos alternativos y no los convencionales. Esto pues da la impresión de que no hay necesidad de recurrir a un médico pues los tratamientos por ser caseros o alternativos por lo cual pueden ser procurados sin receta y sin necesidad de consultar a un especialista. Los que acuden con menos frecuencia a ver a un médico son aquellos hispanos que nacieron fuera del país y son inmigrantes. El futuro puede ser más desafiante de lo que anticipamos especialmente entre nosotros los hispanos pues no tenemos la atención médica que necesitamos y nos tardamos mucho más tiempo a recibir un diagnóstico correcto cuando lo recibimos. Además la carga financiera puede ser mucho más grande en nuestra cultura pues varias generaciones se acostumbran a vivir bajo un mismo techo cuando se llega a cierta edad o llega la enfermedad.

Los latinos en este país ganan en promedio $24 mil al año menos que los anglos. Por esta simple razón debemos estar preparados y hacer provisiones para nuestro futuro, especialmente cuando somos nosotras las mujeres que generalmente sobrevivimos a los hombres y las mujeres hispanas en particular estamos en la parte superior de esta lista pero también al fondo de los recursos en este país y por mi experiencia me imagino que es la misma historia en otros países latino-americanos. Estas cifras pueden ser sustancialmente más bajas, sin embargo, en las persona que desarrollan párkinson de temprana edad (YOPD) no tienen la capacidad de ahorrar u obtener beneficios si se ven obligadas a dejar el trabajo antes de lo previsto.

Los problemas financieros que se incurren a causa de la enfermedad pueden ser aún más devastadores si vivimos en países latinos. Por ejemplo, en México al igual que en otros países que están en el desarrollo económico la población mayor de sesenta años sigue aumentado. La pregunta surge ¿quién se hará cargo de los ancianos y de los otros habitantes que como nosotras padecemos de enfermedades crónicas? Al menos en mi país de origen, México, hay una suposición de que los familiares del enfermo serán los encargados de proveer por estas personas aunque últimamente se han abierto algunos centros para el cuidado de ancianos. Pero a comparación a la asistencia y cuidado que se les ofrece aquí en este país estos centros tienen generalmente mucho menos recursos haciendo que el cuidado de un paciente con párkinson sea mucho más difícil. En realidad no se sabe con certeza ¿Qué tan eficaz sea este método de cuidado en diferentes países hispanos? No se sabe porque ni siquiera tenemos información concreta de quienes son los que sufren y menos la cantidad de personas que existen en cada país. Aquí en los Estados Unidos se especula que existen de menos 1.5 millones de habitantes con la enfermedad. ¿Cuántos son hispanos? No lo sabemos pues el número exacto se desconoce pues no hay ningún registro nacional todavía que este en práctica aunque ya existe una ley apropiada para colectar estos datos por medio del (CDC) *Centro de control de enfermedades* pero no se ha financiado. También se especula que los hispanos tenemos más alto riesgo que los americanos en contraer esta enfermedad y si pensamos que somos el 17 por ciento de los habitantes entonces estamos hablando de un gran número que hasta el día de hoy es desconocido pero puede alcanzar una cifra de 150 mil personas según mis cálculos. En Venezuela se estiman las cifras de 32 mil, en Chile se suman alrededor de 40 mil, en el estado de Colima, México hay más de 1,400 personas con la enfermedad. Según un reciente estudio en España indica que hay por lo menos 300 mil habitantes que padecen de párkinson en ese país. Pero no sabemos el impacto total de esta enfermedad devastadora en el pueblo hispano pues hay varios países como Costa Rica y Guatemala donde no existen estadísticas al respecto esto también por falta de médicos especialistas en los desórdenes de movimiento como es el párkinson.

Pero debo recalcar que aunque el número de personas afectadas se desconozca una cosa es cierta que las mujeres aunque estemos enfermas nosotras mismas somos las que proveemos el mayor cuidado dentro de nuestras familias. Los cuidadores forman un 60 por ciento de la población aquí dentro del país. Por lo tanto, cuando una mujer, especialmente joven, repentinamente cae enferma con una condición crónica, progresiva, debilitante y por la cual no existe cura o tratamiento definido, la mayoría de los hombres (esposos u amantes de estas) están mal equipados para manejar este reto de la vida y tomar las riendas del hogar junto con el cuidado de la esposa. Por eso algunos frecuentemente parecen alejarse quejándose de que *no se casaron para llevar este tipo de vida* y abandonando a la familia por consiguiente.

Yo diría que en nuestros países de habla hispana esto es más común de lo que nos imaginamos. Porque todavía existen en muchas partes del mundo los matrimonios tradicionales en los cuales el hombre trabaja y la mujer se queda en casa para hacerse frente de los quehaceres hogareños al igual que de la familia. La carga entonces se convierte en no sólo uno de salud personal y la superación de la enfermedad, pero en un problema financiero devastador cuando los hombres (esposos) abandonan el hogar. Estos problemas financieros amenazan la existencia misma y la felicidad futura del paciente mismo, especialmente si no tienen apoyo personal fuera y dentro del hogar. Agravando la carga emocional, la crisis financiera siempre está presente, ya sea uno casado o soltero. Pues según la última estadística en España el cuidado de un paciente se estima ser alrededor de 17 a 50 mil euros anuales. En los Estados Unidos el costo anual para el cuidado de los pacientes con párkinson se estima ser 14.6 billones. El continuo incremento de los medicamentos y su costo aumenta aún más nuestra ansiedad sobre nuestra enfermedad y sobre un futuro incierto. El estrés puede llegar al punto de empeorar nuestra propia salud si no tenemos cuidado, especialmente en el contexto de una enfermedad progresiva crónica.

La carga financiera entre las mujeres enfermas se acentúa aún más por el hecho de que aún cuando trabajamos nosotras las mujeres tenemos un sueldo típicamente inferior al de los hombres aunque tengamos las mismas credenciales, educación y experiencia laboral. En la evaluación demográfica de los ancianos (en el año 2008) se descubrió que incluso entre aquellos de la tercera edad que todavía permanecen empleados los varones siguen ganando un promedio doble comparado a las mujeres. Así que con frecuencia, las mujeres con enfermedad de párkinson se encuentran solas (con niños) con una enfermedad crónica y mal preparadas financieramente y emocionalmente y a veces espiritualmente para los retos. Pues a menudo, las mujeres con este mal experimentan pérdida significativa de salarios (como a mí me sucedió cuando tuve que cerrar mi bufet de medicina a causa de la enfermedad) e incluso pérdida de empleo debido a la depresión causada por la misma. Al igual nosotros los hispanos en este país ganamos menos que los americanos y tenemos menor acceso a beneficios de salubridad. La economía dentro de nuestra familia puede tambalearse poniendo en mayor peligro la estabilidad del hogar frente a una situación desesperante cuando el proveedor principal se enferma. Esto puede convertirse en un círculo vicioso y emocionalmente devastador si no logramos entender el porqué de nuestro sentir. Este escenario común, por desgracia, sólo conduce a una mayor disminución en la calidad de la vida del enfermo con el tiempo, así como en general puede causar disminución de la estabilidad financiera en la misma. Un estudio público en *Noticias de la Ciencia* encontró que los *"problemas de la salud mental fueron el factor (razón) principal entre las personas con párkinson por la cual dejaron sus empleos"* (aún de largo tiempo y gran satisfacción previamente).

No sólo nosotros las mujeres responderemos de manera diferente al tratamiento y presentamos un cuadro clínico distinto al del sexo masculino, pero también como hispanos la cultura impacta las decisiones que tomamos y cuando nos presentamos con el médico. Las tensiones entre las culturas para aquellos que vivimos en países extranjeros se manifiestan cuando repentinamente uno sufre una enfermedad crónica inesperada. Espero este les sirva de guía en navegar el área del párkinson con más seguridad especialmente si tomamos en cuenta nuestras propias creencias, educación y cultura como latinos.

Si desean unirse a nosotros los que abogamos por cambios en la salud y buscamos más y mejores tratamientos que estén al alcance de todos nosotros como pacientes y familiares, entonces aquí les doy unos consejos de como participar. Recuerden de ser creativos (una cosa que como hispanos tenemos de más) y usen sus dones. Si son oradores hablen con sus representantes de salud en la ciudad, estado, o gobierno federal. Si son artistas—empiecen una campaña con sus dibujos o participen en clases de arte para alentar a otros que padecen de la misma.

Maneras de Contribuir y participar:

- Empiece un grupo de apoyo de párkinson en su comunidad. Pueden tener conferencias por medio de skype y a través de las redes sociales con otros de otros países o estados que también enfrentan los mismos problemas. Pueden subir a la red y encontrar temas de interés en mi blog www.defeatparkinson.com allí pueden ustedes dar sus opiniones y también hablar de lo que deberás les interesa a ustedes como hispanos que viven con una enfermedad progresiva crónica. También pueden empezar un grupo solo para latinos. Aquí en los Estados Unidos, a pesar de que abemos muchísimos, latinos, existe solo una fundación encargada de atraer hispanos. Hay varias ciudades que están compuestas de un gran número de hispanos y sin embargo no ofrecen recursos ni apoyo para aquellos que padecen de esta enfermedad. La mayoría de las organizaciones al nivel nacional carecen de iniciativas para atraer a los hispanos. Por lo tanto la comunidad del párkinson hispana sigue teniendo poco impacto en los estudios, poca representación, y escasos programas que nos ayude a combatir esta enfermedad. Poder empezar grupos de apoyo para los hispanos es un área donde podremos tener gran impacto.

- Invite a los doctores de su área o su comunidad para reunirse con ustedes y con otros pacientes del párkinson en su comunidad, pueblo, y ciudad. Allí tendrán la oportunidad de discutir temas científicos al igual que clínicos que sean de interés para todos los presentes y preguntar de cómo pueden participar en investigaciones. También podrán informarse más acerca de los estudios clínicos en los que puedan participar al igual que informarse sobre los nuevos adelantos y tratamientos. Estos sirven para aquellos que no pueden viajar o tienen acceso a una computadora/ordenador.

- De charlas sobre la importancia de la participación en la investigación científica del párkinson especialmente en asuntos de mujeres e hispanos.

- Hable con sus médicos acerca de las oportunidades de trabajar con ellos en la planificación de la investigación (averiguar si a ellos les gustaría tener la perspectiva del paciente femenino o hispano). También pueden subir a la página de internet de las investigaciones al día que ocurren en los Estados Unidos. www.MJfoxtrialfinder.gov

- Participe en investigaciones clínicas; el hacer esto tiene muchos beneficios aparte de aportar al futuro de la medicina. Las personas que participan por lo general tienen más atención médica, tienen las visitas gratis y a veces son compensados monetariamente por su participación. Además con frecuencia se les provee el medicamento gratis (en el cual participan o el que ya están tomando). Para nosotros de bajos recursos o de seguro médico limitado esta es una perfecta alternativa; pues no solo puede contribuir al futuro de la enfermedad pero también puede ser beneficiado en muchas maneras como comente antes. Además si participa en un estudio de una nueva medicina o nuevo uso de algún medicamento ya establecido pudiese ser que este sea de gran beneficio para usted. Pero si le aterroriza el no saber si lo que le están dando ¿es la medicina o no? ¿si le va a funcionar? Hay muchas otras maneras de participar. Por ejemplo, puede participar en estudios encargados en colectar información, o en estudiar alguna fase de la enfermedad como el sueño, la fatiga. Algunos de estos estudios epidemiológicos los pueden hacer por correo y otros a través del internet. Y también estos en algunas veces podrían ofrecer un poco de recompensa monetaria por su tiempo.

• Otra forma de participar es escribiendo cartas a sus congresistas y senadores para aquellos de nosotros que residimos dentro de este país. Estas deben de ser sobre asuntos importantes para la comunidad de hispanos con párkinson.

Entre más involucrados estemos y aportemos nuestra experiencia a las investigaciones que se llevan a cabo en el campo del párkinson más pronto podremos tener tratamientos específicos para nosotros los hispanos.

1

Los hispanos con párkinson estamos incorrectamente representados en los estudios clínicos y científicos

"Sean el cambio que desean ver en el mundo".

~ Gandhi

Recientemente, aquí dentro de los Estados Unidos, ha surgido un movimiento dentro del campo de la medicina de tratar de incorporar las diferencias que existen dentro de las enfermedades neurológicas, como son el párkinson, debido al sexo y a las culturas. Pero todavía nos falta mucho por recorrer. Pues las mujeres, los hispanos y mayormente las mujeres hispanas hemos sido marginadas en el campo de las ciencias y de la medicina. Subsecuentemente nos hemos encontrado fuera del círculo de nuevos descubrimientos científicos. A la vez por falta de incorporación de la mujer y de los hispanos en estudios clínicos hemos tenido que aceptar las dosis de los medicamentos basados en estudios principalmente masculinos y anglos. Pero les dijo que si queremos hacer una diferencia en esta vida concerniente a nuestra enfermedad, tenemos que proponernos cada uno de nosotros para alcanzar una meta de mayor participación en el área de estudios del párkinson No tienen que someterse a estudio tras estudio clínico de cada tratamiento nuevo que salga pero si pueden contribuir aportando su tiempo, sus finanzas, sus talentos y dones y por supuesto su participación en estudios clínicos como voluntarios. Su participación puede ser algo sencillo como someterse a extracción de sangre en estudios para analizar sus genes, al igual que participar en estudios de sueño o de imágenes cerebrales si no quieren tratar nuevos medicamentos. Recuerden que aún una pequeña piedra lanzada en el río puede tener efectos duraderos mucho después de que haya disminuido su ola principal. Por eso les amonesto a ser los primeros en valorar lo que deseamos que los demás valoren. Yo entiendo que a menudo nos quedamos cortos de empezar una tarea importante o de involucrarnos porque nos sentimos incapaces de poder lograr nuestras metas. Simplemente, a veces especialmente cuando tenemos una enfermedad que nos limita física y mentalmente, nos sentimos inútiles.

Pero la realidad es ésta: aquellos que hacen una diferencia en la vida y se dedican a cambiar el mundo no lo hacen porque son los más calificados sino simplemente porque alguna vez se ATREVIERON a hacer algo fuera de su área de confort a causa de sus convicciones. Si fuera fácil todos hiciéramos grandes obras. Pero todo lo que vale la pena requiere esfuerzo. Yo no hubiese nunca logrado ser médico si me hubiera sentado a pensar lo difícil que sería alcanzar la meta en vez de actuar. Recuerden Dios raramente llama a alguien ya calificado para hacer su obra; sino él los califica e instruye durante el camino. Así que tengan esto en cuenta al leer en este libro acerca de cómo es que tal desigualdad entre los géneros y las minorías llegó a ser en el campo científico y además cómo usted puede comenzar a ser el punto de inicio en su comunidad que pondrá en movimiento los eventos que alteren el camino y la trayectoria de cada hispano que vive con el mal del Parkinson.

Hoy en día sabemos que el sexo y el género de una persona desempeñan un papel importante. Pero esto no ha sido siempre así como les comente antes. En los últimos años en parte por mi trabajo en esta área concerniente a los tratamientos y diagnósticos de mujeres con enfermedades neurológicas y el trabajo de muchos como la doctora Alison Wright Willis (Profesora asistente del departamento de neurología y profesora de bioestadísticas y de epidemiologia de la Universidad de Pennsylvania) que ha estado interesada en descubrir el porqué de la discrepancia en el riesgo entre los hispanos comparados a otros grupos étnicos y también el tratar de entender porque los hispanos no acuden a los médicos generalmente. La razón de este interés en ella, en mí y en otros expertos es que no podremos nunca ofrecer un diagnóstico correcto ni tratamientos con máximo efecto si desconocemos o ignoramos los factores básicos como el género y la cultura del individuo al cual intentamos proveer sanación. En mi experiencia médica, tratar de diagnosticar y dar tratamientos a ciegas sin tomar en cuenta el género de la persona es como esperar que un avión Boeing 747 se construya solo simplemente con lanzar todas las piezas adecuadas en un campo abierto. No es posible cuantas veces lo intentemos, al igual si ignoramos las necesidades básicas de cada individuo pertinente a su sexo o grupo étnico nos producirá la misma frustración vez tras vez.

A pesar de que ciertas enfermedades son más comunes en nosotras las mujeres y que a la vez representamos al menos la mitad de la población, según el *Diario de la Salud de la Mujer* (Journal of Women's Health, 2006) menos de una cuarta parte de todos los pacientes que se inscribieron en cuarenta y seis ensayos clínicos antes del 2004 fueron mujeres.

Abemos 53 millones de hispanos habitando en los Estados Unidos al igual que el aumento de hispanos se estima que alcance 128 millones para el 2060 según el censo del país también el número de hispanos con enfermedades crónicas va en aumento. Pero su participación en estudios científicos es bastante esparza. Algunas de las razones que se especulan por la falta de participación es la barrera del idioma, el miedo a ser deportados aún más con el nuevo gobierno, pero más grande aún, en mi experiencia personal, es la opinión diferente que mantenemos acerca de los tratamientos médicos en general. También la religión y la familia son razones poderosas por lo cual no participamos. Aunque las minorías componen un 30 por ciento de los que participan en estudios del *Instituto Nacional de Salud* (NIH) entre ellos solo un 7 por ciento son hispanos. Otro de los factores influyentes en la participación en los estudios clínicos y científicos es la condición económica en la que nos encontramos; pues muchos solo tienen seguro médico limitado y no saben si pueden cubrir el costo de la participación. Además por falta de comunicación entre el paciente y el doctor con frecuencia no somos incluidos. En una encuesta sobre el tema un 75 por ciento de los que entrevistaron dijeron que participarían si sus doctores lo recomendaran y un 38 por ciento dijo que es la responsabilidad del médico de informarles acerca de estos estudios. Pero lo interesante es que las mujeres son más atrevidas en participar que los varones hispanos. (Me supongo que la razón es porque vamos con más frecuencia con el médico que los varones generalmente y hacemos más preguntas cuando asistimos a las visitas médicas.)

Además hay antecedentes por las cuales las mujeres fueron excluidas remontándose a la década de los '50s. En la parte superior de la lista por lo cual somos excluidas con frecuencia está la posibilidad de que los fetos nazcan con defectos en aquellas mujeres que queden embarazadas después de participar en varios ensayos clínicos y científicos. Uno de los estudios más notables en el área de la medicina en el siglo pasado fue el estudio del medicamento- *talidomida*. A consecuencia de los desastrosos problemas que produjo este experimento en los fetos de las madres participantes, la participación femenina en ensayos subsecuentes fue recortada drásticamente.

La *talidomida* causó que las mujeres embarazadas dieran a luz a bebés con defectos congénitos mucho muy graves (nacieron con falta de extremidades). Este ensayo fue seguido por otro fármaco llamado *dietilestilbestrol o DES*, un estrógeno no esteroidito sintético sintetizado en 1938 diseñado para prevenir abortos. Este fármaco también causó consecuencias inesperadas como el desarrollo de un raro cáncer vaginal en los bebés nacidos a las madres que participaron en este estudio. Al conocerse estos resultados, los médicos y las compañías farmacéuticas se convirtieron extremadamente cautelosos, con comprensible pre-ocupación. Desde entonces existe en el medio científico y médico un gran temor en probar nuevos tratamientos en mujeres que posiblemente pudiesen salir embarazadas.

Posteriormente, en 1977, en parte como respuesta a estas tragedias causadas por estudios de fármacos, la *Administración Federal de Drogas* (FDA) prohibió a todas las mujeres en edad de posible embarazo en participar en ensayos clínicos de fase temprana. Por desgracia, en la práctica de esta ley, la prohibición se extendió más allá hasta excluir la mayoría de las mujeres de poder participar. Las compañías farmacéuticas se convirtieron aún más exclusivas que lo que previamente fuera anticipado y diseñado. Después llegaron mayores restringíos en los ensayos clínicos de fase temprana prohibiendo que no sólo las mujeres capaces de concebir fueran prohibidas pero también excluyeron la participación de los homosexuales, aquellas que tomaban anticonceptivos, al igual que a todas las que estuvieran sexualmente activas. Esta prohibición duró hasta 1993, cuando surgió un aumento en las preocupaciones sobre la salud de la mujer que hasta el día de hoy sigue creciendo.

El Congreso aprobó la ley de revitalización el mismo año de 1993 cuando la prohibición de la participación de mujeres termino. Esta ley ordeno un mandato dirigido al *Instituto Nacional de Salud* (National Institute of Health) a incluir a todas las mujeres en ensayos de fase 3 que fuesen financiados por este instituto federal a menos que ellas estuvieran embarazadas. Sin embargo, el problema de los estudios de investigación desequilibrada sigue en ensayos no-federalmente financiados y como el dinero aprobado para este instituto ha ido reduciéndose poco a poco en los últimos años el impacto de la revitalización no ha sido la esperada.

Por desgracia, aunque el mundo ha avanzado en su visión el papel de los hispanos y en especial el de las mujeres en este país seguimos operando en un mundo arcaico. Aunque a veces parezca que vamos a romper barreras y ganar la batalla todavía seguimos estando muy legos de la cima, a la cual yo quisiera que algún día llegásemos. Una de las maneras que usted puede contribuir al futuro entendimiento de la enfermedad y a la mejoría de nuevos y mejores tratamientos es participando en el estudio genético, en parte financiado por fondos de la *Fundación de Parkinson*, llamado **LARGE-PD** (consorcio *Latinoamericano para la investigación genética de la enfermedad del Parkinson*) cual tiene el objetivo de crear una población de estudio (de pacientes y controles sanos) de origen latino que pueda ser utilizada para hacer estudios genéticos. El propósito es generar suficiente información que puedan explicar los factores genéticos y también ambientales que puedan estar causando o influenciando el riesgo a desarrollar la enfermedad en latinos, los cuales se desconocen hasta la fecha. Con este objetivo se encuentran actualmente reclutando pacientes y controles, no solo en Latinoamérica pero también en el los Estados Unidos. En el cual esperan poder replicar hallazgos que han observado en estudios preliminares en Latinoamérica. Este estudio pretende aportar la información necesaria para que los pacientes puedan acceder a un diagnóstico genético adaptado a su origen. Y por lo tanto poder acceder por ejemplo a tratamientos que estén basados en su información genética como parte de la 'nueva' medicina personalizada o de precisión a lo que nos estamos dirigiendo. Pues les digo que como doctora y paciente he entendido muy claramente que aunque tengamos los mismos síntomas y enfermedad no todos respondemos a los medicamentos de igual manera y con la misma cantidad que los demás. En la última década en la cual yo he vivido con el *párkinson* este último punto se ha vuelto muchísimo más importante para mí porque para poder estar bien tengo que variar la dosis que tomo de cada medicamento entre la semana. Por ejemplo, en vez de tomar el Neupro (*rotigotine*) parche de 4mg del diario lo alterno con el de 2mg así tengo el mejor efecto y menos efectos secundarios. Gracias a mi doctora y amiga que entiende que no todos estamos cortados con la misma tijera y somos individuos únicos; por lo consiguiente no podemos ni debemos dar tratamiento igual a todos esperando el mismo efecto. Además, de vemos recordar que a medida que envejecemos y avanza nuestra enfermedad los requisitos varían y por lo tanto debemos de estar al pendiente de estos cambios en nuestro organismo. Por lo que debemos de visitar a nuestro especialista con frecuencia. Por eso es tan valioso el estudio de LARGE-PD que está bajo la dirección del doctor Ignacio Mata, investigador del hospital de Veteranos del Puget Sound y asistente de profesor de la Universidad de Washington del Departamento de Neurología (Seattle, WA). Pues este tiene la capacidad de demostrarnos a cada uno los factores que nos caracterizan como hispanos y también como individuos. Además, el poder conocer como las variantes genéticas en cada uno de nosotros afectan la progresión de la misma enfermedad es de gran importancia pues nos permitirán a nosotros los neurólogos poder dar un mejor cuidado clínico específico a cada paciente más de lo que ahora pudiéramos dar; porque aun cuando fuésemos gemelos idénticos el riesgo de desarrollar la enfermedad cuando nuestro propio gemelo ya tiene el párkinson es el mismo riesgo que el de otros en la población en general. El simple hecho de que no tengamos mayor riesgo por tener en común los genes como suponíamos indica que hay otros factores variantes que aún no hemos descubierto lo cual nos hace más propensos a desarrollar la enfermedad. Como especialista del párkinson creo que la continuación de este estudio que lleva más de 15 años bien podría ser la clave que pudiese aclarar el crucigrama de lo que representa el párkinson verdaderamente. Más bien como expusiera uno de mis pintores famosos favoritos; Van Gogh "*¿cómo es que uno pudiese entender el verde sin antes entender el amarillo y el azul?*"

Gracias a estos estudios e interés en las diferencias étnicas, culturales y de género que están surgiendo hoy en día estoy totalmente convencida que algún día si podremos alcanzar la cima trayendo consigo un mejoramiento en la salud de nosotros los hispanos que vivimos con esta enfermedad. Por lo tanto les amonesto que aporten su voz en donde se encuentren para poder empezar a cambiar el curso de nuestras vidas. Y se hagan participes de este estudio subiendo a la red www.large-pd. org el cual solo les costara solo un poco de sangre y no más de 2 horas de su tiempo. Pero aunque habido en si muchos adelantos en esta área de la ciencia, todavía estamos lejos de que la genética pueda ser una herramienta integral en el diagnóstico y tratamiento de algún individuo con la enfermedad. Solo en casos raros donde haya síntomas de párkinson en la adolescencia y niñez o cuando los síntomas sean completamente no típicos pueda meritarse un estudio genético.

Para mí, las investigaciones científicas como al igual que los estudios clínicos han sido una parte importante de mi jornada como científica y neuróloga desde que empecé mi carrera en la *Universidad de Pennsylvania*. Durante mis años como estudiante universitaria trabajé en un laboratorio con ratoncillos transgénicos y tuve la oportunidad de establecer mis propios protocolos de investigación en estudios de los pacientes esquizofrénicos. Más tarde, como residente de Neurología y Becario de los trastornos de movimiento, tuve la oportunidad de formar parte de varios estudios de investigación como asistente e investigadora principal. También he tenido la oportunidad de participar como paciente en varios estudios científicos algunos con tratamientos nuevos, otros con tratamientos ya establecidos y en otros estudios técnicos de varios aspectos de la enfermedad como son el sueño, la visión, los cambios cerebrales en las imágenes de resonancia magnética (MRI). Después, mientras ejercía la medicina en mi consultorio privado, fue emocionante ver nuevos medicamentos salir al mercado en los cuales yo tuve un papel importante como voluntaria o investigadora principal. Por el simple hecho de haber sido partícipe de los estudios preliminares de investigación de algunos de ellos me sentí con mayor confianza al recetarlos a mis pacientes pues conocía de antemano sus potenciales. Como parte de mi formación y entrenamiento al igual que en la práctica de la medicina en mi consultorio, realicé varios estudios de investigación reforzando mi pasión por mi campo de especialidad en el área de la neurología. Esto a pesar de que hubo un tiempo cuando mis amigos de la escuela de medicina pensaron que estaba loca por querer entrar en una rama de la medicina conocida en ese tiempo más por su falta de tratamientos en enfermedades devastadoras, como son el párkinson, que en sus éxitos de curación. Hoy me rio abiertamente a carcajadas al recordar esos tiempos estudiantiles. En esa época se decía que los neurólogos eran cuerda pero solo servían para diagnosticar y dejar a los pacientes en el olvido con sus tristes diagnósticos. Jamás me imagine que yo sería uno de esos pacientes tratando de no ser echada al olvido. Gracias a Dios que hoy en día a pesar de que la mayoría de las enfermedades neurológicas continúan siendo un misterio ha habido un avance fenomenal en el diagnóstico y tratamiento especialmente en el área del párkinson. Pero aún nos falta mucho por aprender. En ese entonces en el campo de la neurología, la última medicina para este mal había sido introducida al mercado hacía más de treinta años anteriormente. Pero yo ya sabía o tal vez presentía que esto tendría que cambiar. Precisamente durante mis años de estudio en la escuela de medicina se declaró *"la década del cerebro"* y empezaron a desbordarse los conocimientos y avances empezando con la primera medicina que salió al mercado para la epilepsia en más de 50 años.

A pesar de los que dudaban, decidí seguir mi pasión, y hoy en día, sigo creyendo en la promesa de un mejor mañana para todos aquellos que sufren de muchas enfermedades neurológicas. La esperanza es de encontrar algún día una cura para todos aquellos que padecen de éstas enfermedades progresivas. Con la ayuda y participación de todos ustedes y con el conocimiento científico que va en aumento podemos encontrar una cura para nuestra aflicción. De eso estoy segura. Por eso, les ruego se unan a mí en la búsqueda de una mejor vida y como yo se sientan orgullosos en ser llamado soñadores . . .

Después de todo, somos nosotros los soñadores que poseemos la imaginación exorbitante que subraya el poder detrás de todos los cambios que ocurren en nuestro mundo.

2

La historia y los síntomas de la enfermedad del párkinson

SHAKING PALSY (Parálisis Agitada)
"Movimientos trémulos involuntarios, con disminución en la potencia muscular, en partes no en estado de acción (o movimiento) e incluso cuando los muslos son apoyados; con una propensión a doblar el tronco, y caminar a un ritmo de ejecución; los sentidos y el intelecto permanecen ilesos."
~ James Parkinson

Este año el día 11 de abril celebramos el bicentenial de cuando el cirujano británico de nombre Dr. James Parkinson escribió su *"ensayo sobre la parálisis sacudida"* (Essay on the Shaking Palsy ~1817). Este día fue escogido en conmemoración de su fecha de nacimiento para levantar conciencia sobre la enfermedad del *Parkinson* la cual afecta a más de 10 millones de habitantes mundialmente. (*Pues según un paciente, existen 8 millones de personas con la enfermedad en la India solamente*). A pesar de que el solo observó de lejos por años esta enfermedad el captó su esencia totalmente cuando escribió: *"tan leves y casi imperceptibles son los primeros avances de este mal, tan despacio su progreso que raramente parece que el paciente pueda formar una recolección del momento preciso cuando los síntomas comenzaron."* Pero a pesar de sus escritos y conocimiento esta enfermedad no recibió su nombre hasta que fuera propuesto por otro gran médico neurólogo francés llamado Jean-Martin Charcot. Este insistió en nombrar así al descubrimiento patológico en el cerebro de personas que presentaban síntomas de los cuales el doctor 'había hablado y detallado minuciosamente.' Según un colega este acontecimiento que ha impactado al mundo por más de un siglo, bien pudo haber sido la única vez en la historia que un francés le cediera los méritos y el éxito a un británico.

Antes de que este cirujano trazara sus observaciones en el ya famoso ensayo, sobre 6 personas en el cual solo 3 de ellos tuvo como pacientes, ya había otros escritos muchos siglos antes con descripciones de síntomas similares. El primer registro de esta misma enfermedad se calcula haber sido escrito en el segundo siglo A.D. por el gran médico griego conocido como Galeno. Él ha sido acreditado con hacer la primera distinción entre los temblores en reposo y otros tipos de temblores como los temblores en acción (esenciales). El Dr. John Hunter, quien fue también una eminencia como cirujano, profesor y escritor-compilo una descripción meticulosamente sobre esta enfermedad, que algunos historiadores y expertos especulan ser la fuerza impulsiva para el que el Dr. Parkinson comenzara su observación y anotaciones detalladas de personas que el observaba caminar desde su banca en el parque. Y desde entonces, el ya destacado doctor Parkinson, dejo un reto dentro de su manuscrito en sus últimas pinceladas de su pluma. El deseo de que algún día se pudiese encontrar una cura. Me da gusto decir que después de esperar tantos años hoy estamos más cerca que nunca de poder lograr esta meta. Sus apuntes nos legaron las características clínicas claves de la enfermedad que hoy conocemos como el 'mal del Parkinson'. Sin embargo, mucho antes del siglo segundo ya existían varias descripciones de una enfermedad similar en escrituras del antiguo Egipto y la antigua India a partir del siglo decimo antes de Cristo. Aunque el término que hoy en día usamos como "Enfermedad del Parkinson" o mal del Parkinson' fue designado así por el doctor Charcot. Pero la mayor parte de la comprensión y conocimiento al respecto de la patología de la enfermedad y la deficiencia en la química llamada 'dopamina' ocurrió ochenta años después de que el famoso "ensayo" fuese publicado. Y a pesar de que el aislamiento de la dopamina como el principal neurotransmisor involucrado en la enfermedad no se produjo hasta la década de 1950, fue una antigua civilización de la India más de 2 mil años en la antigüedad que usaba como remedio una hierba que contiene altos niveles de dopamina. Esta civilización, en su Tratado Médico de Ayurveda, en la cual claramente se describe una enfermedad que implica temblores, falta de movimiento y otros síntomas asociados con este mal describen el uso de remedios de la familia de Mucuna, que es bastante rica en la levodopa (L-dopa).

Aunque suponemos que el compuesto consumido en épocas antiguas era específicamente de Mucuna pruriens, conocida como Atmagupta en el sánscrito no sabemos exactamente cuánto o cómo se les administraban estos remedios. En América Central, particularmente en Brasil, estos *"frijoles terciopelo"* (velvet beans) ha sido tostados y consumido por décadas para hacer un sustituto de café que conocemos como el Néscafe. {Muchos en países latinos toman del diario la marca Néscafe al igual que lo hicieran mis abuelos por años.} Además en la India y en parte de la Florida existe otra planta silvestre de la misma familia *Mucuna pruriens*.

Porciones individuales de una onza de semillas han demostrado ser igual de efectivas como las dosis de medicamentos (levodopa) modernos que hoy usamos contra la enfermedad. Pero estos se han llevado acabo con unos cuantos de pacientes para tener suficiente mérito. Sin embargo, la capacidad de tolerar este tratamiento junto con la eficacia a largo plazo no ha sido establecida formalmente todavía. Algunos estudios científicos han intentado replicar la validez y eficacia de este producto natural como un tratamiento viable para los pacientes de hoy en día pero no se ha logrado. Lo que sabemos hasta ahora es que tomar una dosis de 30 g de 'cowage' - *Mucuna pruriens* ha resultado ser tan eficaz como tomar el Sinemet (levodopa/carbidopa). Esta dosis pareció producir un mejoramiento de los síntomas motoras fluctuantes más rápido que el mismo Sinemet de dosis de 50/200.

En este número pequeño de personas con la enfermedad, los investigadores encontraron que esta dosis produce más rápido inicio de acción al igual que una duración de más largo tiempo comparada al sinemet 50/20 sin demostrar aumento en la discinesia. Si se pudiera replicar y a la vez encontrar una manera de consumirla sin tanta nausea sería un tratamiento ideal para todos nosotros. Este frijolito no sólo es rico en dopamina, pero también contiene serotonina, otra sustancia química involucrada en este mal. La deficiencia de la serotonina es primordialmente responsable de algunos de los síntomas no motores como la depresión, la ansiedad, y los problemas de sueño.

En la actualidad, no existen dosis recomendadas para el tratamiento del párkinson usando estos productos naturales aunque existe en el mercado un producto de este frijol llamado Zandopar, no aprobado aquí en los Estados Unidos. Estas semillas no están actualmente reguladas por la *Asociación de Alimentos y Drogas-* FDA. Consumir este producto les puede provocar un estado de intoxicación especialmente si la consumen junto a la medicina prescripta por sus doctores (i.e. la dopamina). Porque en el presente las semillas carecen en la pureza o fuerza los que la consumen no solo pueden tener intoxicaciones sino sufrir síntomas de ineficacia lo cual los puede inducir a un más rápido avance de la enfermedad si solo toman estos productos naturales.

Pero si usted sabiendo esto quisiera probar estos productos de Mucuna, le sugiero que primero hable con su médico antes de tomar o hacer cambios a su régimen de medicamentos. Si su médico está de acuerdo de que usted tome algunos de estos como un ensayo siempre debe seguir las instrucciones al pie de la letra de su médico y buscar los suplementos etiquetados *"USP verificados"* para tener mejor garantía de potencia, biodisponibilidad y pureza de la semilla cowage.

A menudo me pregunto si las civilizaciones antiguas estaban más cercanas a una cura con sus enfoques holísticos. Pues hemos estado en el negocio del reemplazo de la dopamina como principal tratamiento desde hace más de medio siglo, y aunque hemos tenido grandes éxitos, y hemos progresado en el tratamiento de la enfermedad, no puedo dejar de preguntarme que secretos tenían ellos que no sabemos aún. Creo que es hora de tener otras conversaciones fuera de la dopamina puesto que siento que he oído los mismos argumentos por veinticinco años. Desde que mi pasión empezó por el párkinson al ser estudiante en la *Universidad de Pennsylvania* y mucho antes de convertirme en especialista y paciente de la misma, ya escuchaba estas preguntas ¿Es mejor dar la dopamina continuamente o en ráfagas? ¿Sera el suplemento de la dopamina algo tóxico para nuestro cerebro o tendrá algún poder neuro-protector (es decir, buenos para la longevidad del cerebro)? Tal vez es tiempo que nos demos cuenta de que la dopamina aunque es la más antigua de las químicas conocidas y desempeña un gran papel en nuestros cerebros pues es el que controla nuestras emociones, la memoria, el equilibrio y los movimientos de gran precisión al igual que el centro de placer pero esta no es la única química que habita en nuestros cerebros ni la única afectada por esta enfermedad crónica progresiva. Por lo tanto creo que es tiempo de que deberíamos comenzar a prestar más atención a los parientes allegados de la misma, como son la serotonina, los colinérgicos y las otras químicas que existen en un equilibrio en nuestros cerebros. Estas otras químicas controlan funciones cerebrales de gran importancia también como el ritmo circadiano del sueño al igual que nuestros estados de ánimo. Pero creo que lo más importante en lo cual debiéramos enfocarnos es en la interacción entre todos ellos, esto bien podría ser una de las claves para encontrar la cura. Además tenemos que di cifrar como las varias químicas trabajan e interactúan conforme al sexo (*género*), la edad y el origen y su compostura genética de cada persona. Estas características pudieran tener una influencia diferente en la presentación de la misma enfermedad entre personas aún de la misma edad u origen. Talvez esto sea uno de los componentes por lo cual el párkinson tiene tanta variación entre una y otra persona.

Cuatro principales síntomas motores del párkinson: *Estos según el criterio del párkinson trazados por el banco de cerebro del Reino Unido (UK)*

Temblores de reposo

Inestabilidad de la marcha

Rigidez muscular

Lentitud (de movimientos)

Otros síntomas no motores:

Pérdida del olfato

Ansiedad, depresión

Estreñimiento

Trastornos del sueño /agitación de las piernas o inquietud de las piernas (RLS) / comportamiento de REM (movimiento rápido de los ojos)

Pérdida de la memoria / problemas de cognición

Dolor

Fatiga

Problemas de la vejiga;

Problemas visuales

Riesgos:

Edad avanzada

Género masculino

Disminución de estrógeno / histerectomía con extirpación de ovario a edad joven

Toxinas ambientales

Los trabajadores agrícolas, consumo de agua de pozo/ de noria

Repetidas (frecuente) traumas/golpes o lesiones severas (s) en la cabeza

Hepatitis C (talvez B)

Otros factores de menor riesgo:

Etnicidad hispana

Antecedentes familiares o personales de temblores esenciales

Historia familiar de enfermedad de párkinson

Historia de piernas inquietas o de comportamiento REM (actuación de los sueños cuando el cuerpo esta paralis en estado profundo de sueños) antecedentes de trastornos de ansiedad/estado de ánimo

Historia de estreñimiento crónico

Migraña con aura (en mujeres de edad media)

Dentro de otros menos definidos pero que si han demostrado influir en el riesgo se encuentran los siguientes factores:

El no haber fumado nunca

El no haber tenido consumo de cafeína

El no llevar una dieta saludable – especialmente rica en verduras, nueces, aceites de oliva, huevos (llamada dieta Mediterránea)

De nota: Hay estudios que apuntan a estos factores como riesgo pero lo más interesante es que hay estudios que demuestran que la nicotina, la cafeína, y la alimentación tienen que ver mucho en el desarrollo de la enfermedad y también en el control.

Hasta el presente sabemos que el paciente típico aquí en este país es un hombre (raza anglo) mayor de cincuenta y cinco años los cuales se dice constituyen más del 90 por ciento de la población con párkinson. En España al igual que en México donde han intentado un registro nacional también ha demostrado un sesgo hacia la presentación del EP en varones. Esta es conocida comúnmente entre los científicos y especialistas como la enfermedad de Párkinson idiopática (porque no se conocemos las causas y somos un poco de idiotas/tontos por no saber la causa después de 200 años). Pero como la mayor parte de los estudios científicos se han conducido en hombres con muy pocas minorías. Pero cuando los hispanos han aportado su participación en investigaciones en el *Instituto Nacional de Salubridad* (NIH por sus siglas en inglés) han sido en el área de canceres de mujer por lo tanto son las mujeres las cuales han participado. Además los registros como el ReMePark (el registro mexicano de la enfermedad de párkinson) tienen una desventaja pues solo inscribieron y participaron aquellos que habían sido referidos a centros urbanos hospitalarios participantes de este registro. Pero han puesto en marcha en analizar los centros de referencia del seguro social para así detectar si acaso existen diferencias en la población no derechohabiente. Por lo tal ¿no se sabe si en realidad este mismo cuadro clínico también corresponde a todos los de origen Hispano? Nuevamente volvemos a la importancia de la participación de nuestra gente en las investigaciones clínicas, sólo así podremos tener una idea precisa del impacto que tiene esta enfermedad en nuestras comunidades aquí y alrededor del mundo. Al otro lado de la moneda está la enfermedad del Parkinson de temprana edad (YOPD) [estos adquieren la enfermedad como yo antes de los cuarenta años de edad]. Este grupo de individuos constituyamos el otro10%. Pero espero que en el futuro no muy légano podamos tener mejor entendimiento de quienes son los que padecen de esta enfermedad. Pues se empiezan a estudiar la demográficas de pacientes con el medicare y también a los veteranos que han contraído esta enfermedad en el campo de batalla a temprana edad. También esperamos que pronto un mandato que el registro que ya ha sido aprobado por el gobierno estadunidense a cargo del *Centro de Control de Enfermedades (CDC)* pueda recibir pronto los $5 billones que se le prometieron para estudiar las bolsas que existen de pacientes en varios niveles del país. Por ejemplo, donde yo vivo en el este del estado de tejas se encuentra un 'cinturón o franja de párkinson' así nombrado por la cantidad enorme que existe aquí en esta área comparado a otras zonas del estado. Estos documentos nos pueden proveer la información que tanto necesitamos para empezar a distribuir los recursos adecuados para los que los necesiten.

Por lo pronto aquí en esta nación se cree que hay aproximadamente 1.5 millones de personas que viven con esta condición y muchos otros que dedican sus vidas al cuidado de los mismos. La carga financiera del párkinson, sin dejar de mencionar la devastación social y emocional que crece conforme avanza la enfermedad, deja a muchos de nosotros y a nuestras familias aisladas y empobrecidas. Si solo miráramos alrededor de nuestra comunidad o del barrio donde vivimos nos sorprenderíamos enormemente de la cantidad de personas que sufren con esta enfermedad que hasta que nos fijemos han vivido desapercibidas en medio de nosotros.

Cuanto más estemos dispuestos a abrir nuestro corazón y mente para aprender lo más que podamos sobre el párkinson, mejores equipados podremos estar para no solo ayudarnos a nosotros mismos sino también a nuestros amigos, vecinos, y seres queridos que luchan con esta crónica y devastadora enfermedad. El párkinson es caracterizada por la pérdida de la dopamina que se encuentra dentro de la "substancia nigra" en el área del cerebro conocida como los ganglios basales. La pérdida de este importante neurotransmisor (un mensajero que envía señales a las neuronas) es lo que conduce a los síntomas de la enfermedad de párkinson. Esta química es la que da el color negro a la por lo cual lleva el nombre de substancia negra (en latin~*substancia nigra*). Esta química es la responsable de los movimientos motores finos (precisos), la coordinación, el control muscular, al igual que un jugador clave en el centro de búsqueda de placer y recompensa del cerebro como dijera antes. A finales de 1960, los científicos y neurólogos mejoraron las vidas de muchos que sufrían de esta aflicción con el desarrollo de la medicina **Sinemet** (sin emesis-vómito) el cual sigue siendo el patrón de todos los tratamientos hasta el día de hoy por ser la substancia que directamente se transforma en dopamina al ingerir y llegar hasta el cerebro.

Pero lo más importante aparte de ser eficaz también tiene propiedades que causan que las células cerebrales prosperen, al igual que inducen la supervivencia, junto con el desarrollo y función de las neuronas. Lo que quiero decir es que cuando la dopamina es administrada a temprana etapa del mal, los estudios han demostrado evidencia de poder reducir el ritmo de muerte de las células, poniendo a descansar el mito de que la dopamina/L-dopa fuese tóxica para las neuronas. Por lo tanto es de gran beneficio para los pacientes empezar tratamiento lo más temprano que se pueda.

¿Qué tiene que ver esto con nosotros?

Esto indica que el tratamiento con la dopamina como el sinemet / levodopa no debe causar pánico. Muchas personas retrasan el tratamiento por temor a los efectos secundarios y el potencial de contraer discinesia. Posponer el tratamiento de la dopamina sólo perjudica a nosotros como pacientes a largo plazo.

A pesar de los avances en los tratamientos en los últimos años en el área del párkinson, parece que hay un aumento de la incidencia (el número de casos nuevos en un año en una área determinada) al igual que aumento en la prevalencia (la magnitud de la población en una zona geográfica determinad). De interés, yo he observado las misma tendencias junto con un aumento en el número de aquellos que son diagnosticados con Párkinson de temprana edad (YOPD) especialmente entre las mujeres hispanas, pero hasta la fecha no se han realizado estudios comprensivos nacionales en este país u otros países de latino américa mucho menos estudios al nivel mundial. Según Dorsey et al., se espera que la población del Párkinson se duplique para el año 2030 en los Estados Unidos. Sin embargo, no estamos solos aquí otros países industrializados al mejoran sus sistemas de salud, también esperan ver un aumento en población de la enfermedad. Esto me indica que talvez el aumento o el origen esta de alguna forma vinculado a las toxinas que existen en los países industriales. Tener conciencia de la enfermedad en los países donde habitamos es crucial para que podamos comenzar a preparar estrategias de tratamiento adecuadas específicas especialmente relacionadas a los problemas sociales que este mal presenta especialmente cuando se trata de programas de salud dedicados a nuestra etnicidad.

3

La presentación de la enfermedad del párkinson varía dependiendo de la edad de inicio, del género, y de los genes de cada individuo

"La edad de la cerradura no importa solo y cuando tengas la llave."

~ Autor desconocido

Con el número de personas que viven con párkinson en aumento, las diferencias de género son cada día más importantes para revisar, entender y considerar, teniendo en cuenta las enormes implicaciones para las generaciones futuras concerniente a los planes de tratamiento de las hispanos. El éxito o fracaso de sus resultados tendrán un gran impacto no sólo en sus descendientes si están en edad de procrear, sino también en la planificación social.

En el tratamiento de mujeres con párkinson, debemos tomar los temas de mayor impacto para ellas en cuenta al considerar su plan de cuidado. Por ejemplo:

¿Están en edad de procrear?

¿Están amamantando?

¿Están al cuidado de otros?

¿Tendrán ayuda si llegasen a embarazarse?

¿Acaso sus síntomas empeoraran repentinamente durante el embarazo?

Aunque el género y las diferencias hormonales no resultaran ser un factor importante e indispensable de considerar, creo que al menos las diferencias que existen entre ambos sexos merecen alguna consideración; al igual que las diferencias que pudieran existir entre razas o etnicidades. Especialmente cuando hay evidencias médicas que indican que las hormonas, nuestro género y nuestro origen desempeñan un papel muy diferente en cada individuo. Pues nosotras como mujeres tenemos enfermedades no comunes en los hombres como son las migrañas, y enfermedades autoinmunes. Además como latinos tenemos más riesgos a ciertas enfermedades al menos aquí en esta nación, como son la hipertensión, la diabetes, el alzhéimer y también este mal del cual escribo. Hay ciertas distinciones en la presentación del párkinson entre ambos sexos por ejemplo nosotras tenemos las mujeres tenemos dos veces más riesgo de padecer de la depresión en comparación a los hombres.

Las mujeres con enfermedad del párkinson, especialmente cuando son jóvenes, a menudo presentan con un cuadro clínico diferente que sus homólogos masculinos (con síntomas no tradicionales- bien dicho no-motores). Sabemos de hecho que las mujeres antes de la menopausia tienen síntomas totalmente diferentes al tener un ataque al corazón, con síntomas que imitan casi cualquier cosa bajo el sol, y puesto que las mujeres jóvenes no son consideradas con alto riesgo de contraer una enfermedad coronaria, por lo cual pocas son las que son diagnosticadas con esta enfermedad y reciben tratamiento adecuado. Pero cuanto entramos en la menopausia, el riesgo de tener un ataque al corazón sube hasta el mismo nivel de los hombres (ambos sexos tienen la misma capacidad y riesgo de contraer un ataque cardiaco). Si esto sucede en el área cardiaca, me pregunto ¿si acaso estamos fallando en el diagnóstico de mujeres jóvenes que también tienen el párkinson por la misma razón?

Para evitar estas omisiones en el diagnóstico de las mujeres con el párkinson, debemos empezar a mirar más allá de lo que está delante de nosotros, más allá de la superficie y considerar todo el paquete entero. Los profesionales debemos estar dispuestos a tomar en cuenta el estado hormonal de la mujer durante un diagnóstico; esto para orientarnos a cuales son los tratamientos adecuados. ¿Después de todo, nunca hemos visto hombres y mujeres comportarse de la misma manera frente a un estrés, ya sean internos o externos los causantes?

Desde mi primer encuentro con esa joven mexicana durante mi residencia (véase prefacio), me quede intrigada:

- ¿Por qué las mujeres Hispanas parecen ser más afectadas a temprana edad?

- ¿Qué ha desencadenado la enfermedad a temprana edad?

  Por mi parte considerando todos los riesgos diría que tenía ya de antemano una mayor propensión a la enfermedad que otras personas. Pues mi abuela padecía de temblores esenciales desde los 60 años tenía párkinson a los 70 años (historial familiar), yo he padecido de estreñimiento crónico toda mi vida junto con migrañas y soy de descendencia hispana – viéndolo bien tengo todos los riesgos 'menores' para contraer la enfermedad. Además como muchos de nosotros los latinos crecí tomando agua de noria pero no con frecuencia y le ayudaba a mi abuela con las matas y tocaba el DDT. Me comentan algunos amigos que hoy en día se sigue usando el DDT en México untándolo en las cabezas de los niños para matar o prevenir el contagio de las pulgas.

- ¿Será acaso la misma enfermedad cuando se presenta a temprana edad que cuando da inicio después de los 50 lo que es comúnmente aceptado como la enfermedad de Parkinson idiopática?

- ¿Hay realmente diferencias entre géneros, como he observado en otras enfermedades neurológicas y médicas?

- ¿Acaso las hormonas desempeñan un papel importante en la presentación o avance de la misma enfermedad?

Creo que cada una de estas preguntas tiene mérito y tratare de contestarlas.

Uno de los mayores desafíos que enfrentamos actualmente es poder reclutar hispanos al igual que mujeres encitas y con capacidad de procrear aún. Para poder obtener los datos necesarios y actualizados de las investigaciones y estudios que nos ayudarán a determinar cuántas mujeres (jóvenes) e hispanos habremos realmente con esta enfermedad. De importancia es de igual manera tener un estimado de cuantas mujeres con este mal han teniendo bebés después de ser diagnosticadas. Pues como su participación en las investigaciones clínicas ha sido muy restringida por las razones ya mencionadas. Por lo tanto, toda la información concerniente a la salud de la mujer al igual que el de los latinos está a medias. Aparte de ignorar los problemas del medicamento en el desarrollo hormonal de la mujer y los efectos en la fertilidad de esa misma, no sabemos con seguridad si uno de los tratamientos quirúrgicos más efectivos que existen hasta el día de hoy podría tener riesgos en este mismo campo. El tratamiento del cual me refiero es el de la estimulación cerebral profunda (Deep brain stimulation-DBS), la validez y el uso entre las mujeres embarazadas y aquellas de edad fértil sigue siendo desconocida hasta el día de hoy.

Pero lo más triste aún es que después de veinte años de estar en el mercado este tratamiento considerado el mejor y estándar para tratar el párkinson es muy pocas veces ofrecido a los latinos en esta país aun cuando ven a doctores especialistas en trastornos de movimiento.

A través de los años, mi experiencia ha sido que aun cuando la mujer que es diagnosticada con el párkinson a edad más avanzada sigue distinguiéndose de los hombres por su cuadro clínico. Aunque algunos han dicho que las mujeres presentan con temblores al igual que los hombres después de los 60.

Entonces después de veinte años de conocer a 'María' la primera mexicana con el mal del Parkinson y también de ver la enfermedad desarrollarse en mi abuela yo misma empecé a notar la exhibición de algunos de los mismos síntomas que mis pacientes demostraban.

Al principio me quede asombrada, anonadada y un poco desconcertada acerca de mi futuro por tener el mismo mal que siempre me apasionando y sigue causando la misma sensación como el primer día, a pesar de que mi íntimo amigo se ha vuelto mi peor enemigo. Al igual que todos cuando de repente llega una enfermedad inesperada, no me sentía preparada para rehacer mi vida fuera del campo de la medicina. Hasta ese momento todo había estado planeado hasta el último detalle cómo sería el resto de mi vida. Pero ahora me sentía incierta pero a la vez libre de poder empezar y escoger otro rumbo antes no previsto. No me sentía abatida precisamente por el diagnóstico pues tenía un gran conocimiento de todas las complejidades de la misma enfermedad por mi entrenamiento como especialista. Y también me sentía segura de que habría tratamientos nuevos en el futuro pues así lo había confirmado hasta ese día después de casi veinte años de carrera. Como experta en la materia, también comprendí que no estaba tratando con un cuadro clínico típico en mi presentación y me pregunté si había acaso pasado de vista a otros que al igual que yo no presentaba síntomas clásicos.

Yo empecé con rigidez, lentitud, y mucho dolor en mi tobillo y a la igual tenía un temblor en el dedo gordo del pie (algo no muy común). Además, se me encalambraba el pie y la pierna cuando trataba de ponerme el zapato- el dolor era a veces tan intenso que me hacía llorar y a veces hasta se me debilitaba la pierna haciendo me caer al suelo si no estaba sujetada de algo o sentada. Este tipo de problema al cual se reconoce como distonía muscular de las extremidades bajas o mejor dicho como 'discenesias de kinesiogia' (causadas por movimientos). Distonía muscular focal en una pierna es algo muy raro especialmente de inicio en los adultos. Cuando esto sucede debemos tener en mente el diagnóstico de párkinson entre otros diagnósticos. Además yo tenía problemas de la visión que comenzaron a manifestarse primero de noche pues no calculaba bien la distancia y se fue empeorando hasta afectar mi visión durante el día de igual manera. Todos los doctores y oculistas no entendían porque no podía ver bien si mi visión era perfecta. Al mismo tiempo, el dolor del tobillo me fue creciendo hasta abarcar todo el lado izquierdo. Este dolor me trastornaba pues aparte de ser constante no soportaba nada que me tocara la piel, hasta el bañarme era un martirio pues cuando caía el agua sobre mi piel parecía que me estuvieran echando acido. Y también me empezó una fatiga incesable. Por entender que a pesar de todos mis conocimientos en el área todavía había y sigue habiendo mucho por descubrir por eso es que me decidí a escribir este libro e involucrarme más afondo de las ciencias y la abogacía para poder tener mejores tratamientos para nuestros hijos y personas que viven del diario con esta aflicción.

Hasta ahora, después de diez años con en la enfermedad, los temblores siguen siendo más agudos en mi pie y muy poco frecuente en las manos a pesar de que la enfermedad ha avanzado hacia los dos lados de mi cuerpo. Otras características peculiares que se presentaron al inicio de mi enfermedad, fueron la depresión y la ansiedad, las cuales amerite inicialmente ser causadas por el dolor intenso y la pérdida de varios seres queridos. A pesar de ser especialista mi diagnóstico se tardó casi dos años en confirmar. Sin embargo, mi experiencia personal en el tratamiento de las mujeres jóvenes al igual que el de los latinos con párkinson me ha enseñado que nosotros no presentamos un cuadro típico muchas veces. Así que a pesar de estas características no comunes yo presentía en mi corazón de que este era el principio de mi enfermedad con el "amigo más allegado desde los días de mi vida universitaria"- nada más y nada menos que el mismo Señor y Don Parkinson pero con un semblante diferente.

Después de mucha deliberación con mi propio esposo que creía e insistía firmemente que era simplemente exceso de trabajo lo que me agobiaba junto con la identificación a un grado excesivo con mis pacientes lo que me hacía pensar que yo también padecía de la misma enfermedad concluimos que en verdad la padecía. Pero llegar a esta decisión no fue nada fácil. Tuve que pasar por un sin número de especialistas hasta que finalmente llame a una amiga y colega de años en la cual confiaba totalmente. Me acerqué a mi visita con ella en completa honestidad. Ella tenía la ventaja de haber trabajado conmigo años atrás cuando yo apenas empezaba mi carrera de neuróloga. Por lo tanto ella tenía un profundo conocimiento de mí como persona, médico y amiga, entonces sentí que ella podría ser la persona que me aclarara la enfermedad por la que padecía. ¿Después de muchos callejones sin salida, le pregunté si acaso yo estaba padeciendo algún trauma nervioso? O ¿si acaso en verdad estaba identificándome demasiado con mis pacientes como mi marido proponía a menudo? Ella después de hospitalizarme y hacer un montón de estudios me informó que sí, muy a mi disgusto, mi problema era de hecho un problema dentro de mi cerebro en su función y no un problema psicológico (en mi cabeza o mente). La noticia llegó como una vindicación. Al fin me sentí que no había perdido la intuición médica, pero a la vez sentí que el corazón se me encogió un poco por saber de ante mano lo que éste diagnóstico implicaba. Aunque la cuestión de disturbios visuales aún no fue resuelta por completo en ese instante, decidimos comenzar el tratamiento con la levodopa (también como forma de verificación). Para mi asombro y la de mi médico, los problemas visuales tuvieron una respuesta positiva al tratamiento y el dolor aún una respuesta más dramática especialmente al iniciar el tratamiento con el (Rasagiline) Azilect.

Mirando hacia atrás en mis propios pacientes con la enfermedad de temprana edad al igual que los que tenían síntomas típicos había entre ellos varios que habían presentado con problemas visuales también. Pero lo que más destacaba en mi mete eran aquellos especialmente las mujeres jóvenes que tenía muy pocos temblores de reposo y presentaban síntomas de distonía (contracciones involuntarias sostenidas de los músculos) focal y con frecuencia tenían más depresión y ansiedad fuera de proporción con sus otros síntomas motores. Pero al igual que mis colegas en el área del Parkinson yo también pasé la mayor parte de mi tiempo concentrándome en los aspectos motores de la enfermedad y documentando dichos cambios a través del UPDRS (escala unificada de la enfermedad del Parkinson), la cual mide las fluctuaciones motoras pero no toma en cuenta muchos de los problemas no-motores como son la ansiedad, el dolor, los problemas visuales, la fatiga en fin lo que a veces son los que nos molesta más en nuestras vidas cotidianas. Por desgracia, creo que debido a la falta de comprensión de los síntomas no motores y no entender bien el Parkinson de temprana edad al igual que los cuadros clínicos de las mujeres jóvenes y el de los hispanos, algunas de las quejas de mis pacientes que estaban en esta categoría por varios expertos como yo no fueron atribuidas a su enfermedad. Por lo tanto desafortunadamente continuaron sufriendo. Ahora entendemos que los síntomas no-motores como depresión, ansiedad, estreñimiento, trastornos del sueño, problemas de la vejiga y pérdida del olfato pueden preceder los síntomas motores hasta veinte años antes, y esto incluye menos comúnmente conocidos síntomas como dolor, fatiga y alteraciones visuales. Apenas hasta los últimos cinco a diez años estos síntomas no- motores se han aceptado formalmente ser parte del cuadro clínico del Parkinson; desde entonces, nuestra comprensión de los síntomas no-motores en la enfermedad ha avanzado. Estudios recientes han demostrado que el 40 por ciento de pacientes con esta enfermedad desde el inicio tienen fatiga, independientemente de padecer la depresión, somnolencia diurna o dificultades motores como son los temblores, la rigidez y la bradikinesia, mientras que un 40 a 80 por ciento de personas con la enfermedad experimentan dolor a través del curso de la misma. El dolor resulta ser el segundo problema más común encontrado por todos los pacientes después de los problemas de la movilidad. La combinación de dolor y fatiga pueden ser muy devastadoras para cualquier persona y mucho más si ésta persona está sufriendo de una enfermedad crónica. Todavía tenemos muchas barreras por derrumbar pues muy pocas personas hasta la fecha en especial dentro de la profesión médica, han captado el concepto de dolor y fatiga como un factor de gran importancia en ésta enfermedad. Aunque me alegro de que hemos empezado a dar pasos pequeños en la dirección apropiada de educar a la comunidad médica al igual que a la población en general. Es de mayor interés para todos los que vivimos y trabajamos con este mal que reconozcamos estos síntomas como parte de la gran complejidad de esta aflicción. Porque no sólo limitan el tratamiento pero disminuyen la capacidad de la persona que padecen de esta para seguir con sus actividades de la vida diaria sino también causarán un daño emocional grave. Por lo tanto se verán forzados a vivir una vida frustrada por causa del dolor. El dolor si no es controlado a tiempo se vuelve crónico e incontrolable lo cual puede conducir a un estado de depresión mayor. El dolor crónico puede causar apatía y desesperanza dándoles un sentido de descontrol de su vida y conducirlos al borde del suicidio con mayor facilidad.

Posteriormente, he pasado mucho tiempo combatiendo varios tipos de dolor causado por la enfermedad y por eso les amonesto que estén alertas a los cambios por que la buena noticia es que la mayoría de los dolores de esta enfermedad pueden ser controlados con un ajuste de los fármacos y tratamientos de su enfermedad. Porque generalmente el padecer dolor indica un nivel bajo de la dopamina. Desde mi diagnóstico los científicos, neurólogos, y especialistas en trastorno de movimiento empiezan a ver el párkinson no solo como un desorden de movimiento sino como una enfermedad sistémica. Esto indica que no sólo el sistema nervioso esta afectado sino también otros como el sistema digestivo con la presentación de estreñimiento y la vista impidiendo que veamos los contrastes de luz al igual que otras dificultades de la vista causadas por la rigidez de los músculos están intrínsecamente involucrados. Por lo tanto no poder abrir y mover bien los ojos puede causar problemas en medir distancias (como las tuve yo) y causar deficiencias en la visión periférica.

A pesar de los avances, seguimos ignorando la razón del por qué algunos pacientes presentan unos síntomas y otros no. Por lo tanto, mi pregunta sigue siendo: ¿existe alguna diferencia en la presentación entre hombres y mujeres a causa de su género o por motivo de la edad de inicio o por motivo de etnicidad? Creo que si la hay. Creo que el Parkinson al igual que el cáncer no representa una sola enfermedad sino varias que al igual que el cáncer tienen en común varias características la cual las identifica como cáncer pero a la vez se diferencian según sus células originales.

Esta es una de las causas por la cual nosotras las mujeres presentamos síntomas diferentes al de los varones teniendo "la misma enfermedad." Una de las razones más potentes en hacer esta diferencia podría ser el nivel de hormonas en especial el estrógeno, las cuales existen en diferente nivel según el sexo de la persona. Ha habido un largo debate aquí en los Estados Unidos sobre el papel que el estrógeno desempeña en las enfermedades médicas y neurológicas. Algunos dicen que el estrógeno desempeña un papel "protector de las células del cerebro" en las mujeres como en otras enfermedades neurológicas, al igual que protege a las mujeres de desarrollar ataques cerebrovasculares y también de algunas otras enfermedad neurodegenerativas como son el Alzheimer. Cuando los niveles son altos antes de la menopausia se dice haber mayor protección contra estas enfermedades tal vez esta sea la razón por la cual obtener una histerectomía total con extirpación de ovarios a edad joven (adelantando la menopausia quirúrgicamente) resulta en un mayor riesgo de desarrollar este mal. Lo cierto es que esto demuestra sin duda alguna que aunque las hormonas de estrógeno no estuvieran a cargo por completo de mantener las células del cerebro funcionando normalmente está involucradas en la custodia del cerebro y cuerpo contra la degeneración. Las hormonas juegan un papel vital en cuestiones de la enfermedad del Parkinson en las mujeres porque sabemos, por estudios limitados, que cuando las mujeres con Párkinson quedan embarazadas, pueden experimentar una exacerbación de sus síntomas. Afortunadamente, estos síntomas son limitados y tienden a resolverse después de dar a luz.

Sin embargo, el papel de los estrógenos en la enfermedad de Parkinson sigue siendo una polémica por no decir más. Pues a pesar de tener una influencia en la presentación de la enfermedad, la correlación entre años de consumo de anticonceptivo y riesgo de enfermedad de Parkinson no es una línea recta; es decir la extracción del útero y ovarios está basado en la función de los ovarios mismos porque si este procedimiento se lleva a cabo antes de la menopausia, parece haber un riesgo creciente de desarrollar parkinsonismo, 68 por ciento en las mujeres. En una investigación que se llevó acabo por diez años vigilaron a las mujeres posmenopáusicas de cincuenta a setenta años donde fueron encuestadas sobre las medidas de reemplazo hormonal (TRH) que ellas llevaban. Este estudio reveló que el tomar anticonceptivos por más de diez años frente a no tomar anticonceptivos se asoció con un menor riesgo de contraer la enfermedad. Los investigadores también encontraron que el uso de terapia de reemplazo hormonal menopáusico en las mujeres de menos de cinco años reveló un mayor riesgo para la enfermedad en comparación con aquellos que no usaron suplementos de la hormona. Aunque en la superficie estos resultados pueden parecer contradictorios ellos refuerzan el hecho de que el estrógeno y la oxitocina juegan un papel importante en el riesgo del párkinson. A la vez estos refuerzan la importancia de que hay un momento específico cuando las hormonas deben ser reemplazadas o retiradas. Este momento es imperativo de entender para así poder trazar el mejor curso de reemplazo hormonal en las mujeres porque su remplazo según el tiempo de administración pudiera significar entre causar un daño o beneficio para la función del cerebro.

Esta idea se basa en la teoría de un efecto positivo de la TRH en la época de la menopausia también conocido como el "hipótesis del tiempo." Este concepto fue descrito inicialmente en el contexto de la ausencia de la enfermedad cardíaca entre mujeres cuando la terapia hormonal se les comenzó cerca de la menopausia en el estudio de iniciativa de salud de la mujer. De allí surgió la idea de la hipótesis de la "ventana crítica", que dice que la terapia con los estrógenos cuando se inician a principios de la menopausia, puede ser beneficiosa para el cerebro; por otra parte, si se añaden más adelante después de entrar a la menopausia, pueden ser ineficaces.

Sugiero también que las hormonas son un factor importante de por qué vemos una amplia variación en la presentación de la enfermedad entre los sexos al igual que la variación según la edad de inicio en la persona. Pero para mí lo más interesante e importante aún para mi es por qué las mujeres con Párkinson parecen ser más propensas a tener manifestaciones consideradas "negativas" como son la depresión que frecuentemente llevan a la pérdida de empleo, fracasos matrimoniales al igual que de amistades debido a el descontento general que estas producen en nuestra actitud. El pesimismo al igual que el dolor crónico y la depresión afectan dramáticamente la calidad de nuestras vidas. Además sí no son reconocidas a tiempo y dado tratamientos adecuados estas producen un círculo vicioso causando un aumento en los síntomas no-motores, como el dolor, la ansiedad, y la fatiga. Claramente, cuando se trata de factores de estrés, los hombres y las mujeres somos de planetas distintos, como dicen algunos por allí- unos de Marte y otros de Venus. Muchas de nosotras las mujeres, incluyéndome a mí misma, cuando la herida o el problema es profundo tendemos a gritar de rabia en voz alta por la frustración, dolor y tristeza que nos consume por dentro hasta dejar las lágrimas rodar llevándose consigo mismas el dolor que sentimos. Y al igual que yo, estoy segura, muchas de mis lectoras han sentido alivio dejando escapar el dolor por medio de las lágrimas y el llanto hasta poder volver a empezar la lucha de nuevo. Para nosotros las damas si no nos ocupáramos de lo que nos asusta, molesta y causa tremenda frustración como el tener una enfermedad incurable, sin gritar y derramar llanto a cantaradas sería como dejar que se formase una cicatriz alrededor de nuestras heridas que no sana. De modo que tendríamos que protegerla constantemente para no lastimarla. Estoy segura que alguna vez se han cortado profundamente pero al parecer en la superficie la herida no es muy grande sanando rápidamente pero a pesar de esto cada vez que tocamos esa área aún sigue siendo sensible hasta meses después. Si viviéramos así sin cicatrizar y sanar de adentro para afuera no pudiéramos avanzar con nuestras vidas. Mientras que los hombres suelen ser más estoicos con sus emociones, embotellado todo y haciendo caso omiso de los problemas o de las emociones fuertes. A consecuencia en general estos tienden a dejar que las preocupaciones se amontonen o rueden más allá de si mismos. Tal vez esta es una de las razones por que los hombres con Párkinson tienen muchos más problemas de comportamiento en comparación con las mujeres que sufren de la misma enfermedad. De tal forma que los comportamientos abarcan una gran multitud de conductas no apropiadas en los hombre con párkinson comparado a nosotras las mujeres. Estos modales pueden manifestarse en forma de problemas de abuso verbal, comportamiento inapropiado (sexual y emocional), al igual que ha tendencias a vagar. De modo que pueden ver que los tratamientos según el género del individuo varían significativamente. Los hombres a diferencia de las mujeres con párkinson por sus tendencias a ser más agresivos, exhibiendo conducta abusiva verbal y física, por lo cual son más propensos a ser colocados en tratamientos antipsicóticos, mientras que las mujeres son más propensas a recibir antidepresivos. Para los varones, este comportamiento desinhibido podría representar una forma de soltar su ira reprimida.

Además, las mujeres no somos sólo sujetas a las influencias hormonales que nos distinguen de nuestros colegas masculinos, pero también estamos más propensas a desarrollar discinesia tardías (griego -el menoscabo en la capacidad del control de los movimientos, resultando en movimientos espasmódicos o fragmentados), sin importar la edad en la cual desarrollemos el párkinson.

A pesar de que todos nosotros tenemos el mismo tipo de hormonas durante el estrés, ambos sexos respondemos al estrés de maneras diferentes. La razón de las diferencias entre los sexos tiene que ver con el grado de concentración de una hormona en particular, conocida como oxitocina. Estas diferencias son especialmente importantes, ya que la acumulación de oxitocina conduce generalmente a una reducción en el impacto de la dopamina y la serotonina en nuestro cerebro. Así, cuando se trata de estrés dentro de la enfermedad del Parkinson, parece que las mujeres estamos predispuestas a un "efecto doble." Pues en nosotras las damas cuando sentimos estrés liberamos más oxitocina, que a su vez reduce nuestros sistemas de dopamina que por causa de la enfermedad ya están a nivel bajo o completamente agotados si no hemos tenido cuidado de remplazar nuestra dopamina cerebral por medio de medicamentos. Esto a su vez produce un círculo vicioso si no descansamos y tratamos de mejorar nuestro estrés. De no ser así el nivel de dopamina será descargado aún más rápido haciéndonos más vulnerables a experimentar apatía, depresión (la tasa de depresión alcanza casi el 80 por ciento) y otros síntomas negativos. Porque los hombres no arrogan el mismo nivel alto de la hormona oxitocina no experimentan el estrés tan profundamente como nosotras por lo cual no tiene tanta depresión en la enfermedad. Para recapitular, hasta ahora hemos discutido cómo las diferencias en los niveles de estrógeno y oxitocina entre hombres y mujeres posiblemente podrían explicar las variaciones en la presentación de síntomas entre los sexos, así como a lo largo de la enfermedad. Las mujeres con enfermedad de temprana edad tienden a tener dolores y más rigidez comúnmente desde un principio, como fue mi caso en la presentación inicial, convirtiéndome de hecho en el prototipo de mujeres con síntomas de temprana edad.

Los pocos estudios disponibles sobre el tema de mujeres con párkinson parecen contradecir en la superficie mi experiencia con la enfermedad de párkinson a temprana edad sino también lo que acabo de decir en el párrafo anterior. Pero si observamos bien, en estos estudios, aunque las mujeres se dicen tener una presentación común-con temblores al igual que los varones. Pero si nos detenemos a ver estas cifras detalladamente veremos que hay un sesgo o prejuicio en la colección de los datos. Primero porque las mujeres todas fueron agrupadas sin contar la edad de inicio. Además como es mayor el riesgo de párkinson al avanzar la edad hay desproporcionadamente un número mayor de damas de edad avanzada. En verdad las mujeres mayores tienen tendencia a presentar síntomas de temblor al inicio de la enfermedad como lo hiciera mi abuela que ya tenis más de 70 años. Pero las jóvenes con párkinson de temprana edad no presentan normalmente con temblores. Lo cual me lleva al punto siguiente por no tener temblor como uno de los síntomas iniciales, el diagnóstico es retrasado hasta cuando el temblor aparece muchas de las veces. Para cuando esto sucede puede que el tipo de enfermedad se clasifique como idiopática en vez de ser categorizada como mal de temprana edad. Por ejemplo, a pesar de que a mí me empezaron los síntomas a los 36 años de edad después de diez años sigo teniendo muy poco temblor lo cual en ciertos círculos me categorizan con enfermedad atípica. Por lo tanto si mi doctora se hubiese esperado a diagnosticarme todavía estuviera sin tratamiento adecuado y no formaría parte de esta comunidad. Hasta la fecha mis temblores los cuales son más comunes en mis pies son no muy frecuentes. Esto indicaría que en vez de ser clasificada como persona de enfermedad de temprana edad hubiese sido colocada con aquellas de edad típica en la presentación tal vez diez años más tarde y es allí precisamente donde se encuentra este sesgo en la información presentada haciendo parecer como si el temblor fuese el síntoma principal e inicial con más frecuencia entre TODAS las mujeres. Creo que más estudios son necesarios para evaluar cuales son los síntomas principiantes verdaderos en las mujeres jóvenes al igual que en la de las mujeres de más edad. Sin embargo, si de hecho fuéramos a creer que las mujeres con enfermedad de párkinson tuviesen más temblores que los hombres la propensión a tener más problemas en la calidad de vida no tiene sentido pues se sabe de hecho que aquellos que tienen síntomas de temblor como característica dominante tienen un mejor pronóstico puesto que generalmente avanzan más lento y tienen menos problemas. Entonces pues ¿por qué es que las mujeres con este mal viven y experimentan más discapacidad y son sometidas con más frecuencia a los asilos de ancianos – aquí en mi país- que los hombres con la misma enfermedad?

Tal vez debido a las múltiples razones ya mencionadas aparte de algunos otros factores singulares en nuestra comunidad (de los cuales hablare más adelante) hacen que las mujeres que presentan con esta enfermedad no sean diagnosticadas a tiempo o correctamente como le sucedió a mi abuela la cual padecía de temblores esenciales unos diez años antes de que se le desarrollará el párkinson. Los factores por los cuales el diagnóstico es retrasado pueden variar un poco según nuestra cultura o país de origen como en el caso de mi abuela pero a la vez no son tan disimilares uno del otro. Otro de los riesgos que llevamos es el genético aunque este forma menos de un diez por ciento de las causas de la enfermedad conocidas; para aquellos que tenemos deficiencia/ mutaciones en el gene Quinasa Rica Repeticiones de Leucina 2 (por sus iniciales Leucine Repeat Rich Kinase 2 -LRRK2) conocida mejormente como "dardarina" proveniente de origen Vasco de la palabra *dardara* que significa temblores. Esta se encuentra dentro del cerebro al igual que en otros tejidos del cuerpo. Esta mutación se encuentra localizada en la cromosoma 12. Las variantes de este gene no solo están asociados con un mayor riesgo de párkinson pero también con enfermedades inflamatorias gastrointestinales. (Las cuales yo padecí de joven en la escuela de medicina). Además es importante pues está mutación es asociada con el desarrollo del párkinson familiar (5-13 por ciento) al igual que aquellos que desarrollan la enfermedad esporádicamente (1-5 por ciento). La mutación G2019 es la más común en todo el mundo, afectando sobre todo a personas de descendencia árabe del norte de África y de descendencia judía Askenazi y en menor medida a personas latinoamericanas que padecen del párkinson especialmente aquellos de nosotros con descendencia Europea (más común en el sur de europa). Y por lo tanto por ser de descendencia española yo misma llevo esta mutación. Pero lo interesante es que el padecer de esta mutación por lo general resulta en enfermedad idiopática a mayor edad y presenta con un cuadro clínico con síntomas clásicos como temblores de reposo. Pero creo que tal vez dependa de la mutación con cambio de sentido o mutación sustitutiva (las cuales existen 8 conocidas por el momento) puesto que a mí al igual que a varios compañeros, de descendencia judía y europea, nos empezó la enfermedad a temprana edad. El hecho de que los Latinos tengamos una baja frecuencia de esta y otras variantes genéticas que son típicas de otras poblaciones hace que sea muy importante identificar los genes existentes en nuestra comunidad hispana que podrían acelerar el principio de la enfermedad o aumentar el riesgo de contraer. Por lo tanto su participación en el estudio de LARGE- PD bajo el cargo de mi amigo y colega el Dr. Ignacio Mata (Asistente de Profesor de Neurología de la Universidad de Washington e investigador del Hospital de Veteranos) es sumamente importante. Pues según el Dr. Mata y su equipo de científicos expertos en el área han comentado que existen polimorfismos en el gen LRRK2 específicos a nosotros los latinoamericanos que podrían ser de riesgo para contraer el párkinson, además de la afectación que otros genes que estan todavía por descubrir. Es de interés que una de las ocho conocidas mutaciones con cambio de sentido- R1441G es totalmente rara en latino américa a pesar de la enorme contribución española que tenemos como hispanos donde ésta variación es muy común principalmente en el norte de España (en la región del país Vasco donde se cree que se originó alrededor del siglo siete). De interés esta mutación sustitutiva se ha documentado afuera de España en menos de un 5 por ciento de la población mundial. Por el momento la mutación que demuestra ser más valiosa para determinar nuestro riesgo para desarrollar la enfermedad corresponde a G2019s que varía según el porcentaje de sangre de descendencia Europea que poseamos (esta mutación es muy rara en población con más influencia Amerindia). Tal vez la variedad en la penetración (la probabilidad de padecer la enfermedad cuando se porta la variante) sea una amalgama de riesgos genéticos mezclados con otros riesgos ambientales que van sumándose en forma exponencial – que entre más riesgos tengamos más propensos estemos a desarrollar el párkinson pero sino que también la edad sea más temprana en la cual la enfermedad se nos manifieste. Esto bien podría explicar las diferencias en edad de inicio. Pues yo en si diría que llevo nueve factores de riesgo mayores y menores aparte de tener la mutación ya mencionada. Todavía todas estas preguntas están por aclararse.

Por el momento mientras la ciencia avanza sus conocimientos en el campo de la genética y el párkinson en general, nosotros pudiéramos intentar encontrar una manera de corregir estas discrepancias en discapacidad que se inclinan más hacia los de la persuasión femenina e minorías como somos nosotros los latinos dentro de este país. Una forma de aportar nuestros talentos es establecer programas de trabajo social, grupos de apoyo para latinos. También debemos de abogar por mejor acceso a consejería y recursos para nuestra gente. Para aquellos de nosotros que ya hemos vivido varios años con este mal podríamos compartir nuestras experiencias a las personas que apenas empiezan la jornada enseñándoles a ser defensores de sí mismos e instruyéndoles en las herramientas necesarias para que ellos puedan navegar los desafíos que enfrentan diariamente como hispanos tratando de encontrar un equilibrio entre sus deberes familiares y profesionales. Sólo cuando nos convirtamos en amos de nuestros propios destinos y aboguemos por nuestra salud y bienestar podremos encontrar el éxito para romper el ciclo de no ser incluidos en estudios científicos y ser pasados de lista en cuanto se refiere a tratamientos estándar y nivel de atención médica.

4

¿Cómo obtener un diagnóstico correcto?

"Si no sabes [o puedes] explicar [algo] de una manera simple, no entiendes bien [la materia]."

~ Albert Einstein

La enfermedad del Parkinson se encuentra típicamente en personas mayores de cincuenta años como ya discutimos anteriormente lo cual indica que solo una porción pequeña parece ser agobiada con lo que se llama enfermedad de temprana edad. Esta última categoría puede incluir a personas que apenas tienen 20 años de edad. Aquellos que presentan síntomas antes de esta temprana edad se encuentran en otra categoría llamada Parkinson juvenil. En los adolescentes y niños hay varias enfermedades neurológicas que imitan este mal. A consecuencia por ser completamente diferente aquí ese tema/ categoría no la cubriré.

El diagnóstico de Párkinson no es fácil para los que no tratan la enfermedad del diario y mucho menos en una persona joven–esto puede convertirse en una verdadera hazaña incluso para aquellos de nosotros que tenemos un poco más de experiencia en el diagnóstico de casos difíciles. Lo cierto es que no sólo debido a la rareza del párkinson de temprana edad, sino también debido a la presentación atípica (poco común) en comparación con la enfermedad del Parkinson conocida mejormente como idiopática. El diagnóstico se dificulta entre las damas más aún cuando son jóvenes. Sin embargo, creo firmemente que los casos de temprana edad están aumentando en número, tanto aquí en los Estados Unidos como en otros lugares del mundo remotos como Australia que según mi observación hay una cantidad grande de mujeres con esta enfermedad en ese continente. La razón de este aparente aumento en la incidencia no se conoce todavía, tampoco tenemos datos cuantificables y objetivos para probar esto. Aun así, si la incidencia está en aumento, yo sospecho, que esto probablemente es debido a una serie de factores que chocan a la vez como la predisposición genética que tenemos por medio de las toxinas ambientales como los pesticidas- (yo me acuerdo que en México se usaba mucho el DDT y cuando yo era niña mi abuela me lo daba para que le echara a las matas y hierbas- claro que ella también lo manejaba seguido. Quizás ésta sea una de las causas por la cual los síntomas se me desarrollaron a tan temprana edad). Otro de los factores que podría contribuir en el desarrollo precoz de la enfermedad al igual que las toxinas es el exceso de consumo de hormonas utilizadas comúnmente en la mayoría de los productos alimenticios hoy en día por las industrias agrónomas como la leche, las verduras y las frutas y hasta los suplementos en el ganado. Aparte de esto puede que exista un tipo de virus o proteína llamada "prion" que actúa como virus e infecta nuestras células cerebrales que causan una inflamación auto-inmunológica. Tal vez esta sea uno de los mecanismos que induce a pacientes como yo por inducir una anormalidad en el gene – LRRK2. Pues estas personas al igual que yo estamos más propensos a contraer enfermedades inmunológicas como son la colitis ulcerativa, Crohn's, problemas de tiroides, y aumento de cierto tipo de canceres- varios de los cuales yo he tenido la desgracia de padecer junto con el párkinson.

La mayoría de los pacientes que viven con la EP enfermedad del Parkinson tienen párkinson idiopático, lo que significa una «causa es desconocida como dijera anteriormente». Solamente el 10 por ciento de las personas con párkinson tienen un historial de defectos de genética familiar como explicación por la causa de sus enfermedades. Por otra parte, sostengo que los estudios epidemiológicos no han capturado todo el espectro o la severidad de esta hasta la fecha, dejando grandes huecos sin respuestas como cuales son los causantes principales del desorden en las mujeres jóvenes y también entre nosotros los hispanos. Unos de los factores, aparte de los que ya mencioné anteriormente, es que hay poco acceso a médicos especialistas aquí en este país al igual que en la mayoría de nuestros países latinos. Como comento la Dra. Ingrid Estrada (maestra en **Salud Pública** por la **Universidad Autónoma de Nuevo León** y coordinadora del **Grupo de Estudio de Movimientos Anormales de la Academia Mexicana de Neurología**), en un reportaje sobre la estimulación cerebral profunda (**DBS** por sus siglas en inglés), en **México** existe una escasez de neurocirujanos neuro-funcionales que realmente estén capacitados para atender las personas con Parkinson. En México como en muchos lugares de centro y sud América se desconoce el número exacto de personas que sufren del EP. En los Estados Unidos tenemos el mismo problema especialmente tratándose de minorías como somos los hispanos aquí dentro del país. Según las estadísticas presentadas en el mismo artículo se especula que los de temprana edad constituyen más o menos el mismo porcentaje de 5-10% que se estima dentro de este país. Pero también sabemos que una cifra de más de un 50% sigue estando sin diagnóstico el cual se calcula tarde 30 meses para lograr un diagnóstico correcto en aquellos que viven en México. Esto es mucho más largo comparado a 9 meses para recibir un diagnóstico correcto después del inicio de los síntomas en aquellos que habitan en el Japón, 13 meses en los Estados Unidos y 15 meses después en Francia. Lo interesante es que aquí dentro del país el diagnóstico correcto después de iniciar síntomas en las mujeres es de 36-60 meses. Si es hispana, la tardanza está más cerca a los 5 años especialmente cuando el mal empieza a temprana edad.

Algunas de las razones por la cual existe un retraso en el diagnóstico de mujeres, e hispanos dentro de este país al igual que en otros países como nuestro vecino al sur son las siguientes: el idioma y la cultura son las barreras mayores dentro de nuestra comunidad seguidas por las finanzas, falta de seguro y temor a ser deportados. Cuando se trata de nuestra salud claro que todos preferiríamos ir con alguien que nos entienda. Por eso siempre buscamos a alguien de nuestra afiliación cultural.

Pero desafortunadamente aquí en los Estados Unidos habremos pocos especialistas de neurología y desórdenes de movimiento y aún menos los cuales seamos de habla hispana. El acceso a los especialistas es deficiente también a causa de las distancias que hay que cubrir para poder ver a un especialista a veces el especialista más cercano se encuentra dos o tres estados más lejos. Pero esto no existe solo aquí en este país por falta de infraestructura en muchos de los países latinos de bajos recursos el viajar por carretera se vuelve aún más complicado. Esto asumiendo que se tiene método de transporte disponible además de dinero para cubrir los gastos. Pues son estas barreras socioeconómicas las cuales nos mantienen alejados de los servicios de salud aquí y nuestros países latinos con frecuencia al menos que sea caso de urgencia. Al igual que formar parte de la causa mayor de impedimento en la participación en estudios científicos dentro y fuera del país para nosotros los latinos. Pues no tenemos el lujo de dejar de trabajar para participar

Por desgracia yo he tenido la suerte de vivir en mi país natal durante la época de enfermedad de mi abuelo y experimentar en carne propia la frustración de no tener especialistas a la mano ni los medicamentos adecuados aun sabiendo el tratamiento. Además de padecer y ver las secuelas de esta escasez es como el ver un tren desrielarse en cámara lenta siendo testigo de todo el daño que causa en su paso sin poder hacer nada. Hacia fue mi experiencia cuando mi abuelo se desangraba y el gastroenterólogo se encontraba a 5 horas de distancia en el estado de Nuevo León y como mi abuelo no podía viajar tuvimos que esperar a que este llegara 3 días más tarde. El desangre fue tan severo que le causo profundas lesiones cerebrales que le indujeron a desarrollar demencia vascular al igual que ataques de epilepsia. Yo como neuróloga anticipaba estos problemas con mi experiencia pero me sentí completamente paralizada sin poder hacer nada pues no tenía a mi alcance ninguno de los recursos necesarios para prevenir estos acontecimientos. Pues si hubiese pasado lo mismo estando bajo mi cuidado en los Estados Unidos lo más seguro es que estas secuelas no hubiesen transcurrido. A pesar de sus deficiencias cerebrales muy evidentes nunca tuvo acceso a un neurólogo en México. Porque en nuestros países hay todavía menos neurólogos que aquí en este país. Por lo tanto el resto de su vida yo fui su doctor principal. Aparte de no haber muchos neurólogos hay todavía especialistas en el campo del Párkinson—al igual que los especialistas requeridos por mi abuelo los expertos en trastornos de movimientos más cercanos a mi abuela que vivía en el estado de Coahuila estaban en el estado vecino en la ciudad de Monterrey. Era más fácil para ella acudir a Houston donde tenía familia y tener el cuidado adecuado. Puesto lo más desesperante para mí y mi familia era no conseguir los fármacos necesarios para combatir la enfermedad. Después de diagnosticarle el mal del párkinson a mi abuela hable con su médico de cabecera pero al fin de cuentas yo tuve que mandarle los medicamentos que necesitaban para su enfermedad por varios meses pues no los conseguía en los hospitales del Seguro Social ni en los del Instituto de Seguridad y Servicios Sociales de los Trabajadores del Estado (ISSSTE) del pueblo. En cual continúan tratando la enfermedad con *Akineton o biperideno* como primera línea de tratamiento. Esta es una medicina ya antigua que funciona excelentemente para aquellos que tienen temblores como síntoma principal pero aun cuando este fuera el síntoma más común no siempre es el mejor ó tratamiento más apropiado especialmente cuando se trata de personas con avanzada edad la cual puede tener un mayor efecto de pérdida de memoria o en aquellos que ya empiezan a tener señas de principios de demencia. De vez en cuando mi abuelo podía conseguir los fármacos que yo le había recetado en las farmacias locales pero eran muy costosos (como lo siguen siendo hasta el día de hoy). Por lo tanto la gran parte de su vida con la enfermedad yo seguí enviándoles los fármacos médicos.

Los altos costos y la escases son tal vez una de las razones por la cuales según el estudio de ReMeParK, la mayoría de los mexicanos con párkinson dependen de la levodopa como medicamento principal para su enfermedad en seguida puesto es la más antigua, mejor conocida y más barata. En segundo plazo están el uso de los agonistas de la dopamina. Entonces entenderán porque mi abuela duró casi dos años sufriendo sin ser diagnosticada hasta que yo le di el diagnóstico cuando vino de visita a Houston para atenderse de su pie quebrado causado por el desequilibrio que es parte de la enfermedad. Yo misma le empecé el tratamiento y consulte con su doctor familiar en Rosita. El cual no tenía ni idea de lo que ella padecía pues no la había visto en persona por algunos años. El doctor familiar le había estado recetando medicamentos basados en los síntomas que mi abuelo le contaba que ella padecía. ¿No sé si aún en pueblos chicos esta práctica antigua de no consultar a las mujeres todavía continúe? Pero como se imaginaran esto es un problema muy serio que desafortunadamente continua existiendo en varias partes del mundo a pesar de estar en pleno siglo veintiuno.

Como dijera anteriormente, a nosotros los Latinos en general no nos gusta ir al médico al menos que sea algo muy grave. Pues muchos suelen decir como decía mi papá (que en paz descansa) que nosotros los médicos solo damos malas noticias. Después de todo, la ignorancia o no saber tiene sus ventajas también. El otro problema que existe especialmente cuando se trata de enfermedades mentales tenemos demasiado orgullo o quizás vergüenza causada por el estigma que existe en nuestra comunidad. El no pedir ayuda nos puede mantener en una situación subóptima y no deseada. Pues en nuestra cultura se nos enseña ser fuertes e independientes por lo tanto padecer problemas mentales significa ser débiles de carácter y voluntad. Además como hispanos tenemos tradiciones de largas raíces las cuales nos inculcan la privacidad sobre todo. También está de por medio nuestra cultura en la cual hay un gran estigma pues tenemos la tendencia a equivaler los problemas mentales comunes como la depresión a problemas mentales como la esquizofrenia. Peor es que los engrandecemos al grado de temer ser etiquetados como "*locos*" lo cual nos paraliza completamente. No sé a qué se deba este temor desmedido. Tal vez las historias que se han pasado de generación en generación como la de "**la llorona**" jueguen un papel. Una pobre mujer condenada a sufrir por la eternidad por haber ahogado a sus hijos (por que perdió la cabeza y enloqueció). Hemos oído múltiple de historias y relatos de como maltratan a los pacientes con problemas mentales en los asilos mentales del ayer o quizás hemos visto muchas películas con este mismo tema en lo cual los pacientes son sometidos a tratamientos sin humanos a la fuerza. Por el temor de ser hospitalizados sin libertad en un asilo de enfermos mentales o un 'manicomio' es más de lo que podemos soportar y guardamos silencio antes de ser llevados a un lugar así. Además nuestras propias familias tienden a burlarse o hacernos broma cuando decimos tener depresión juzgándonos a veces de tratar de evadir nuestras responsabilidades etiquetándonos como perezosos. Por lo tanto preferimos guardar silencio. Pero mis queridos lectores aunque todavía hay unos sitios como los hemos visto en la televisión, cine, o acaso hemos conocido de ante mano un asilo mental, hoy en día por lo general los problemas mentales son tratados como cualquier otra enfermedad. Estas son tratadas con frecuencia satisfactoriamente cuando se diagnostican a temprano al empezar los síntomas. Especialmente cuando los problemas mentales son parte de una enfermedad neurológica, el diagnosticarlos a tiempo puede significar una enorme diferencia en el progreso de la enfermedad y así sucesivamente en la calidad de vida limitando las discapacidades que pudiera tener.

Aquí en América nos sentimos que falta la *confianza* entre el paciente y el profesional de salubridad la cual es necesaria para que nos inspire a poder relatar nuestros problemas de lleno a los médicos que nos atienden especialmente si vamos hablarles de nuestros problemas mentales. Más allá de esto, ésta la falta de conocimiento o educación sobre temas de salud mental en nuestras comunidades, lo cual es extremadamente importantísimo si habremos de tener un diagnóstico temprano. Pues como indique antes uno de los síntomas más destacados entre las personas de enfermedad a temprana edad es la ansiedad y la depresión al igual que la irritación (donde todo nos molesta) y cambio de carácter. La constante irritación y frustración conmigo misma al igual que con todos a mí alrededor fue bastante notable y uno de los síntomas principiantes de mi enfermedad. Yo ni mis empleados entendíamos por qué el cambio drástico de mi comportamiento. Pero sabía que esto no era normal y habría que buscar una razón.

A parte de nuestra desconfianza también existen otras barreras a causa de la cultura donde los médicos nos han dado lo que queramos en el pasado o podemos ir a comprar cualquier medicamento sin receta a cualquier establecimiento farmacéutico. Aunque esto está cambiando en muchos países como en México donde empiezan a regularizar el consumo de fármacos. Otro asunto es que por que no nos gusta ir con el médico y vamos solo cuando tenemos un problema lo cual resulta por lo general en visitas a clínicas independientes o salas de urgencia. Este tipo de tratamiento no conduce a un buen diagnóstico ni mucho menos a un tratamiento eficaz y duradero pues no hay continuación de cuidado. Algunas otras tradiciones que nos impiden a tener un diagnóstico más temprano está envuelto en nuestras propias cultura antiguas donde siguen habiendo creencias indígenas o de nuestros antepasados como el de recurrir a un curandero antes también conocido como un boticario. Puesto que la práctica de la curación por medio de hierbas y pociones abarca hasta los tiempos del Antiguo Testamento por lo tanto no es fácil de extirpar. Asimismo muchos de nosotros al igual que yo hemos crecido con nuestros abuelos y bisabuelos dándonos remedios caseros. Porque a pesar de los avances de la medicina del siglo presente sigue habiendo desconfianza en aquellos que ejercemos la medicina. Como dice el dicho, *"mejor malo conocido que bueno por conocer."* En otras ocasiones a causa de la religión la cual forma una parte integra y predominante en mucha de nuestras vidas no acudimos a la ayuda médica de inmediato. Por lo tanto decidimos aceptar nuestro destino tal y como es porque creemos que esa es la voluntad de Dios de que suframos (como *Jesucristo* lo hiciera). Muchas veces por temor de ofender a 'Dios' y su voluntad dejamos que la enfermedad avance hasta el punto de necesitar ayuda médica la cual a veces llega demasiado tarde. Por lo tanto de recobrar la capacidad física y mental. A veces el mismo temor de escuchar que algo anda mal o confirmar nuestras sospechas nos aterroriza paralizándonos y mantenido nos al margen de la esperanza sin hacer nada ni buscar atención médica hasta que ya no hay solución. Cuando al fin buscamos una opinión médica la prognosis es algo sombrío y así sucesivamente se cumple la profecía de nihilismo en un círculo vicioso. Para poder romper esta manera de pensar necesitamos saber que esta es una enfermedad progresiva sin cura pero a la vez si se empiezan los tratamientos en etapa temprana los síntomas no solo van a estar mejor controlados proporcionándonos una mejor calidad de vida pero van a poder mantener su independencia a más largo plazo. También cuando se de tratamiento en una etapa temprana pueden abogar ustedes mismos por su propia salud. La información es poder y el estar bien informados es la base para una vida feliz y exitosa.

Otras veces pensamos que el problema es pasajero y le damos tiempo al tiempo- pero el párkinson mis amigos y amigas NO ES PASAJERO. No hay que darle tiempo al tiempo. He oído decir muchas veces a mis pacientes al igual que en varios de mis familiares que estos síntomas representan solamente una etapa o proceso que pasara sin necesidad de recurrir a un especialista; así es que tratamos en ocasiones de combatir los síntomas con remedios caseros con tecitos, hierbitas, aceites, y vitaminas. Mi abuela creía en todos los remedios caseros por eso siempre había *Vicks* para todo tipo de dolor, cortada, golpe, congestión, y ronchas en su casa como en la casa de mi madre y la mía. Recuerden que para todo hay un tiempo y no todo puede ser curado con remedios porque son enfermedades progresivas además sistémicas. Todas estas tradiciones han sido pasadas de generación en generación y tienen un lugar sin duda en nuestras vidas. No es necesario descartar todas las tradiciones pero si saber discernir cuando es apropiado usar los como únicos remedios y cuando el cuadro clínico demanda de atención y medios de tratamiento más formales. En algunas ocasiones los dos tipos de tratamiento pueden subsistir pero no siempre pues pueden empeorar la enfermedad que tratan de evadir o aliviar. Yo como médico e hispana he vivido estas experiencias de cerca. Mi madre perdió a una amiga muy cercana a ella por el hecho de consumir hierbas y remedios caseros sin consultar a su doctor la cual le causo una hepatitis fulminante. Lo más triste para mi fue ver como se le desarrollaba la enfermedad y se iba consumiendo día a día sin poderle arrestar el daño causado. Antes una mujer fuerte y llena de vida termino convirtiéndose en una persona completamente desconocida antes de entrar en un estado de coma del cual nunca salió. Por otra parte hay cosas que si nos ayudan sin causarnos otros problemas más severos. Hace unos años me enfermé de gripa/ flu después de un viaje largo tras-atlántico. Esto sucedió unos días antes del simposio de Raúl Yzaguirre que se lleva acabo anualmente en el Centro de Parkinson Muhammad Ali. A pesar de que seguía con fiebre y no podía hablar ni respirar no pude cancelar pues yo era una de los presentadores de la conferencia así que no me quedo más remedio que asistir después de haber comenzado tratamiento con el *Tamiflu* y tomar medicinas para la congestión nasal, al igual que analgésicos para la fiebre. Así me atreví a viajar rogándole a Dios llegar con bien y no más enferma. Además no quería contagiar a los demás pasajeros puesto que use una máscara de la cara. Lo chistoso es que yo preocupada por contagiar a los demás pero los que se sentaron a mi alrededor iban con peores síntomas que yo. Creo que por este motivo al aterrizar me sentía mucho peor con dolores musculares por todo el cuerpo, sin voz, dolor de garganta y flujo de nariz. Mis amigas en Phoenix al verme llegar en las condiciones que me encontraba acudieron rápidamente a darme limón con miel de colmena- algo que he acostumbrado tomar desde niña para la gripe y dolor de garganta. También ofrecieron un tequila con mucho limón algo que también acostumbramos a tomar cuando tenemos gripe. Aunque el limón y la sal me atraían con tanto medicamento que tomo para el párkinson junto con los tratamientos que estaba consumiendo para el flu no pensé prudente tomarme unos tragos. Al siguiente día por lo menos la voz y el dolor de garganta eran mucho más leves permitiéndome dar la conferencia sin demasiados problemas.

Pero no siempre podemos o debemos recurrir a estos medios tradicionales primero antes de asesorarse de que no se trata de un problema más serio que requiere de la atención de un médico y de fármacos prescriptos por el mismo. Aunque en la superficie tomar tratamientos 'naturales' parezca la mejor opción si se trata de alguna enfermedad seria como lo es el Parkinson y otras enfermedades neurológicas progresivas como la demencia es mejor no tomar estos remedios al menos que su doctor se lo indique. La sábila es otra de las plantas con gran potencia para sanar la cual todo buen mexicano conoce de ante mano por lo cual la mayoría de nosotros siempre tenemos una al alcance. Al menos que tengan el mismo problema que yo de secar hasta las plantas suculentas. Por lo tanto, mi madre tiene que darme con frecuencia un pedazo nuevo para sembrar. Lo único que puedo decir en mi defensa es que Gracias a Dios que soy mucho mejor en el cuidado de mis pacientes que de mis plantas. Ésta planta también tiene muchas propiedades medicinales en la cual yo misma le tengo fe y respeto a sus virtudes. Ésta no es solamente buena para curar todo tipo de quemaduras, ronchas y ulceras estomacales cuando es bebida (*pareciera que estuviera dando un comercial para los medios sociales*). Yo la he usado para sanar a mi hija de un piquete de araña ponzoñosa. Mi madre uso varias veces esta planta para curar y sanar completamente quemaduras severas, y hasta mi padre la utilizó después de un piquete de alacrán. Pero no les recomiendo que ustedes hagan esto sin consultar a un doctor primero especialmente cuando se trata de piquetes o mordidas de insectos o animales severamente venenosos pues esto les puede cobrar sus vidas. Cuando me entere del piquete de alacrán de mi padre ya había pasado la crisis pues de no ser así le hubiese aconsejado ir al centro de urgencias de inmediato. Al igual la hierba buena por su mismo nombre sabemos que es muy *buena* para muchas cosas y es algo que todos usamos con frecuencia para los problemas estomacales especialmente en forma de té. Ésta se da fácilmente y se propaga fácilmente sin tener que ponerle mucha atención—la tengo en abundancia aunque yo no tengo el mismo talento que mi abuela y madre de hacer brotar hasta el palo más seco.

Es importante recordar que muchos aspectos de la medicina moderna son superiores a los de los tiempos antepasados y en verdad nosotros los doctores nos esforzamos en dar el mejor tratamiento y cuidado posible sin inquirir más daños al paciente. Como todo en la vida siempre debe de haber un balance entre los beneficios y los riesgos de los fármacos y tratamientos que usamos. Por eso es que todos nosotros debemos mantenernos informados sobre nuestra enfermedad y los adelantos que si dan beneficios y aquellos que solo tratan de sacar ventaja del paciente que busca desesperadamente una solución o cura. Deben de cuidarse de aquellos que prometen una cura usando pociones o trasplantes de células madres pues estos remedios solo les pueden perjudicar y aún no encontramos la solución para arrestar el avance o curar el mal de párkinson.

Me encantaría que hubiese un medicamento o tratamiento 'natural' para combatir la enfermedad del párkinson que afecta a casi 10 millones de personas mundialmente pero desafortunadamente no se ha encontrado una substancia homeopática que tenga los mismos resultados en combatirla comparada a los muchos fármacos que hoy en día tenemos. Aunque hablé previamente del frijol de la fava que se ha usado en la culturas antiguas de más de mil años antes de Cristo. Estas plantas naturales han sido puestas a prueba en estudios pequeños en pacientes que viven con la enfermedad y han resultado tener mejor efecto que el presente tratamiento con la levodopa (la cual sigue siendo el tratamiento estándar). Aunque estas produjeron un mejoramiento máximo en comparación a la dosis de levodopa usada también presentaron mayores efectos secundarios principalmente las de vómito. Esto nos indica que en esta forma no sería fácil o práctica para consumo diario pues aún con los avances que tenemos todavía habremos muchas personas que no podemos tolerar los diferentes formularios de los fármacos que contienen levodopa. Ésta substancia que se vende como frijol en latas o como polvo de marca *Zandopar* no solo cuesta mucho dinero por pequeñas cantidades pero además no sabemos la dosis exacta necesaria para combatir los síntomas de la enfermedad. Tampoco conocemos de ante mano el efecto que tendría el digerir estos supuestos productos naturales con los sintéticos lo cual pudiera causar serios problemas. Y esto me preocupa pues he visto muchos conflictos causados por ingerir productos los cuales no han sido aprobados por la *Administración del alimento y drogas* (*FDA*). Por no tener regularización cada pastilla y cada tanda producida puede tener propiedades químicas en cantidad diferente. Por lo tanto es difícil de decir con certeza cuales son los beneficios y desventajas. Lo mismo ocurre con el digerir o consumir mariguana. Pues esta puede ser tomada, inhalada, fumada y por lo general las que las consumen usan productos sintéticos y no naturales. Pero para aquellos que creen en este tratamiento ahorita se está llevando a cabo un estudio en la Universidad de Colorado investigando el efecto del aceite de mariguana.

Ahora cuando se trata de problemas psicológicos y mentales en algún familiar o persona de origen hispano en vez de decir que padecen de depresión – dicen que *"no están bien,"* o *"no andan bien de la cabeza."* Estas ideas pueden formar una gran barrera para el diagnóstico cuando la aparición del primer síntoma en la enfermedad de temprana edad resulta con frecuencia ser problemas no- motores como son la fatiga, la ansiedad, y la depresión especialmente en nosotras las mujeres jóvenes. Además, aquí en los Estados Unidos hay una gran diferencia en la rapidez en la cual un diagnóstico correcto se ejercita entre ambos sexos. Las mujeres experimentan una tardanza en ser identificadas como personas que poseen esta enfermedad en casi el 61por ciento comparado a los hombres con los mismos síntomas.

Por lo general las mujeres se tardan al menos dos años más que los varones en ser diagnosticadas.

Creo que las causas son múltiples como mencionara anteriormente. Pero también el hecho de ser mujer o hispanos nos impide a tener un diagnóstico correcto a tiempo cuando empiezan los primeros síntomas. Como ustedes pueden ver, además de los prejuicios que existen en nuestras culturas latino-americanas también hay muchos prejuicios subconscientes dentro del campo médico hacia la mujer aquí y en nuestros países latinos donde a veces las mujeres todavía seguimos siendo tratadas como segunda clase a pesar del siglo presente. Desafortunadamente, durante la práctica de la medicina, como médicos a menudo podemos llegar a ser fijos y rígidos en el ámbito de nuestra formación, y por eso debemos estar dispuestos a reacondicionar nuestras mentes para poder pensar fuera de lo tradicional. Solo así podremos permitir que haiga cambios en las neurociencias y poder lograr metas más allá de nuestras propias ideas preconcebidas y anticuadas. En el caso de la enfermedad del párkinson todavía faltan muchas piezas por colocar para poder resolver el rompecabezas. Necesitamos empezar a buscar estas piezas que faltan en términos de género y etnicidad para poder así ver la imagen completa de lo que es el párkinson en su totalidad. Aunque en la actualidad, los estudios epidemiológicos dentro de este país al igual que en otros países como en México siguen sugiriendo que la enfermedad es más común entre personas mayores de los cincuenta años y con preferencia masculina (2:1). Pero sigo insistiendo que todavía nos faltan mucho más estudios epidemiológicos fuera y dentro de este país para comprobar si este patrón es igual en los jóvenes como en los mayores de edad con enfermedad idiopática. Lo que sospecho es que nosotros los latinos (o una porción de descendencia europea) podríamos tener más riesgo por causas de la genética ya mencionada. Tenemos más familiares con la misma enfermedad y mucho más parientes que padecen de temblores esenciales (temblores cuando tratan de hacer algún movimiento preciso/voluntario) que otras razas según ha sido mi observación y experiencia (al menos aquí en los Estados Unidos en aquellos mexicanos de descendencia Española). Como dije antes el tener un familiar con la misma enfermedad o estar relacionado a alguien que tiene temblores aumenta nuestro riesgo pero no significa que necesariamente nosotros también padeceremos la misma suerte. Dos estudios, uno conducido por la Dra. A. Willis (*profesora de neurología en la Universidad de Pennsylvania*) y el otro por un grupo de seguro médica llamada Keyser-permanente demostraron que los hispanos tenemos mayor riesgo (el doble) de contraer la enfermedad comparado a las personas de descendencia anglo-sajón. Afortunadamente, en los últimos dos años, la *fundación del Parkinson* (PF) ha aportado dinero para estudios epidemiológicos al igual que a estudios genéticos de los que les hable anteriormente a cargo del Dr. Mata.

Una de las grandes limitaciones en el diagnóstico aparte de las ya mencionadas hasta el día de hoy es que no existe una forma objetiva (un marcador) de verificar dependiendo del conocimiento del médico. Por lo tanto, al menos que los pacientes presenten con un cuadro clínico preciso con las cuatro características típicas y sea confirmado por medio de un examen de sangre, de tejido por medio de biopsia del intestino o de la córnea, o análisis de líquido cerebro espinal, el número exacto de la población que vive con el párkinson va a seguir estando en cuestión. Hoy en día continúan los científicos trabajando arduamente en descubrir formas para detectar este mal a temprana edad antes de que se manifiesten los primeros síntomas motores. Pero lo que nos urge más es tener una manera de confirmar con certeza el diagnóstico del Parkinson. Entre más temprano podamos confirmar un diagnosis preciso más oportunidades tendremos de incluir a estas personas en estudios clínicos y científicos para evaluar tratamientos que sirvan para arrestar el progreso completo lo cual nos conduciría a una cura total. Pues ahorita la única manera de verificar o descartar el párkinson es vía una autopsia del cerebro.

Otro reto para obtener el diagnóstico correcto es la educación entre los profesionales al igual que en la comunidad del párkinson. Por eso les amonesto a todos mis lectores que me ayuden a crear conciencia en la comunidad a través de los circuitos profesional de la salud que existen en cada uno de sus países. Lamentablemente, en el área de la medicina como en cualquier otro ámbito de la vida, la gente tiende a despedir, trivializar o etiquetar como "*histeria*" lo que no saben, conocen, o comprenden. Por eso la educación es imprescindible en todo momento. El trivializar los síntomas y quejas sucede por desgracia más frecuentemente cuando se trata de los problemas de salud femeninos. En la historia de la medicina, hay muchos ejemplos de casos de enfermedades que son muy reconocidas hoy en día como verdaderos síndromes neurológicos que en un tiempo fueron puestas en duda por los científicos del día. Por consecuencia estas personas fueron tratadas inadecuadamente y sus quejas fueron señaladas, y marcadas como tonterías o casos de trastorno mental. La tendencia de llamar algo por otro nombre sin conocer el verdadero origen causante de la misma ha sido una indicación de la falta de conocimiento a través de los siglos. Además por desgracia esto ha sucedido con más frecuencia en el campo de la neurología. Por ejemplo no hace mucho tiempo que otra enfermedad de trastornos de movimiento conocida como *Gille de la Tourette's* – un desorden que presenta con tics pero además tiene problemas psicológicos como la obsesión- estaba clasificada como problema psiquiátrico y no neurológico. Todavía en esta era moderna a veces las mujeres especialmente nosotras las hispanas dentro de los Estados Unidos. Seguido somos calificadas como personas que padecemos trastornos psiquiátricos por que no entendemos la verdadera causa de nuestras quejas y malestares o aún son desconocidas como ha sucedido con varias enfermedades incluso muchos de los síntomas que hoy reconocemos como no motores. Hace diez años síntomas como los problemas de visión, dolor, fatiga, distonía focal (*contracción anormal involuntaria de un músculo la cual es sostenida*, ej. la más común distonía focal es conocida como los "*calambre de escritor*"- writer's cramp) y ansiedad eran no aceptadas como parte de la enfermedad del párkinson y mucho menos relatadas como síntomas de inicio de la misma. La distonía focal en particular si comienza en adultos en un pie como a mí el diagnóstico de párkinson debe ser entretenido.

Por lo tanto siento que en el presente el mal del párkinson está pasando por una etapa de evolución donde se está poniendo bajo una lupa los síntomas y la manera en que se proporciona el propio diagnóstico a los pacientes en particular a las minorías que nos incluye a nosotros como hispanos y también como mujeres.

Una diagnosis equivocada inicial también interfiere con la total comprensión de la etiología de la enfermedad. Si estas prácticas continúan prevaleciendo en este país y a través del mundo latino se seguirá perdiendo la oportunidad para avanzar la ciencia dentro del campo de la medicina del Párkinson. Especialmente cuando tomamos en cuenta las recientes estadísticas que sugieren que los hispanos, al menos dentro de este país, llevamos el doble de riesgo (igual a los de descendencia europea) para desarrollar la enfermedad del Parkinson en comparación a los de otras razas como los asiáticos. Esta estadística incluso es profundamente significativa teniendo en cuenta que para el año 2020, los hispanos dentro de este país se proyectan alcanzar la cifra mayor entre las minorías de la nación.

Teniendo esto en cuenta, nos serviría de gran manera entender las diferencias culturales y el lenguaje de estos pacientes que componen la mayor parte de la población dentro de los Estados Unidos. Lo más importante que me ha enseñado el estudio de la ciencia en estos últimos veinte años es que la medicina está en constante evolución y aunque existen normas y directrices por la cual nosotros como médicos nos dirigimos en ejercer nuestra vocación y practicar el arte de la medicina, las reglas no son absolutas. Esto se ejemplifica mejor por medio de un extracto escrito por el autor Thomas Szasz, quien anotó lo siguiente: "*[una vez] cuando era fuerte la religión y la ciencia era débil, los hombres confundieron la magia por ser medicina; ahora cuando la ciencia es fuerte y la religión es débil, los hombres confunden la medicina por un tipo de magia.*"

A pesar de que se nos enseña a pensar en términos simples, de considerar al individuo en su totalidad identificando una sola enfermedad que abarque todo el cuadro clínico no debemos ignorar que a veces tenemos personas con varias enfermedades simultáneas que pudiesen empañar el cuadro clínico del Parkinson. Esto sucede con frecuencia en personas de edad avanzada. Por lo tanto, cuando se trata de la enfermedad del párkinson, especialmente de inicio joven o de temprana edad uno debe tener cuidado de no sobre simplificar las presentaciones clínicas especialmente en el contexto del género femenino. Somos todos individuos únicos y complejos. Para evitar la diagnosis equivocada, debemos aprender a *escuchar* no sólo oír y *Ver* no solo mirar. El ya fallecido Dr. John Calverley (1932-2004), un brillante neurólogo a quien tuve el honor y privilegio de conocer y ser docente bajo su tutelaría, me enseño que *"Si uno presta atención, los pacientes siempre nos darán el diagnóstico correcto en el 90% de los casos a través de tomar un buen historial."* Por lo tanto, como médicos, tenemos una responsabilidad a nuestros pacientes a cuidar de ellos y sobre todo *"no hacerles daño,"* como nos lo indica el juramento hipocrático. Cuando somos incapaces de considerar nuevas alternativas, sobre simplificamos demasiado, o despedimos síntomas por no entenderlos en su totalidad, esencialmente estamos perjudicando a nuestros pacientes por omisión. Este tipo de mentalidad cerrada puede ser peligrosa y contraproducente. Si todos los médicos y científicos pensáramos de esta manera, la ciencia y la medicina no habrían avanzado jamás.

Me considero verdaderamente afortunada de haber al fin encontrado alivio a mis síntomas bajo la dirección de mi amiga y colega que también en su día fue mi maestra en el campo de neurología. Necesitamos más médicos como la Dr. Mya Schiess, profesora y vice presidente del Departamento de Neurología en el UT-Houston y directora de la clínica de trastornos del movimiento y compañerismo, los cuales estén siempre dispuestos a escuchar a sus pacientes y admitir cuando no tienen respuestas pero siempre buscándolas en adelante. Después de todo, tener el diagnóstico correcto es crucial para el éxito de cualquier estudio e investigación científica y clínica respecto a esta enfermedad especialmente cuando se trata de encontrar una manera de modificar el proceso de la enfermedad. Es casi imposible encontrar una cura o algo para detener la progresión de la misma si no tenemos las herramientas adecuadas para poder dar una diagnosis apropiada a la mayoría de las personas que acuden a nuestras oficinas y consultorios médicos. Por estas razones hemos visto tantos problemas en la matriculación de pacientes en estudios de primera fase o de etapa principiante. Pues resulta que casi la mitad de los pacientes que se enrolan para los estudios de investigación de tratamientos que impidan el progreso de esta en realidad tienen otras enfermedades parecidas.

El desafío para la comunidad médica está en el enfoque individualizado de cada paciente porque una diagnosis equivocada puede tener consecuencias para toda la vida si no tenemos cuidado. Sabemos que el tratamiento precoz junto con un diagnóstico acertado puede conducir a una mejor calidad de vida. Y en el caso de los adultos jóvenes la preservación de la calidad de vida es aún más imprescindible en muchos aspectos. Esto porque el mayor deseo de nosotros los médicos es que todos aquellos que sufren de este mal mantengan un papel activo en la sociedad en la que se despliegan como cónyuges, padres, hermanos, tíos, abuelos, cuidadores de otros familiares y también como profesionales. Pero para obtener el máximo beneficio de la experiencia de los especialistas al igual que de los tratamientos modernos es acudir con frecuencia al médico, no tomar tratamientos naturales sin el consentimiento de su doctor, y no esperar hasta que la enfermedad los tumbe para decir ir por primera, segunda, tercera vez etc. A consultar a un especialista. Así es que todos nosotros, pacientes, médicos, seres queridos y los que están al cuidado de los mismos deben mantener una mente abierta y ser testigos efectivos para que los científicos y doctores puedan proveer mejores tratamientos en el futuro. Una reciente encuesta indico que los médicos de Canadá y los Estados Unidos prefieren a pacientes que estén bien informados y creen que esto los ayuda a proporcionarles un cuidado mejor. En comparación a varios países europeos que incluyen a España que no les gusta que los pacientes les presenten datos o información. Tenemos que romper estas barreras para poder trabajar juntos el paciente y profesional de salubridad en nuestra mejoría siendo así mejores abogados de nuestra salud.

Por lo tanto, si usted o algún ser querido cree tener alguno de los síntomas del Parkinson, busque el asesoramiento de un neurólogo de inmediato. Por mientras que un examen objetivo para diagnosticar la enfermedad sea encontrado, lo más apropiado para tener el diagnóstico con más certeza es estar bajo el cuidado de un especialista de trastornos del movimiento. Estos especialistas pueden acertar al diagnóstico con exactitud hasta el 95 por ciento del tiempo bajo las circunstancias correctas. De nota, los especialistas tienen un espectro clínico más amplio de conocimiento porque ellos ven todas las distintas etapas y presentaciones de esta enfermedad por lo tanto están más propensos a reconocer los síntomas a temprana edad. Porque a veces cuando se consulta a un doctor que no es experto en la materia la enfermedad puede desarrollarse más antes de ser diagnosticada correctamente.

5

La espiritualidad y la religión son aspectos necesarios para la salud dentro de la enfermedad del párkinson

"El mayor error que los médicos cometen es intentar la curación del cuerpo sin intentar la curación del alma; alma y cuerpo son uno y no deberían ser tratados separadamente."
~ Platón

La religión y la espiritualidad van mano a mano con nuestra cultura más que en ninguna otra digo yo. Porque en nuestros países, la religión es la cultura misma en muchas de las ocasiones. Después de todo, nuestros países fueron colonizados por un mismo imperio español que trajo consigo sus creencias de fe, por lo que la mayoría siguen observando la religión Católica. Y aunque no seamos católicos, por el hecho de crecer y vivir en países religiosos, nuestras tradiciones como no comer carne los viernes de cuaresma, siguen siendo firmes y seguimos guardando ciertos días religiosos. Pero a veces cuando emigramos, no siempre encontramos la misma religión, simplemente por el hecho de no estar atados a una misma cultura, la religión llega a ser menos importante en nuestras vidas. Lo que quiero decir es que hay una gran diferencia entre conservar la religión y cultura de nuestros países natales y tener verdadera espiritualidad. Yo por el hecho de que mi abuela ya falleció y el resto de mi familia no es católica, no seguimos conservando las tradiciones de cuando vivíamos en México. Pero la espiritualidad sigue en pie y los días de cuaresma y semana santa al igual que la navidad siguen teniendo un gran sentido espiritual aún sin las posadas. La falta de la última, es la que nos conduce frecuentemente al aislamiento. Por ejemplo, aquí en los Estados Unidos algunas de nuestras tradiciones religiosas se han ido perdiendo con el transcurso de los años. Por el hecho de que la cultura está bien atada a la religión, si una persona no es parte de la comunidad que sigue observando estos ritos, no tendrá el mismo beneficio que otros que sí lo son. Lo más importante de todo, son las relaciones personales que se forman en estos grupos, al igual que el compañerismo que regularmente nos ayuda a enfrentar las crisis emocionales, físicas, y espirituales de la vida. Por eso es importante estar unidos a un grupo donde se practique la fe y tengan un mismo propósito.

Cuando yo vivía en México, de niña me encantaban las posadas y todas las tradiciones navideñas especialmente pasarla en casa de mis abuelos. Pero al venir a este país las amistades cambiaron y nadie celebraba las posadas navideñas. Y aunque seguimos festejando la navidad en la iglesia se acabaron las posadas- que yo todavía recuerdo con melancolía. Aunque ha habido algunos cambios en mi vida y en el contexto de la cultura y la religión no quiere decir que yo haya abandonado mi cultura ni mucho menos mi fe. No importa donde se encuentren, la cultura de sus antepasados seguirá siendo parte integral de sus vidas pero siempre con algunos cambios y modificaciones. A veces el no continuar formando parte de una comunidad hispana en donde viven, podría tener el riesgo no solo de olvidar su cultura sino también esa visión integra de llevar LA FE por encima de todo.

Es por este alejamiento y enfriamiento de nuestra parte espiritual, que muchas veces nos sentimos completamente derrotados cuando se nos da un diagnóstico de enfermedad progresiva e incurable. Y aun cuando alguien profese ser religioso, no es raro que se sienta aturdido como si se le hubiese dado una sentencia a *"cadena perpetua"*, o como si estuvieran viviendo *"el peor día"* de su vida. La diferencia está en cómo procedemos después del shock inicial. La clave para evitar quedarnos estancados sin poder movernos y continuar disfrutando de la vida es encontrar la manera de ver el lado positivo de la situación. Porque lo más seguro es que no tengamos en nuestras manos el poder de cambiar nuestro diagnóstico pero si tenemos el control de cómo vivimos, actuamos, y superamos la situación. Todo depende de nuestra actitud. Como dijera la primera dama Eleonor Roosevelt, *"somos como unas bolsas de té que no saben qué tan fuertes son sino hasta que son sometidas al agua hirviendo."*

Podríamos pensar que estamos en una celda de prisión si queremos verlo así, pero la diferencia consiste en que aquellos que vivimos por fe, sabemos que las puertas están abiertas para entrar y salir cuando se nos dé la gana. Si nos quedamos paralizados frente a la enfermedad, nos pudiéramos quedar aplastados en medio del camino como quedan muchos animales frente a las luces de un carro que los encandila. Tenemos que aprender a ver más allá de nuestra situación presente. Necesitamos aprender a vivir más allá del Parkinson como yo lo he hecho hasta el día de hoy. Cuando empezó mi enfermedad, duré meses casi un año sin poderme moverme ni manejar y si me hubiese dado por vencida, no estuviera compartiéndoles mis experiencias este mi segundo libro. Solo por medio de la confianza en Dios, sabemos que nuestro propósito aquí en la tierra es ofrecer nuestros talentos para el beneficio de otros. Así ustedes pueden lograr una transformación completa de su ser, empezando desde adentro para poder continuar luchando, para un día poderle poner un alto al Parkinson. En una reciente publicación de la revista *"Neurología Practica"* (*'Practical Neurology),'* se demostró una asociación directa entre el valor la vida y la patología del cerebro post mortem. Aquellos que tenían un propósito en sus vidas, demostraron tener un 50 por ciento menos de infartos macroscópicos en el cerebro.

Por lo tanto, tenemos 3 opciones de cómo enfrentar la enfermedad. Primero, podemos dejarnos guiar por el pánico ante una enfermedad que no tiene cura y vivir siempre con temor y llenos de ansiedad. Segundo, podemos optar por quedarnos paralizados por lo incierto de nuestro futuro en medio de la enfermedad y como dije antes, ser parte de los que se quedaron atrás tirados en el camino por no prestar atención y tener el valor de cruzar la carrera y llegar hasta el final. Tercero, podemos como yo lo he hecho abrazar la situación tal como venga siempre con la oración por delante buscando el mayor bien para nuestras vidas y la de los demás. Solo así podremos comenzar a sanar poco a poco y aunque nuestros cuerpos sigan estando débiles, nuestro interior se fortalecerá. Esto por supuesto no sucede de la noche a la mañana para la mayoría de nosotros; pues es la naturaleza humana de sentir lástima por uno mismo; especialmente cuando la enfermedad nos llega a una temprana edad. Como todos los pacientes que sufren una enfermedad crónica o pérdida, estamos expuestos a una gama de emociones. A menudo experimentamos sentimientos de las cinco etapas clásicas de dolor (duelo/luto): negación, negociación, aceptación (resignación), ira y depresión. Las puse fuera de orden porque como seres humanos tenemos la tendencia a pasar por varias de las etapas antes de alcanzar aceptación y aprender a disfrutar la vida una vez más. La más importante es recordar que vivir con el párkinson, requiere un proceso continuo de evaluación y resignación. Incluso cuando han alcanzado aceptación, conforme avanza la enfermedad, puede haber días oscuros que te harán poner todo en tela de duda, lo cual puede causar que resurja la ira o la depresión. No hay ninguna vergüenza en aceptar nuestros defectos. Incluso nuestro Señor Jesúcristo se llenó de ira en situaciones injustas, pero la clave es no dejar que el enojo te consuma y se haga cargo de tu vida. Más bien, debemos aprender a reconocer las emociones que sentimos en el momento, como el miedo, el enojo, y la frustración para poder reconciliar nuestras mentes a la situación presente y hacer los cambios debidos para seguir adelante. Pero recuerden que reconocerlas no es lo mismo que darles combustible para que el fuego nos consuma. Para tener éxito al vivir con una enfermedad crónica progresiva, debemos permitir el control de nuestras vidas a un poder superior. Aquí es donde es muy importante tener fe, después de todo, ésta se describe como *"la sustancia de las cosas que se esperan, y la evidencia de las cosas que no se ven."* Con esa fe desbordada esperando lo mejor, debemos empezar a vivir nuestras vidas como si el tratamiento que nos va a curar ya estuviera en camino. Es importante recordar frecuentemente que la actitud positiva viene primero y después llega la fe.

Vivir con todas las idiosincrasias de padecer la enfermedad de

Parkinson, a veces puede ser demasiada carga para una sola persona. Debemos de aprender a confiar y apoyarnos en alguien más para que nuestro yugo sea menor. ¿Qué mejor lugar para dejar todas nuestras tensiones y temores que en la puerta de la casa del todo Poderoso? Me encanta el concepto de dejar atrás las cosas al cruzar la puerta porque . . . ¿Qué pasa con las cosas que dejamos en la puerta de alguien más? Pues nos olvidamos de ellas al entregarlas. Además, ¿has notado que podrías estar buscando cualquier cosa por toda la casa como los lentes o el teléfono celular y al entrar en otro cuarto al pasar por una puerta se te olvida qué era lo que buscabas con tanta urgencia? Déjame decirte amiga mía, no estás sola. Este tipo de despistes le sucede a cualquiera y no significa necesariamente que estés perdiendo la memoria. Lo importante de todo esto que estoy mencionando es que nuestros cerebros están conectados de tal manera que cuando atravesamos una puerta hay borrón y cuenta nueva. Cristo sabía de lo que hablaba cuando insistió que dejásemos nuestros problemas en su puerta. Este fenómeno es conocido como el "*efecto de la puerta.*" Creo que este es un mecanismo de defensa que Dios nos ha brindado para poder lidiar y enfrentar en la vida todas las experiencias dolorosas y traumáticas. Entonces les sugiero que hagan un ejercicio mental metafóricamente de menos una vez por semana— dejando las cosas en la puerta e imaginándose a sí mismos caminando a través de una puerta para entrar en un lugar mucho mejor. Este ejercicio les va ayudar a que sus mentes empiecen a ser más positivas. También recuerden que todo empieza con un solo pensamiento que se convierte en acción y después se forma un hábito que con el tiempo, se trasforma en estilo de vida. Hoy es la hora de empezar con un pensamiento positivo.

Teniendo en cuenta todo lo que mencioné anteriormente, cada uno de nosotros es diferente y necesita diferente cantidad de tiempo para procesar el diagnóstico y empezar a sanar. Finalmente, nosotros no podemos avanzar con nuestras vidas si no aprendemos a adaptarnos a las nuevas situaciones con la enfermedad. Después de todo el cambio es parte de la vida así como las estaciones y etapas de nuestras vidas de niños hasta llegar a la ancianidad. No podemos vivir llenos de lástima por nosotros mismos porque si miramos a nuestros alrededores siempre hay personas que sufren peores situaciones y a veces mucho más difíciles de la que nosotros padecemos. Se los cuento por mi vasta experiencia como doctora en la cual he tenido que dar una mala noticia algún paciente o familiar donde no hay esperanza o la muerte de un hijo pequeño inesperada. No hay nada más doloroso en este mundo que el decirles a unos padres que su hijo tiene una enfermedad maligna o un problema neurológico progresivo y que sus días están contados. Yo he llorado muchas veces junto a los padres por la prematura muerte de un niño con cáncer cerebral. También me he sentado a los pies de la cama de varios de mis pacientes con párkinson antes de morir. Siempre aquellos con fe tienen una muerte feliz sabiendo que van a un mejor lugar, pero por los que he llorado son aquellos que al enfrentar su fin han dudado y expresado temor. Esta es la mayor tristeza en mi vida, no mi enfermedad. Después de sufrir durante años, algunos de ellos han terminado solos, y me pregunto ¿dónde estaban sus seres queridos en un momento tan crucial? Pero incluso para aquellos pacientes que tenían miembros de la familia y seres queridos cercanos, aún lloré si su muerte fue motivo de temor, pidiendo a Dios misericordia por sus almas . . . porque para mí, no hay nada más trágico que pasar toda una vida de sufrimiento, sólo para continuar el sufrimiento en el más allá. Al acercarse la muerte debemos estar gozosos pues regresaremos a casa para estar con nuestro Creador libres de enfermedad y dolor.

Mi objetivo es fomentar el tratamiento total del párkinson. Como Wendell Reber escribió en el *diario de la Asociación Médica Americana*: no podemos olvidar que "Somos tales como estamos hechos en los sueños," porque el tratar sólo el «exterior de un individuo," lleva a graves consecuencias.

Durante años, la instrucción formal de los médicos en las escuelas de medicina sólo incluía el tratamiento físico de la persona. Sin embargo, en los últimos años, me enorgullece anunciar que algunas escuelas de Medicina han comenzado a desarrollar programas haciendo hincapié en la necesidad del tratamiento del individuo en su totalidad: cuerpo, mente y alma como Platón propusiera. Hoy, más de un tercio de las escuelas de medicina de la nación ofrecen cursos en el papel que desempeña la fe en el campo de la medicina. Esta nueva dirección de la formación de los futuros médicos tiene mucho sentido dado el hecho que en tiempos antiguos, era la fe la que tenía el poder de curar. Desde la era de Cristo el cristianismo ha sido la religión asociada con la cicatrización de las enfermedades. Pero mucho antes de esto el cayado y la serpiente ya eran símbolos de sanación de los creyentes desde de los tiempos de Moisés del antiguo testamento. Un milenio antes de que Hipócrates, el padre de la medicina, reconociera la vara con la serpiente enroscada como símbolo de la medicina, se le atribuia que la sanación de los enfermos (mordidos por la serpiente) venia por medio de la fe y esta les daba vida. Esto nos demuestra que desde un principio para poder recobrar la salud física debe de haber salud espiritual. Todo empieza de afuera para adentro. Esta conexión se ha perdido muchas veces durante la historia del ser humano.

Así que de hecho, cuando los curanderos del siglo XXI tomaron las riendas de cuidar a los pacientes y a los enfermos, lo hicieron como una imitación de las enseñanzas de Jesús. Por lo tanto, cuando alguien ora en la cabecera de un paciente ese paciente se queda en las manos de Dios.

Los efectos positivos de la religión pueden verse incluso fuera de lo espiritual extendiéndose a la vida social, física y psicológica de una persona. Los resultados revelan que aquellos que son tratados de esta manera "completa y total" (es decir recibiendo la sanación en mente y cuerpo) tienden a mejorar más rápido y a estar mejor a cuanto se refiere a sus enfermedades en comparación con aquellos que sólo reciben atención de sus dolencias físicas. No podemos negar entonces lo importante que es la espiritualidad de una persona así como su religión. Estas dos parecen estar vinculadas a nuestra salud, particularmente para aquellos de nosotros que sufrimos de enfermedades crónicas, como la del Párkinson.

Recientemente, un número de estudios han «encontrado y confirmado la inseparabilidad de cuerpo y mente. Un aspecto interesante de la investigación del en lace que existe entre la neurociencia y la espiritualidad (practicar una religión ritualmente) nos ha demostrado que la meditación y la oración especialmente cuando son constante han demostrado el poder de alterar las estructuras del cerebro en tan sólo ocho semanas de practicar estos hábitos de meditar. Estos cambios en el cerebro son específicos en las áreas de regulación de la atención, el aprendizaje al igual que el estado de ánimo de una persona. Estos problemas de atención, de fluctuaciones en el estado de ánimo, al igual que el aprendizaje son unas de las áreas sumamente afectadas por la enfermedad. Lo importante de esto es que existe evidencia que con sólo orar frecuentemente estas áreas vitales se pueden regenerar. Como dice la Escritura, *"Orad sin cesar y yo los haré descansar."* El descanso será espiritual al igual que físico, y emocional. El simple hecho de tomar tiempo para orar descansa nuestros cuerpos y alumbra nuestros cerebros literalmente y metafóricamente.

El meditar es igual que hacer ejercicio físico con regularidad para beneficiar nuestros músculos. Pero aquí el ejercicio será mental. Por qué el cerebro es un músculo al igual que los otros músculos del cuerpo, que entre más lo utilicemos y ejercitemos más será su crecimiento y su fortaleza. Así que queridos compañeros si desean que sus neuronas formen nuevas conexiones para evitar pérdida de memoria, atención a los detalles y altibajos de ánimo comencemos a meditar con frecuencia.

Estas conexiones al formarse especialmente durante la meditación han dejado grandes imprentas en nuestros cerebros cuando han sido analizadas por medio de escáner TEP la cual revela una imagen radiante comparada a un "árbol de Navidad *completamente iluminado.*" Porque como dije desde un principio la depresión y la ansiedad son una parte intrínseca de la enfermedad especialmente para aquellos de nosotros que empezamos la enfermedad a temprana edad la cual podría ser la primera señal de que algo anda mal. Puesto que estos des comportamientos pudiesen afectar cada faceta de nuestras vidas especialmente a nosotras las mujeres, poniéndonos más en riesgo de aumentar el estrés a causa de las consecuencias de estar deprimido. La depresión es una de las razones por la cual muchas personas dejan de trabajar antes de lo previsto. Por lo tanto no hay que tener vergüenza o sentirse menos por sentirse agobiados, tristes y sin aliento. Estas actitudes y pensamientos negativos son normales dentro de este mal pero lo bueno es primero reconocerlos y después hacer algo para mejorarlos. Aparte de ir con su médico y buscar tratamientos con fármacos algo que todos podemos hacer sin mucho esfuerzo es llevar una rutina de meditación. Aunque no debemos de ser presos de nuestros sentimientos pues son caprichosos, pero nunca los ignoren. Pues él no poner atención a sus emociones los podría llegar al punto de aislamiento y depresión profunda la cual está a solo un pasó de un suicidio. Así que debemos encontrar una manera holística no dejando atrás la espiritualidad para combatir la depresión, la sensación de apatía que nos rodea de repente por la misma enfermedad así como el efecto de los fármacos. Si no han orado ni asistido a una iglesia desde que sus mamas los llevaban a la fuerza, a lo mejor ya es tiempo de volver. Podemos lograr la paz interior al igual que desvanecer su ansiedad y otros síntomas negativos a través de la participación en una comunidad religiosa que los apoye junto con todo su equipo médico que al igual trabaje a su favor. Busquen un grupo donde puedan fomentar su vida espiritual, como el asistir a un estudio Bíblico. Durante todas las fases de mi enfermedad he tenido el gran beneficio de ser parte de un estupendo grupo de mujeres cristianas las cuales me han dado su apoyo y amor incondicional. Coincidencia o intervención divina talvez pues estos siempre han llegado a mi vida justo cuando los necesitaba. Los libros bíblicos que me han sido de mayor beneficio para vivir una vida con éxito a pesar de la enfermedad han sido los *"Proverbios"* (Breaking Free), el libro de *"Ester"* (versión en español), *"Al Fin libre,"* (*Living Beyond Yourself* - estudio bíblico- versión en español) todos estos estudios son de BETH MOORE y pueden ser comprados por medio del internet www. LifeWay.com allí también pueden encontrar muchísimos otros. Pero estos han sido mis favoritos.

Es importante saber que una mujer fuerte tiene bastante dureza y tenacidad para recorrer los caminos de la vida pero una mujer de fe que ora sabe que es en el transitar de la vida en el cual descubrirá su verdadera capacidad, virtud y fuerza para conquistar todo tipo de inconveniencias y aflicciones. La combinación de asistencia regular a un evento religioso, como ir a misa o al servicio de una iglesia junto con la oración y el estudio de la Biblia aumenta no solo la remisión de la depresión sino también disminuye el tiempo en que se padecen estos problemas. Por lo tanto, tener una creencia religiosa y practicar activamente esa creencia no sólo mejora su estado de ánimo, pero lo hace más rápido. Yo al igual que muchos de ustedes también me he enfrentado al sombrío abismo de la depresión. He padecido de desesperación y me ha faltado esperanza por lo menos una vez durante mi batalla de diez años con esta enfermedad, pero la fe en Dios es lo que me ha sacado adelante porque después de todo siempre hay un propósito en la vida para cada uno de nosotros. Mi propósito es de compartir con ustedes mi historia para que tal vez puedan seguir luchando el día de hoy. Y les digo que el secreto de vivir una vida feliz y victoriosa es aprendiendo a vivir más allá de nosotros mismos. Esto significa que primero tenemos que reconocer que después del diagnóstico no podemos andar vagando como sonámbulos el resto de nuestras vidas conformándonos con existir de un día al otro esperando que se nos caiga el cielo encima. Sino al contrario debemos luchar diariamente y despertar de ese trance y comenzar a vivir de nuevo. Recuerden siempre que podemos enfrentar cualquier adversidad, si primero reconocemos que somos incapaces por nosotros mismos, de vivir con el párkinson y seguir soñando. Pero si nos apoyamos en la gente que nos ama y nos agarramos fuerte de la mano de Dios aun cuando seamos débiles, seremos fuertes por medio de él.

También recuerden que a pesar de tener una enfermedad incurable no quiere decir que no podamos ser útiles ni brillar en la vida. Me encantan dos historias. La primera se trata de una enfermera que vivió durante la primera guerra mundial, esta contrajo lepra por causa de su vocación. Como se imaginarán no había nadie que se le quisiera acercar por miedo a contagiarse. Por lo tanto los soldados la dejaban sola y podía ir y venir a su antojo. Fue precisamente a causa de su malestar que ella pudo ayudar a muchas personas a huir de los campos de concentraciones convirtiéndola en una heroína. La otra es una observación que hasta hace poco desconocía. Una amiga que visitaba los jardines de tulipanes en Holanda, me comentó al enseñarme la foto que le tomo al tulipán llamado '*Dr. James Parkinson*,' el cual es rojo con blanco en sus orillas. Los holanes blancos de las orillas es lo que hacen lucir más bella ésta flor en mi opinión. Lo sorprendente de todo es que su belleza es causada por un virus. Entonces me dije a mi misma que esto no era una simple coincidencia de que el horticultor que cultivara esta flor en honor del doctor, le hubiera dado este nombre precisamente. Pues esta bella y delicada flor la cual es el símbolo mundial del Parkinson al igual que nosotros podemos lucir y resplandecer después de ser diagnosticados con algo que al principio pudiera ser un castigo pero en realidad pudiera ser nuestra salvación. En mi persona yo estoy segura que soy mucho más feliz a pesar de vivir con los achaques de este mal sin cura. En realidad nunca agradeceríamos el beneficio de una sombra si no hubiera un constante sol intenso, ni daríamos gracias por lo que tenemos.

Vivir bajo un enorme y constante estrés hace que nuestros cerebros consuman la dopamina como el agua que cae en un desierto. Además por el hecho de que no se puede fácilmente reemplazar, provoca a veces altibajos que asemejan estar montados arriba de una montaña rusa. Estos trastornos dramáticos y repentinos a veces nos hacen sentir como si estuviéramos esquizofrénicos. A pesar de que creamos estar bien anclados y tener todo bajo control una simple pregunta puede hacer que las puertas de nuestras almas se abran de par en par junto con nuestros lagrimales, dejando fluir ríos de agua salada. Y como ha sido mi experiencia en varias ocasiones, parecen siempre salir como un caballo de su casilla a toda velocidad y sin control, para rodar por las mejillas en el momento más inoportuno, haciendo que uno se sienta todavía peor por no tener control de las emociones propias, las cuales nos delatan y señalan acusadoramente, causando una mayor frustración y descontento en nuestras vidas. En esos momentos un simple "*¡Ayúdame Dios mío!*" pudiese ser lo único que nos mantiene de caer en un precipicio.

Para aquellos de nosotros con enfermedades crónicas, tener fe junto con asistir a una iglesia regularmente, también ayuda a prolongar la vida (ocho años de promedio) según varios estudios que han analizado los efectos de la religión en síndromes crónicos. Creo firmemente que ésta es una de las razones principales por la cual un hombre de Dios tan reconocido mundialmente como lo es el Reverendo Billy Graham continúa prosperando a pesar de ser nonagenario y tener más de veinte a años de vivir con ésta enfermedad. Él sigue manteniéndose activo escribiendo libros incluso yo tengo su último escrito. También continúa predicando en ocasiones especiales y escribiendo. ¿Quién hubiera pensado que cuando nos conocimos en un avivamiento espiritual en la Universidad de Rice, allí de pie junto a él terminaríamos compartiendo no sólo a Dios sino a la misma enfermedad neurológica?

Por lo tanto mis valiente guerreros padecer de esta aflicción no debe de definirnos ni esclavizarnos como presos condenados a cadena perpetua. Tal vez las circunstancias no cambien, pero recuerda que la actitud dicta la altura. Todo depende de ti. Tú puedes modificar tu perspectiva y enfocarte en lo positivo en vez de lo negativo.

Una de las mejores maneras de tener el poder de cambiar lo que vemos, es cambiar el espejo en donde lo vemos. Podrías lograr esto empezando a escribir tu propia historia de supervivencia hasta el día de hoy haciendo énfasis en las batallas y conquistas del pasado. Pronto te darás cuenta que has superado más de lo que creías ser capaz y esto te dará aliento para seguir luchando. Según expertos en estudios de mujeres que padecen de graves discapacidades emocionales y físicas, a causa de enfermedades incurables crónicas y progresivas, el escribir la propia historia engendra un poder de guerrero. Wilma Córdova (*Profesora en el Departamento de Trabajadores Sociales en la Universidad de Stephen F. Austin*), experta en el área de mujeres que viven con enfermedades crónicas, comenta que cuando estas escriben sus historias ellas tienen un mayor sentido de pertenencia, conexión y son capaces de superar la peor devastación. Estas usan sus adversidades cómo empuje para lanzarse con mayor poder contra lo que les oprime. Entonces pues tú también puedes lanzarte contra lo que te está esclavizando al empezar a escribir tu propia historia. Comienza desde hoy y no tengas miedo pues lo único que puede suceder es que se encontrarán a ustedes mismos. Nadie más puede saber lo que cada persona ha vivido, así es que solamente tú eres experto en tu propia vida y solo tú tienes las llaves de tu felicidad. Porque aparte de que la enfermedad nos afecta de diferentes maneras a todos nosotros nuestros antepasados al igual que nuestras culturas, familias, y religión también influyen mucho en como nos enfrentamos y nos sentimos frente a ella. Al empezar a escribir les sugiero que miren más allá del presente enfocándose en todas las batallas grandes y pequeñas que han ganado, hasta poder llegar a donde se encuentran en este momento. También les reto a seguir escribiendo hasta sentir una nueva esperanza, renacer dentro de sus propios seres.

Además de relatar nuestras hazañas por medio de la escritura a mí me gusta pensar en nuestro viaje con la enfermedad como un proceso de embellecimiento espiritual. Como 'Diva' que dicen que soy por supuesto no es nada extraño que me guste todo lo fino. Siempre me sorprende, aunque toda la vida he sido así, que no importe el lugar donde me encuentre siempre mi ojo se va directo a las cosas más valiosas y raras. Es algo totalmente subconsciente. Solamente una vez me falló este sentido de ubicación interna al remplazar unos colchones para mi cama, por lo que mi marido se sorprendió totalmente, pero no me dijo nada hasta que llegamos a casa pues los que ya teníamos eran muchísimos más finos y por lo tanto más caros. Este despiste poco anormal se lo atribuyo al dolor intenso que sentía en esos momentos. Claro que después de volver a mis casillas me di cuenta de lo que había sucedido y quería regresarlos. Pero mi marido no lo consintió por lo cual ahora estoy esperando una oportunidad para cambiarlos.

Desde niña siempre me han llamado mucho la atención las piezas de las vajillas de china fina. Incluso cuando era una niña me encantaba jugar con las delicadas tazas de porcelana jugando al té con mis amigas y con mis muñecas. Disfruté tanto de los trastecitos de porcelana que mi abuelo me regalo, que a través de los años he acumulado un buen número de tazas de porcelana al igual que varios otros trastes finos. La última vajilla la compre para conmemorar los quince años de mi adorada hija. Cuando ella nació, me emocione tanto puesto que al fin, tenia a alguien a quien pasarle mi colección. Puesto que mi deseo era que ella también pudiera disfrutarlos como yo lo hice en mi juventud. Cuando ella apenas tenía 2 o tres años saque los trastes de porcelana en miniatura por primera vez para que jugáramos a las comiditas y a los tecitos. Ella se encantó jugando con ellos lo cual por supuesto me trajo mucha alegría. Estando ella tan pequeñita era de esperarse que algunos se dañaran. Algunos se rompieron en mil pedazos, pero esto valió la pena pues no tienen precio los recuerdos que juntas forjamos. Cada vez que logro tener y admirar de cerca una pieza de porcelana fina, intrincadamente decorada con minucioso detalle en colores audaces y hermosos por un maestro artesano me desbordo de emoción. Mis abuelos sabían cuánto me gustaban estas cosas de porcelana que me heredaron el juego de té que mi abuelo le había regalado a mi abuela. Desde el día en que mi abuelo le compro este juego de porcelana fina bellísimo me encante pues además la jarra de café al inclinarse tocaba una pieza de Mozart.

Como les dije antes, tener éxito es pensar que estamos de viaje y nuestro destino final es un lugar mucho mejor que el presente. Pero por el momento tenemos que equiparnos bien para poder llegar a pesar de los obstáculos. Para que cuando lleguemos, seamos tan brillantes y valiosos como estas piezas de porcelana fina. Hay que recordar que cada uno de nosotros somos como este singular juego de té que mi abuelo compró. Como nosotros, alguna vez el juego de té fue sólo un terrón de arcilla. Al igual que nosotros antes de nuestra enfermedad, llevaba dentro de sí un potencial enorme pero sus límites nunca habían sido estrechados hasta que el artesano decidió echarle mano. Muchos de nosotros al igual no sabíamos nuestro valor y contenido antes de que entrara el Párkinson en nuestras vidas. Algunos de nosotros estábamos completamente conformes pensando que lo que teníamos era suficiente. Sin embargo, así como el artesano vio más allá del terrón de arcilla también Dios el gran artesano detecto un gran potencial dentro de nosotros. Al igual que el barro tiene que ser puesto en el fuego para sacar las impurezas y poder moldear y dar forma. También nosotros somos sometidos al horno caliente de la vida, es decir, vivir con esta aflicción para poder relucir.

Aunque el viaje puede ser más que incómodo tenemos que aprender a soportar el proceso de embellecimiento. Yo, al igual que ustedes, me imagino que han pasado arduas dificultades y han sabido sobrevivir y superarse. Cada vez que pensamos que ya pasamos todas las dificultades, volvemos a enfrentar otra caída o reto. Estas pruebas que nos someten al fuego (así como la taza es sometida una y otra vez al horno hasta alcanzar su forma ideal) una y otra vez pueden presentarse en mil maneras como la apariencia de nuevos síntomas, nuevos efectos secundarios, el abandono por amigos que creíamos fieles. Todas estas dificultades son parte de la vida. Todos los humanos vivimos con algún aguijón en nuestras vidas sea físico, emocional, o mental. Entonces debemos aprender a soportar los valles obscuros, para así poder tener mayor regocijo cuando alcancemos las cima.

Al fin cuando veamos nuestro propio reflejo en el espejo, podremos estar orgullosos de nuestra transformación al igual que una taza fina relumbrante y orgullosa de ser la preferida de la mesa del (y usada por el) maestro después de tanto estrechar, moldear y someter a fuego. La misma transformación ocurrirá dentro de nosotros a lo largo de nuestro viaje con la enfermedad, volviéndonos en algo mucho más valioso y apreciado, dignos de estar sentados (o puestos sobre) en la mesa del Rey.

Aparte de todo lo que hemos cubierto en este capítulo les sugiero discutir con su médico cualquier inquietud espiritual que tengan.

- No tengan miedo de abordar las grandes cuestiones de la vida. La sanación siempre empieza de dentro hacia fuera como dije antes.

- Permítanse tiempo para hablar de las cosas espirituales. (Extiendan la misma oportunidad a sus seres queridos que viven con la misma u otra enfermedad)

- Busquen a alguien que les aconseje y esté dispuesto a trabajar con ustedes en esta área- ya sea un sacerdote, pastor, u otro guía espiritual

Los beneficios de estar en contacto con su vida espiritual son muy dignos de su tiempo- en el cual se encuentran:

- La recuperación más rápida de la enfermedad o pérdida personal.

- Mejorará su confianza y autoestima, lo cual le hará más atractivo a su pareja.

- Mejorará todas sus relaciones personales.

- Incrementará su creatividad al igual que aumentarán sus dones espirituales, tales como la paciencia, la bondad, la esperanza, la honestidad, el amor, la alegría, la sabiduría- en si la fe dará su fruto. Me gustaría que se aprendiesen de memoria este versículo de la Biblia y lo hagan parte de sus vidas: *"Los frutos del espíritu son amor, gozo, paz, paciencia, benignidad, bondad, mansedumbre…en los cuales no hay ley contra de ellos."* Gálatas 5:22-23

De interés: Tener estos frutos en cuenta les ayudara a tomar mejores decisiones en la vida se los aseguro.

6

El vínculo matrimonial dentro de la enfermedad
(*Hasta que la muerte nos separe*)

"El problema con el matrimonio es que se termina cada noche después de hacer el amor y tiene que ser reconstruido cada mañana antes del almuerzo."

~ Gabriel García Márquez-
Amor en el tiempo de cólera

En una época donde el amor y el matrimonio parecen disminuir más pronto de lo que pudiéramos decir '*acepto,*' el cómo sobrevivir el matrimonio mientras viven con una enfermedad neurodegenerativa crónica y progresiva, es una verdadera enigma.

Establecer un equilibrio no es una tarea fácil de conseguir, se los digo por experiencia. Esto requiere un montón de amor, perdón, paciencia, y respeto mutuo. Mientras que las tasas de divorcio van en aumento. Se reporta que el 50 por ciento de las primeras nupcias, 65 por ciento de los segundos matrimonios, y el 70 por ciento de los terceros terminan en divorcio. Así que en este caso, como en otras fases de la vida, la práctica (el casarse repetidamente) no es la solución; ni tampoco nos hace mejores parejas. Por lo tanto, si tu pareja sigue contigo después de vivir con la enfermedad dale las gracias a tu pareja, a Dios y sujétense bien a esa persona. No hace mucho tiempo que escuché a alguien comentar que los jóvenes de hoy están eligiendo renunciar al matrimonio completamente o esperarse a una edad más avanzada. Hoy en día esperan muchos hasta la cuarta década para contraer matrimonio. Este cambio drástico en la mentalidad de la nueva generación se debe a los conflictos de familia que han esenciado junto con las estadísticas de divorcio tan altas en la mayoría de los países. Aunque entre nosotros las hispanas de los Estados Unidos tenemos una tasa más alta de permanencia en el matrimonio. Creo que esta observación es a causa de nuestra religión, la cual se opone al divorcio. Aun así, pasados son los días de que las personas celebraban aniversarios de boda de más de sesenta.

Entre los países hispanos el nivel de divorcio es de 3.5 por ciento en cuanto los Chilenos, este país se jacta de tener el más bajo nivel mundial de un solo tres por ciento. Entre los hispanos de este país también se encuentran cifras más bajas que entre el resto de la población no latina. En comparación, los suecos tienen las estadísticas más altas con un porcentaje de más de cincuenta por ciento. Lo sorprendente es que a pesar de que nuestra religión viene de la tierra madre –España, en este país también está entre los niveles más altos del mundo y por lo tanto los más elevados entre los hispanos. Los españoles tienen un sesenta por ciento de divorcio.

El estado matrimonial tiene mucho que ver con la estabilidad de la enfermedad del párkinson. Por otra parte cuando estamos casados por largo tiempo y vivimos con una enfermedad crónica los desafíos que enfrentamos como pareja no solo son diferentes pero a veces mucho más complejos y difíciles de navegar.

Dada la gravedad de la situación en nuestra comunidad latino-americana como en la sociedad en general, entonces hablaremos un poco de cómo evitar o sobrevivir los eventos estresantes de la vida que pudiesen conducirnos a una separación o divorcio. Holmes and Rahe (1967) desarrollaron una *Escala de Reajuste Social* (Social Readjustment Rating Scale –SRRS) basada en un cuestionario para identificar los eventos de mayor estrés por los cuales pudiésemos pasar como individuos. Esta escala evalúa 43 eventos considerados como suficientemente estresantes (ej. el divorcio, contraer una enfermedad, y perdida de trabajo). A cada contingencia se le asigna puntos según su efecto en nuestras vidas. Entre más eventos tengamos aparte del párkinson (está en si pudiese ser suficiente estresante para cualquier individuo) más probabilidad de padecer estrés relacionado con las sucesivas. Todos estos eventos en conjunto asimismo empeoraran la enfermedad. Esto puede suceder en nosotros como pacientes al igual que en nuestras parejas, las cuales podrían de igual manera afectar la estabilidad de la unión. Por eso es importante evitar conflictos necios y sin motivo en el matrimonio para no añadir sal a la herida.

No hay muchos datos disponibles acerca de las estadísticas sobre el divorcio en aquellos que vivimos con el párkinson. Mi observación, es que el divorcio es más frecuente que en la población de personas con problemas neurológicos crónicos, al menos en este país. Pero la incidencia de divorcio entre las personas con párkinson, la cual se desconoce en el presente, en mi opinión no necesariamente es más alta comparado aquellos que viven con otras enfermedades neurológicas crónicas (ej. La esclerosis múltiple). Sin embargo, en un artículo sobre otros grupos los cuales padecen déficits neurológicos severos, crónicos, y debilitantes, tales como aquellos que poseen lesiones de la médula espinal y esclerosis múltiple demostraron una cifra de divorcio dos veces más alta a la población en general. Creo que por tener varios factores en común (ej. La progresión crónica neurodegenerativa, la falta de cura, la fatiga crónica, los problemas de la vejiga, y los problemas sexuales), por lo siguiente nosotros los que vivimos con párkinson pudiéramos tener un riesgo similar. Por otra parte, los problemas de divorcio son más comunes entre las mujeres con todo tipo de enfermedad crónica. Mi experiencia junto con la escaza literatura sobre el tema ha comprobado esto. Según un estudio, que se llevó a cabo hace una década, entre personas con problemas crónicos de salud descubrieron que el aproximadamente el 21 por ciento de los adultos con discapacidad estaban divorciados, comparado con solo el 13 por ciento de los adultos sin discapacidades. Además indicaron que aquellos que tenían discapacidades solían vivir solos.

Al leer este artículo, rostros y nombres bombardearon mi mente, inmediatamente confirmando esta noción de un número creciente de divorcios entre mis pacientes y amigos que viven con el párkinson. Entonces, me pregunté ¿qué podríamos hacer como pacientes, miembros de la familia y cuidadores de estos para evitar este resbaladizo camino que conduce al divorcio dentro de un cuadro clínico de enfermedad crónica neurológica? Especialmente nosotras como mujeres que padecemos de esta.

No nos engañemos, el matrimonio es un constante acto de balanceo lo cual cuesta trabajo, dedicación, y constante vigilancia y atención. Los primeros años hasta que se encuentra un ritmo de vida en la cual nos sentimos a gusto en el papel que nos corresponde como pareja pudiesen ser unos de los más difíciles especialmente si llega una enfermedad repentina no esperada. Además, recuerden que es natural que maduremos (cambiemos de parecer) a medida que pasa el tiempo. Por lo tanto, es importante que las personas dentro de la relación aprendan a sobre llevar los cambios de la otra persona. De no ser así, el matrimonio no podrá seguir funcionando. Entonces, al llagar la enfermedad del Parkinson requiere de mayor habilidad y agilidad por parte de ambos para poder lidiar con los altibajos que trae consigo una enfermedad crónica. A veces estos suelen a suceder con más frecuencia de lo que a nosotros nos gustaría. Por lo consiguiente, si nuestros compañeros no están dispuestos a sobrellevar los retos que se presentan frecuentemente, no habrá un futuro como pareja. En mi caso, a medida que va avanzando mi enfermedad yo necesito tener más flexibilidad para des emprender mis responsabilidades y tareas cotidianas. Lo malo es que después de llevar tantos años con la enfermedad, casi la mitad de nuestro matrimonio, mi esposo se ha vuelto mucho más rígido. Por lo tanto este desconcierto empezaba a causar fricción en nuestra relación matrimonial hasta que me di cuenta de la razón de su nuevo comportamiento. Pues resulta que con cada empeoramiento que padezco, él se siente fuera de control aparte que ahora él tiene que velar también por la salud de su padre que va en decaída. Al no poder tener control sobre las ocurrencias de sus seres queridos, su reacción es exigir un control sobre las cosas que si tiene a su alcance. Al darme cuenta de esto, entonces pudimos entablar una conversación de cómo enfrentar sus temores y frustraciones sin que afecte la relación entre los dos. La solución es que él tendría que tratar de ser menos rígido y yo tener un poco más de estructura en mi vida. Pero también recordándole que aunque no tengamos control del progreso de la enfermedad podemos hacer algo para evitar hospitalizaciones y cosas por el estilo para amenorar su ansiedad y preocupación. También recordando que la actitud determina el resultado de la batalla. Claro este cambio de actitud no va ocurrir de la noche a la mañana ni será nada fácil para ninguno de los dos. Pero reconociendo el problema se puede efectuar una solución y establecer límites personales apropiados que funcione bien para los dos. Recuerden que hablando se entienden mejor las personas. Y cualquiera problema que exista entre pareja podría tener una solución siempre y cuando haya respeto mutuo. Sin respeto ni amor no se puede hacer compromisos ni sacrificios para el beneficio del ser amado ni para mantener la unión.

Por esta razón, una de las cosas que creo que toda persona que se enfrenta cara a cara con un mal crónico en sus vidas, debiera de tener acceso a un trabajador social el que les pueda ayudar a navegar las situaciones más comunes que causan fricción en un matrimonio; así como las finanzas, los planes futuros acerca del tratamiento que deseamos, la comunicación continua. También estos profesionales les pueden ayudar a preparar los testamentos de vida y saber cuáles son los recursos a su disposición para ayuda dentro y fuera del hogar como ayuda con los niños, la preparación de comidas, limpieza de casa y otros servicios auxiliares.

Ahora, ¿imagínense añadir el diagnóstico de una enfermedad crónica a cualquier situación de inseguridad que pudiese existir en un matrimonio o relación amorosa? Un diagnostico inesperado pudiese causar un enorme trauma. Desafortunadamente, muchos no tienen las herramientas adecuadas para enfrentar esta realidad. Por lo tanto, los trabajadores sociales, los consejeros, y psicólogos, les pudieran aconsejar en estas áreas para reducir el estrés. De no ser así, el estrés sin límites ni solución pudiesen causar grandes desajustes sociales en nuestra propia persona al igual que en nuestros cónyuges.

Para poder entender las herramientas necesarias para combatir las frustraciones que resultan en el matrimonio y en el cuidado de alguien con una aflicción crónica debemos entender primero como reaccionamos frente al mismo estrés dependiendo de nuestro género. Sabemos que las mujeres respondemos al estrés diferentemente que los hombres. Es lógico pues que igualmente presentemos síntomas iniciales diferentes y respondamos a los tratamientos y a la enfermedad en general de una manera totalmente diferente que lo harían nuestros cónyuges masculinos.

Por no estar bien preparados en la vida ni entender las emociones frente a un golpe de la vida tan duro como el recibir un reporte que nos sacude hasta el alma hace que los hombres y mujeres reaccionemos distintamente. Y puesto que no hay una solución concreta a ésta enfermedad, pues no tiene cura, los hombres que están acostumbrados a buscar soluciones a cualquier problema pueden de pronto sentirse incapaces y totalmente frustrados. Lo cual resulta en que las mujeres diagnosticadas con el párkinson sean abandonas con frecuencia sin importar la edad del paciente o el tiempo de vida matrimonial que lleven. Según un reporte en el periódico del *New York Times*, indico que el riesgo de divorcio es mayor cuando la mujer es la que se enferma comparado al porcentaje de hombres que se divorcian después de ser diagnosticados con enfermedades similares. Además porque nosotras las mujeres siempre estamos al cargo de otros (ej. *hijos, padres, nietos*) al quedarnos solas los desafíos resultan ser mucho mayores y el futuro suele ser más incierto causando un mayor nivel de estrés.

¿Cómo es que debemos sobrellevar la carga de vivir con un problema de salud crónico dentro del matrimonio? Especialmente ¿qué es lo que debemos de hacer para evitar el divorcio? ¿Cómo es que podemos encontrar pareja si ya estamos divorciados, separados o viudos y tenemos una enfermedad progresiva?

Como dijera antes debemos aprender a evitar el estrés puesto que este ya es parte integral de nuestra enfermedad y al no tener medidas para controlarla ésta se puede volver en un círculo vicioso y un laberinto sin salida.

¿Cómo tener éxito en el matrimonio frente a una enfermedad?

Aquí les doy mi opinión como doctora, cuidadora y paciente. El matrimonio es una cosa muy difícil de cuidar y extremadamente frágil. Pero si sabes cuidarla, podría ser tan sólida como una roca.

Quisiera que pensaran en el matrimonio y el amor como un baúl vacío. En esta generalmente guardamos todas nuestras cosas sentimentales del pasado al igual que los sueños futuros que atesoramos. Sin embargo, uno sólo puede sacar fuera lo que uno ha depositado dentro de él. Si no depositamos nada adentro de éste baúl; cosas como el amor, el respeto, la gratitud, la amistad, el compañerismo, la paciencia, la alegría, la risa, y la comunicación, entonces cuando tratemos de sacar algo de allí para sobrevivir las dificultades en una relación matrimonial nos quedaremos con las manos vacías.

No importa cuánto tiempo lleven de matrimonio, un diagnóstico de una enfermedad crónica inesperada está cargada de un sin número de preocupaciones y preguntas. En parte la preocupación por el ser querido junto a la repentina noción de la carga financiera que ésta impone puede hacer que una relación que está al borde de deshacerse se quiebre más pronto. Pero si hay suficiente confianza, madurez, respeto y amor, las sobre cargas solo servirán para fortalecer la unión. Recuerde que un matrimonio está compuesto de dos personas por lo que debe haber acuerdo entre las dos partes. Por lo tanto, la comunicación entre parejas es primordial. Si no hay comunicación entre los socios implicados, los problemas no pueden ser fácilmente solucionados. He aprendido que la persona que recibe el diagnóstico y la persona que tiene la responsabilidad de cuidar de esa persona inmediatamente comienzan a experimentar las cinco etapas del duelo al recibir la noticia. Estas faces descritas son la evolución normal de los seres humanos frente a un golpe trágico. El estado de negación, negociación, aceptación, ira y depresión son parte de la evolución en tratar de resolver cualquier problema especialmente entre mayor sea la magnitud. Lo importante de esto es recordar que no todos pasamos por todas las etapas, ni tenemos un orden específico para alcanzar hacer paz con el problema. A veces nunca alcanzamos la aceptación y nos quedamos estancados en una sola fase del proceso de sanación. Muchos nos quedamos en un estado de ira, por lo cual no podemos caminar hacia adelante sintiéndonos víctimas. Al sentirnos víctimas, nos enfocamos más en lo que perdimos, lo injusto de la vida y la situación y no aprendemos a sobrevivirla de una manera exitosa. Además, dejamos que la enfermedad nos robe la felicidad.

También debemos recordar que el proceso de aceptación es continuo. Cada vez que se presenta una tragedia o al agravarse nuestro malestar volveremos a tener que aprender a sobre pasar estas caídas hasta recobrar un nuevo estado de "normalidad" en nuestras vidas personales. También es imprescindible que cada una de las personas en la relación tenga tiempo suficiente para procesar la información y pasar por las etapas a su propio ritmo hasta que llegan a la aceptación y un acuerdo mutuo. Cada individuo es diferente en cuanto se refiere al tiempo necesario para poder llegar a la admisión y aceptación de la gravedad del diagnóstico. Cada pareja es distinta en como enfrentan las dificultades de la vida. No porque uno de los cónyuges haga la paz con tener que vivir con la enfermedad en sus vidas quiere decir que el otro también ya haya dado consentimiento a su nuevo papel de cuidador (pareja), o individuo con enfermedad crónica. Pues esto lo he visto con mis pacientes y dentro de mi propia relación con mi marido. Después de diez años de compartir esta enfermedad pensé que mi esposo había aceptado mi diagnóstico. Pero el poder alcanzar la aceptación entre parejas a la misma vez es muy improbable. Lo más común es que alguien siga en estado de desafío o negación. En mi caso, de repente, por algo a veces insignificante concerniente a mi salud, puede desatar las dudas, la ansiedad, y hasta causar ira. Mi marido siempre me ha apoyado en todo con mi enfermedad y aunque muchas veces pareciera estar conforme con el proceso y progreso de la misma, pues yo lo estaba, no era así. Pero repentinamente puede haber cambios drásticos con solo leer algo relacionado al párkinson. Las reacciones como el enojó pueden causar conflicto entre la pareja misma. Al leer lo último sobre la enfermedad se dio cuenta de nuevo o talvez finalmente reconoció las implicaciones para nuestro futuro causándole mucha ansiedad. Lo cual lo impulsó a tratar de encontrar una nueva solución a mi problema trazándome un plan sumamente elaborado para poder mantenerme estable y con salud. Este plan incluía un régimen entero de estilo de vida nueva, dieta restringida, aumento de ejercicio. Lo cual le agradecí con lo más profundo de mi ser por su amor, apoyo y preocupación pero tuvimos que discutir que algunas de sus sugerencias no eran prácticas para mí. Lo que causo aún más ansiedad pero al fin pudimos encontrar una solución en la cual ambos pudiésemos beneficiarnos. También me di cuenta que después de la última hospitalización él no había acabado de procesar todo y había continuado en una etapa de negación completa pensando que era solo una casualidad y no otra complicación más del párkinson.

Recuerda los 8 puntos siguientes para tener éxito en tu matrimonio dentro de la enfermedad:

1. Reír a menudo puesto que la risa en una relación y en toda fase de la vida es la mejor medicina para el alma ayudando a reducir el estrés, y fortalecer el sistema inmunológico. Además se dice que esta acción agrega longevidad a nuestros años de vida. Mi marido y yo hemos podido sobrevivir hasta el día de hoy haciendo ligero de los problemas y riéndonos a menudo. Esto es bastante importante. Creo que es la principal causa por la que hemos podido superar todos los altibajos y darle tiempo al tiempo para acostumbrarnos a un nuevo nivel de "normalidad" cada vez que sucede algo nuevo. Con cada altibajo también llegan anécdotas inesperadas que las cuales se convierten en la verdadera sustancia de la vida. Una ocasión, mi marido como de costumbre se despertó muy de madrugada y me empezó hacer conversación hasta despertarme completamente, al menos así lo creí, aunque apenas me había acostado a dormir hacia menos de tres horas. Como me sentí con hambre y despierta, le pregunté que si ¿quería que le hiciera de almorzar y pusiera café? "Claro," me dijo, entusiasmado. "Hoy me quedo a comer contigo en vez de ir con mis padres," me sonrió. 'Bueno mientras te metes a bañar yo empiezo a cocinar,' le dije. Se metió a bañar y no supe más de mí hasta después de 10 horas cuando me desperté feliz y reposada. Al darme cuenta de la hora brinque de la cama y fui hacia la cocina donde se encontraba mi

marido, al verme me dijo: "¿Ya mero está el café?" Con una sonrisa de travieso. Y los dos pegamos la carcajada al mismo tiempo. "Ya casi", respondí jugueteando. Ahora siempre que me levanto por las mañanas me pregunta si ya está el café. Y yo le contesto, "ya merito", *como en unas diez horas más.*"

2. Mantener siempre una comunicación abierta entre ambos para que no existan confusiones ni mal entendidos.

3. Buscar asistencia médica inmediata si las cosas cambian de repente en cualquier área de tu vida, como la función sexual, inestabilidad mental, depresión, cambios cognitivos, u otros cambios personales que impactan la vida (Ej. alucinaciones, problemas de vejiga y otros problemas no motores).

4. El amor, respeto y entendimiento mutuo son las claves para sobre llevar cualquier tormenta dentro del matrimonio.

5. Compartir tiempo como pareja lejos de la familia, los niños, el trabajo, y otras responsabilidades para dedicarse a mejorar y fomentar la unidad y los sueños en común. Esta es el área número uno que debe ser fomentada, particularmente en parejas con enfermedades crónicas, prestando atención a las necesidades de tu pareja- físicas, mentales, y emocionales. Con solo abrazarse unos segundos puede hacer que la presión se les baje y se relajen. El contacto también produce químicas naturales en el cerebro como la oxitocina las cuales producen un sentimiento de satisfacción, placer, y felicidad. Asi que no olviden de darse un beso, una caricia o un abrazo del diario.

6. La intimidad es bastante importante para toda pareja no solo sexual pero emocional. Deben de darse tiempo para estar juntos. Además tener relaciones sexuales no necesariamente incluye penetración vaginal. Esto es importante de recordar puesto que nosotros los que padecemos de párkinson a veces sufrimos de problemas de lubricación, falta de libido (síntomas que disminuyen el deseo como la depresión y el dolor), problemas con el orgasmo,

eyaculación y disfunción eréctil. (Lo importante es también saber que deben comunicar estos problemas a sus médicos puesto que hay tratamientos para resolverlos). Por lo tanto, pueden expresar intimidad dándose un baño juntos, o con sólo acariciarse. Enfóquense en dar y recibir amor y placer. Unos puntos más que les ayudara para tener mejor conexión sexual con su pareja a pesar de la etapa en que se encuentre son los siguientes:

a. Comenzar con romper barreras- hablando siempre

b. Busquen una manera de reconectarse – ¿Qué les gustaba hacer juntos antes de que el párkinson llegase en sus vidas?

c. Hablen con sus médicos cuando existen problemas en el dormitorio pues estos tienen una solución la mayoría de las veces. Como pareja también pueden asistir a consejería o terapia sexual o de comportamiento para aprender como hallarle provecho a sus vidas intimas a pesar de tener una enfermedad crónica.

*d. Vean el ser cuidadores de un punto de vista nuevo- i) como persona que vive con la enfermedad (el paciente) primero traten de mantener la independencia lo más tiempo posible no cansen a su pareja ni se vuelvan victimas quejándose todos los días. No dejen de tener sus propias metas y sueños. Acudan a sus citas de doctor solos o encuentren algún amigo o pariente que los acompañe. Al menos que necesite ayuda no agoten ni abruman a su pareja. Igualmente a usted que le toca ser cuidador no trate de hacerles todo si su pareja es capaz de hacer por sí misma. ii) Ya cuando llegue la etapa más avanzada de la cual su pareja necesite más ayuda entonces darle la mano con más frecuencia y si es posible contratar a alguien que les pueda proveer ayuda (aquí en los Estados Unidos hay servicios sociales los cuales su doctor puede recomendar para que le ayuden al aseo de la casa, el aseo de su pareja, traerle comidas—**meals on wheels**). También pueden contratar a estudiantes de enfermería o de medicina barato para que les ayude pues estos necesitan ayuda financiera y el aprendizaje de cuidar a alguien con párkinson les* *servirá de experiencia en sus carreras. Así usted puede continuar enfocándose en la relación como pareja y no enfermo ni cuidador.*

iii) *Pero si ya son cuidadores o al volverse cuidadores traten de no poner toda su atención en los quehaceres rutinarios que nos desgastan el ánimo y quebrantan el alma. Sino en esos momentos rutinarios y a veces difíciles de llevar a cabo pónganle un poquitito de amor y dejen su imaginación rodar. Podrían hacer un juego amoroso de los baños que le tiene que dar a su ser querido dándole besos y caricias largas con la esponja de baño y dándole masajes con círculos por todo el cuerpo en donde tenga más rigidez.*

e. *Recuerden que nuestros pensamientos controlan nuestras acciones; Si pensamos que ya estamos vencidos o que nunca más podremos disfrutar de los placeres de la vida entonces ya hemos perdido la batalla . . .*

7. Darse tiempo personal separado uno del otro para desarrollar las metas y sueños individuales. Todos necesitamos tiempo a solas para crecer como individuos, para nutrir nuestras mentes y almas y para reunir fuerzas para ser capaces de lidiar con factores estresantes de la vida. Tenemos nuestros propios sueños. Yo continuo desarrollando mi pasión por la medicina a pesar de mi enfermedad y esto me da fuerzas para seguir luchando. No debemos ser egoístas y pensar que el mundo gira alrededor de nosotros solo por tener una enfermedad. Nuestros esposos también se cansan y necesitan tiempo a solas.Si todavía pueden ser independientes en vestirse, bañarse, y hacer cosas por si mismos pues con mayor razón no abrumar a nuestras parejas. Asi también evitaran que la llama de la pasión se extinga.

8. Olvídense del pasado- no comparen sus vidas de hoy con las de ayer. Aun cuando estuviésemos sanos es normal que nuestras relaciones cambien así como nuestra moda de pensar al igual que nuestro cuerpo también cambia con el pasar de los años. Recuerden que la misma vida tiene estaciones, es natural que las cosas cambien.

¿Cómo evitar que el matrimonio se rompa frente a la enfermedad?

Los matrimonios jóvenes a veces por la falta de madurez de la relación tienen menos herramientas a su disposición para enfrentar una enfermedad progresiva pues no tienen permanencia historial donde han vencido pruebas como pareja y las han sabido superar trabajando unidos. Por esta razón los matrimonios jóvenes tienden a romperse más frágilmente comparados con aquellos que han sufrido otros factores estresantes en el pasado o han tenido una larga relación antes del diagnóstico pues saben cómo balancear los problemas de la vida. Sin embargo, lamentablemente siempre hay excepciones a todas las reglas. Puesto que he presenciado varios matrimonios de más de veinte años de vida nupciales disolverse en el momento cuando les anuncié la presencia de un mal neurodegenerativo.

Lo que esto me dice es que no sólo estamos mal equipados para enfrentar las tragedias personales pero como parejas carecemos de las habilidades de afrontamiento necesarias. Además carecemos de herramientas para iniciar la comunicación necesaria para poder superar estos acontecimientos impactantes de la vida. En primer lugar, como pacientes debemos aprender a buscar señales de alerta y aprender a evitar las trampas que pueden acabar llevándonos por el camino equivocado que interrumpa nuestra felicidad matrimonial. Debemos entender que no estamos solos, que esto es un problema de dos. También debemos mantener las puertas de comunicación abiertas con nuestros doctores de cabecera para evitar fracasos a causa de los problemas no-motores que son frecuentes. Para dar el mejor cuidado posible a un paciente que vive con el mal del párkinson, generalmente requiere un acercamiento multidisciplinario que implica a su médico, un psicólogo, consejero, psiquiatra o consejero de matrimonio (religioso).

Como dije antes, las reacciones y sentimientos frente al estrés y diagnóstico son bipolares refiriéndose a la manera de observar las cosas entre los géneros. Verdaderamente los hombres son de marte y las mujeres de Venus- de planetas diferentes. Así pues nosotros como hombres de vemos llenarnos de paciencia y comprensión cuando nuestras esposas padezcan de síntomas negativos como la depresión, fatiga, ansiedad las cuales son más común en este sexo especialmente a las que padecemos del mal de temprana edad. Sus comportamientos caballeros o falta de apoyo pueden causar una gran cisma en la relación la cual si sigue su rumbo sin cambio pueden llevar a la separación. Los hombres tienen tendencia a tener más problemas de comportamiento como irritación la cual los puede volver emocionalmente y verbalmente abusivos. Asimismo las mujeres si no están al tanto de estos síntomas como parte de la enfermedad que requiere atención médica y se va creando resentimiento por el mal trato o la infidelidad a causa de la medicina que aumentan estos impulsos los cuales si no son corregidos a tiempo tarde o temprano resultaran en una separación.

Por lo tanto el cónyuge necesita saber desde el principio que puede haber cambios de humor, de personalidad, de comportamiento, y de cognición que alteran al paciente de una manera desconocida o poco común antes. Además puede haber cambios drásticos causados por los mismos fármacos como el causar obsesiones e impulsiones. Las mujeres podríamos expresar nuestro desconforme por medio de la comida o de ir de shopping. Pero los hombres demuestran sus frustraciones en buscar cosas que les estimule las químicas naturales de felicidad por lo cual tienden a gastar más en los juegos de azar y tienen más apetito sexual. Estos impulsos a veces les conducen a la adicción pornográfica, a las relaciones extra maritales y a la perdida de todo lo que poseen. Por eso aparte de hablar con su especialista la pareja debe de desarrollar un plan de acción el cual es importante revisar periódicamente. Si estos comportamientos anormales continúan a pesar de ajuste de los medicamentos será necesario pedir consejo a otros profesionales como consejeros matrimoniales, psiquiatras, psicólogos, terapeutas conductuales, líderes religiosos al igual que de otros grupos de apoyo para evitar la escala de estos problemas. Es importante abordar los problemas como pareja y como individuos para sacar las mejores soluciones para nosotros y nuestras familias.

El tema en casa no debe estar centrado alrededor de la enfermedad. Aunque el párkinson forma una parte muy integral de todas nuestras relaciones. Recuerden que el párkinson es sólo una pequeña parte de nuestras vidas que a veces pudiera abarcar todo nuestro tiempo, dinero, y energía. Pero no es lo único. Tampoco deben permitir que los años antes de que lleguen a una etapa avanzada deban ser años de frustraciones, y desdichas sino productivos, independientes y felices como los míos han sido después de 10 años de vivir con este mal. Permítanse luchar por su felicidad siempre tratando de prevenir problemas y no de reaccionar frente a la situación. Ser proactivos en mantener su salud y su independencia siguiendo los consejos que les ha dado. También les sugiero que se tracen metas a corto, mediano y largo plazo las cuales deben de establecer como pareja y como individuo para fomentar los sueños y las ambiciones mutuas y separadas. Siempre han tiempo para hacer algo beneficioso por su persona- ya sea ir al gimnasio, dormir 8 horas, comer saludable, y tener tiempo a solas para recargar pilas. Asimismo dar tiempo a una causa para beneficio de los demás que al fin será de su propio beneficio (pues hacer bien por los demás causa el fluido de la química llamada serotonina la cual también nos hacer sentir bien) como darse de voluntario en alguna causa que les impulse a seguir y dar tiempo a sus familias. No se olviden que a veces los que sufren más son los más cercanos pues tendemos a darles lo que nos sobra. Poner prioridades y límites en nuestras relaciones nos ayudan a mantener lo bueno y desechar lo malo. Muchos nos enfocamos tanto en la enfermedad, y en fomentar relaciones con otros pacientes y personas como nosotros que nos olvidamos del tesoro que tenemos en casa. Esta actitud causa desbalance en el hogar, en nuestras vidas que bien podrían causar fricción espiritual, física, emocional y mental las cuales suelen llevar a fracasos matrimoniales. El tener un balance en la vida es lo que nos mantiene firmes como personas al igual que como parejas. El balance puede provenir por medio de la meditación (la oración) al igual que en participar en actividades que los ayude a centrarse y sentirse mejor físicamente. Algunas de estas actividades como hacer terapia de arte, participar en un coro (cantar), hacer yoga, o tai -chi, también como el asistir a la iglesia regularmente (*mucho mejor cuando es en familia*) podría ser de gran beneficio; como dijera antes el cual les daría la fuerza para evitar los descontroles que existen en el matrimonio aún más cuando hay enfermedad crónica.

¿Qué podemos hacer si ya estamos divorciados, separados o viudos y tenemos una enfermedad progresiva pero todavía queremos tener una pareja?

Ya es suficiente difícil encontrar pareja cuando uno está enferma pero ahora imagínate lo difícil que será si te sientes lastimado(a) o abandonado(a) por tener una enfermedad crónica (aun cuando tu hayas sido el que decidido romper la relación) es bastante complicado de tratar de comenzar una relación nueva. **Primero** recuerda que todos merecemos ser amados y ser felices.

Segundo, date tiempo para sanar completamente porque aunque la relación haya sido no muy seria ni muy larga siempre hay sentimientos de culpabilidad o de no merecer amor.

Tercero, no tengan miedo del rechazo.

Cuarto, no tengan temor de comentarle a alguien que está interesado que padece de una enfermedad crónica. Pero como el párkinson suele llamarse "una enfermedad social" por el hecho de tener manifestaciones físicas poco fáciles de ocultar al menos que sean como yo que no tiene evidencia reluciente o a primera vista, entonces si alguien está interesado compártelo antes de que dé inicio a los síntomas externos (motores). – De esta manera la noticia de tener una enfermedad progresiva incurable no le será de sorpresa en el futuro cuando la misma avance.

Quinto, muchos de nosotros después de una separación buscamos a alguien que nos comprenda y ¿quién mejor que otra persona que padece del mismo mal?

Sexto, por lo general en otras enfermedades neurológicas crónicas progresivas los segundos matrimonios son mucho más estables y duraderos pues ya saben la condición de la persona amada y esperan el deterioro al igual que tienen idea de los gastos y responsabilidades que tendrán que cargar. Pero si deciden empezar una relación con otra persona que vive y lucha con los mismos problemas deben tener en mente que alguna vez la enfermedad de los dos va avanzar y es mi experiencia que siempre hay uno que se convierte en cuidador lo cual puede resultar mucho más difícil cuando uno mismo también tiene enfermedad avanzada. Con mayor razón en estos casos tienen que tener bien trazadas las metas, estables las finanzas y tener un plan de acción para el cuidado y tratamiento de cada uno de los dos.

Lo importante del capítulo es que no se rindan a la enfermedad ni dejen de disfrutar la vida ni los placeres dentro del matrimonio. Aprendan a utilizar sus síntomas para su ventaja en cuanto se refiere a la intimidad. Usen esos temblores para dar placer a su pareja. No tengan miedo de experimentar y probar nuevas cosas pues lo que funcionaba antes ya no es posible por la rigidez, temblores, distonía, hasta problemas de la vejiga. Si acaso necesitan un poco de inspiración, les sugiero alquilar la película *Amor y otras Drogas*, lanzada en 2010. Esta película está basada libremente en una historia real sobre un representante de ventas de fármacos de la compañía **Pfizer**. Este empieza una relación sexual con una mujer joven con Parkinson de temprana edad. Pues esta tiene problemas al enfrentarse con su diagnóstico maneja sus inseguridades con sexo. Esta tiene escenas muy eróticas las cuales pueden inspirar a usted y a su pareja. Pero el mensaje mayor es como aprender a lidiar con una enfermedad incapacitante entre pareja especialmente en alguien que empiezan casualmente y se vuelve en algo más. Cuando salió esta película, me di cuenta de que la comunidad del Parkinson perdido una gran oportunidad para crear conciencia sobre una enfermedad diagnosticada a casi 10 millones de habitantes alrededor del mundo. Sin embargo, la película después tuvo un toque más personal conociendo a la señorita Maggie Murdock, en la cual la película está basada y también tengo el honor de conocer a Jennifer quien trabajo directamente con la actriz Anne Hathaway quien hiciera el papel de Maggie. Entonces pues con un poco de imaginación puede sorprender a su pareja como a usted mismo. Si hay problemas de incontinencia pongan almohadillas de cama para la incontinencia. No dejen que se les apague su chispa interior y deje de brillar solo por tener párkinson.

7

El efecto de los medicamentos según el género

"Los errores reales son aquellos de los cuales no aprendemos."
~ Autor desconocido

Mis años de experiencia con esta aflicción me han enseñado que hay ciertas diferencias no sólo en la presentación de la enfermedad sino también en la reacción que cada uno de los géneros tiene a los varios fármacos que son comúnmente usados en el tratamiento del párkinson. Los efectos secundarios típicos relacionados con la dopamina y de los agonistas de dopamina tales como los mareos, las náuseas y las alteraciones de la presión arterial varían según la constitución física del individuo pero el sexo de la persona desempeña un papel muy importante lo cual no debemos de olvidar al elegir los tratamientos y dosis que recetamos a nuestros pacientes. Pero también es muy importante recordarse del estado hormonal de la mujer que padece de párkinson. Puesto que muchos de los síntomas iniciales y durante el transcurso de la enfermedad son muy similares a los de la menopausia. Esto puede confundir el cuadro clínico de alguien que apenas empieza a tener síntomas pero también puede desconcertar aquellos que sólo se basan en la edad de la mujer y podrían no tratar los síntomas no-motores relacionados a la enfermedad o causados por los efectos de la medicina pensando que es parte del ciclo (fase) hormonal natural. Pues los síntomas típicos de este periodo son los mismos que la mayoría de los síntomas no-motores del párkinson. Estos síntomas no-motores incluyen la fatiga, mala concentración, ansiedad, depresión, altibajos de ánimo, aumento de frecuencia y urgencia para orinar, problemas de sueño (no poder dormir bien), mareos, y perdida de olfato. Los mismos que nosotras padecemos cuando entramos a la menopausia. Además, al entrar a la menopausia también muchas experimentan disminución en la libido (apetito sexual) y se quejan de falta de lubricación al igual que aquellas que están postmenopáusicas. Al igual muchos de los efectos de los fármacos usados para el tratamiento de la enfermedad de párkinson producen síntomas similares a los de la menopausia como el aumento de transpiración, aumento de peso, dolores de cabeza, y un incremento en la osteoporosis. Asimismo debemos de recordar que nosotras las mujeres tenemos generalmente mayores efectos secundarios con los medicamentos que los varones. Además el aumento de los efectos secundarios en todas las personas empeora a medida que envejecemos puesto que nuestros riñones e hígado no funcionan igualmente que cuando éramos jóvenes. Aún más cuando tomamos grandes cantidades de medicamentos, los efectos pueden ser sinérgicos y aditivos. En estos casos es cuando es de mayor importancia llevar un diario de todos los medicamentos que toman junto con todos los síntomas que padecen para alertarle a su médico de cualquier cambio repentino.

Disfunción orgásmica en las mujeres con párkinson:

La disfunción sexual afecta a ambos géneros aunque de manera distinta. Aunque sabemos que la enfermedad puede causar problemas de lubricación, de libido, de disfunción eréctil, dolor vaginal y de depresión que influyen en el deseo sexual. Pero también algunos medicamentos podrían causar problemas sexuales. Por ejemplo, el fármaco rasagilina (Azilect) parece aumentar los sueños sexuales en algunas mujeres, especialmente en el inicio de la medicación (por lo general se desvanece en unas cuantas semanas) y también puede aumentar el deseo sexual mayormente entre las mujeres. Este efecto secundario en mi experiencia normalmente disminuye bastante rápido dentro de una o dos semanas de tomar el medicamento. Azilect también ha sido implicado en unos casos de orgasmos espontáneos el cual se refiere a una "condición de experimentar un orgasmo en la ausencia de cualquier estímulo sexual." Estos solo se han documentado entre mujeres. Podrían pensarse que el tener estos eventos espontáneos sería algo agradable y de placer pero a veces resulta en algo doloroso y traumático para la persona que lo experimenta. Pues pueden ser tan frecuentes que causan dolor. Yo misma tuve una experiencia similar al aumentar mi dosis regular de Azilect pues sentía que la dosis que había estado tomando ya no me daba resultado. Cuando disminuí la dosis a la anterior inmediatamente se deshizo de mi dolor causado por los orgasmos espontáneos los cuales había experimentado día y noche por dos semanas. En mi caso empezaron levemente en la noche y era una sensación agradable al principio pero continuaron cada día más frecuentes y más fuertes hasta causar me mucho dolor. Hasta el día de hoy a pesar que no he dejado este fármaco los síntomas no han vuelto desde hace 6 años; pero no he vuelto aumentar la dosis más de 1mg al día (la dosis recomendada por el FDA). El aumento había sido por consejo de mi colega que tiene bastante experiencia usando este fármaco. El ha usado dosis de 2mg con frecuencia (las cuales fueron parte de los estudios originales de investigación para trazar la dosis más eficaz). Puesto que el Azilect es el único medicamento que me ayuda a combatir el dolor central y en esos tiempos yo estaba padeciendo de dolor no controlado por otros fármacos antes de ir a alternativas me sugirió el aumento de este a 1.5mg. Lo cual causo mis dolores vaginales. Pero en los otros casos que se han documentado este mismo fenómeno no se menciona la dosis, ni tampoco si tomaron dosis fuera de lo recomendado o el tiempo en que usaron el medicamento antes de sufrir esta reacción.

Por desgracia, porque esta área de la medicina carece de entendimiento y está inexplorada, es que aún no tenemos todas las respuestas al porque algunas tienen este tipo de dolor vaginal y reacción al medicamento; pero dada mi experiencia, este fenómeno podría considerarse una reacción idiosincrásica de Azilect en mujeres. Pues este fenómeno se ha documenta en otras dos mujeres con párkinson; al igual que en mujeres que padecen otras enfermedades como la diabetes, enfermedad de la tiroides y enfermedades neurológicas o disfunción autonómica de los nervios del piso pélvico.

Por mi parte, yo padezco de problemas de tiroides. No sé ¿si el tener uno de estos otros problemas cause aumento de riesgo al tomar el azilect (rasagilina)? Talvez los riesgos actuen sinérgicamente en presencia de otras enfermedades.

De Interés- es importante recordar que todos estos síntomas también suelen a suceder a todas las mujeres al entrar en la etapa de la menopausia por lo cuanto no hay que atribuir todos los problemas a una u otra causa sin evaluar el cuadro clínico detenidamente.

Alteraciones del ciclo menstrual (SPM) en las mujeres:

Puesto que la dopamina puede interferir con otras hormonas esenciales del cuerpo como la oxitocina. Por lo tanto, no es enteramente sorprendente que el ciclo menstrual de una mujer que tiene párkinson pueda ser afectado. Tampoco es sorprendente que los síntomas de la enfermedad aumenten durante el ciclo menstrual. Mi experiencia con la propia enfermedad me ha hecho descubrir que durante el período los síntomas empeoran tanto la rigidez, como los temblores y por supuesto de esperarse también el dolor. Lo interesante es que el padecer de este mal también afecta el ciclo menstrual haciéndolo más largo e irregular. Esto mismo me lo han confirmado muchas de las mujeres con las que he interactuado y a menudo me preguntan ¿si el párkinson causa desregularización del período y si el tener aún un periodo causa aumento de los síntomas de la enfermedad? De hecho, según la Asociación de la enfermedad Parkinson Europea (EPDA), once de cada doce mujeres experimentan empeoramiento de los síntomas de párkinson junto con una reducción de la efectividad de su medicación durante el síndrome premenstrual (SPM) y durante el ciclo menstrual. Los síntomas que parecen empeorar son los que mencione anteriormente como los temblores, la rigidez y la discinesia tardía. Por supuesto también el cansancio, la depresión, la ansiedad, y los problemas de sueño también se empeoran durante este trance. La recomendación en este caso, sería el tratamiento de PMS primeramente. Sin embargo, creo que en un futuro podríamos dar tratamiento al igual que hacemos con otras enfermedades neurológicas que empeoran durante el ciclo menstrual (ej. *"migraña catamenial"*). Hablen con su médico si están padeciendo de mayores malestares o aumento radical de sus síntomas durante su periodo o si su periodo se ha vuelto completamente irregular como me sucedió a mí. Creo que con el tiempo aprenderemos que el suplementar la dosis durante esta fase, sería la mejor práctica. Y así evitando los altibajos producidos por los cambios hormonales. También en un futuro pienso que recurriremos a un tratamiento quirúrgico de histerectomía sin extirpación de los ovarios para nivelar los síntomas durante el periodo, borrando los altibajos. Yo misma acudí a este tratamiento puesto que la menstruación me aumento significativamente. Por lo tanto también los síntomas empeoraban durante estos días. Después de la histerectomía los síntomas y altibajos se me normalizaron.

Si tú ciclo menstrual se agrava con la enfermedad, consulta al médico acerca de los anticonceptivos como el DIU Mirena, las píldoras de progesterona, o posibilidad de aumentar los medicamentos anti párkinson durante el ciclo menstrual. Y discutir la posibilidad de una histerectomía sin extirpación de ovarios. Pero, para el trastorno afectivo que a veces acompaña el ciclo menstrual conocido como síndrome premenstrual también podrían considerar un tratamiento antidepresivo como un ISRS (inhibidor selectivo de la re captación de serotonina) del diario o solamente durante este período (de SPM).

Varias mujeres con la enfermedad del párkinson también padecen del síndrome o trastorno dismórfico corporal después de recibir la diagnosis. Consiguientemente, se pueden menos atractivas empeorando los síntomas negativos (*i.e. depresión, ansiedad, fatiga*). Este fenómeno es algo no común entre hombres.

Lo más difícil de comprender, para aquellos que aún no están dentro del campo que opinan existir diferencias en el párkinson según el *género*, es el hecho de que los síntomas motores al igual que los no motores estén sujetas a las fluctuaciones hormonales. No sólo las mujeres sufren una alteración de vida causada por la menstruación irregular y dolorosa a causa de la enfermedad las cuales podrían causar anemia.

Está en torno, aumenta el cansancio, la fatiga, y la hipotensión. Pero, la hipotensión causada por los medicamentos y el exceso de sangrado nos hace más vulnerables a los mareos, al desequilibrio, y a las caídas. Estos síntomas junto con el empeoramiento de los síntomas motores impacta enormemente no solo la su calidad de vida pero también nuestra perspectiva. Por lo tanto es importantísimo que sepamos el estado hormonal de la mujer que vive con ésta aflicción al igual de que hagamos siempre un historial completo cuando se trata de evaluar los síntomas de una mujer para poder acertar el origen de los problemas. Esto es notable pues como las mujeres somos más sensibles a los tratamientos estándar muchas de nosotras padecemos de náuseas y vómitos las cuales en veces resultan el uso del fármaco Domperidona (*Motilium*). Este es usado comúnmente para mejorar la digestión y evitar las náuseas pero entre las mujeres que aún tienen una menstruación puede causar un descontrol severo como me sucedió a mí aumentando el sangrado y el número de días del periodo. Aparte de alterar el ciclo menstrual este fármaco también puede conducir a la lactación (*al igual que ser transmitida vía la producción de leche materna cuando una mujer está amamantando a su bebe*).

Las migrañas:

Las mujeres somos más propensas a tener enfermedades como migrañas. La incidencia de migraña es más común que la diabetes y el asma juntas en este país. Esta es la tercera enfermedad más prevalente alrededor del mundo. Entonces el aumentar este tipo de aflicción por el tratamiento de otra enfermedad común es bastante impactante. Además, es la sexta enfermedad más debilitante a lo largo del mundo entero. En latino américa al igual que aquí en los Estados Unidos aproximadamente una de cada cuatro mujeres padece de migrañas. Al igual en los países latinos, como en todas partes del mundo, la migraña es más común en las mujeres que en los hombres. Algunas de las mujeres que tienen este padecimiento también padecen de migrañas relacionadas con su menstruación. Estos tipos de dolor de cabeza empiezan unos días antes del período menstrual y continúan durante el ciclo menstrual. Por lo general nosotros los especialistas proveemos medicamentos para abortar las migrañas cuando comienzan pero en estos casos también ofrecemos medicamentos para prevenir los ataques. Lo triste es que en otro estudio que se llevó a cabo a lo largo de un año en varios países de latino américa para documentar la prevalencia (nombrar al **índice** de individuos que padecen una cierta enfermedad dentro del total de un grupo de personas en estudio) de las migrañas revelo lo mismo de lo cual he estado hablando con frecuencia en este libro – el tema de no buscar atención médica. Este estudio revelo que al igual que otras enfermedades nosotros los latinos no nos gusta ir a consultar al doctor puesto que solo el 59 por ciento de aquellos que descubrieron padecer de migrañas nunca habían ido a consultar a un profesional de medicina acerca de estos problemas. Con sólo un 5 por ciento de este grupo ha recibido tratamiento de un neurólogo para sus dolores. Se especula que una de las razones que impide buscar tratamientos aparte de las ya mencionadas anteriormente es el estigma de la diagnosis. Lo mismo pudiésemos decir del tardío en buscar ayuda cuando los síntomas de párkinson comienzan a relumbrar. Entonces nosotros como médicos en países de habla hispana tenemos un trabajo mayor (doble) de poder descifrar estos enigmas que se presentan en conjunto al cuadro clínico del mal del párkinson. Estos dolores de cabeza podrían ofuscar el diagnóstico al igual que los efectos de los tratamientos comúnmente usados para el párkinson en esta comunidad de personas hispanas.

Este conocimiento es de mayor valor puesto que algunos fármacos como el Rytary, el Stalevo y la L-dopa pueden desencadenar dolores de cabeza y migrañas. Y asimismo aumentar su frecuencia como me ha sucedido a mí. Además este problema neurológico también tiene raíz en las fluctuaciones hormonales. El simple hecho de padecer migrañas aumenta la discapacidad y disminuye la calidad de vida del paciente. ¿Cuánto más la calidad de vida y el bienestar del individuo será puesto en peligro si estos dolores son intensificados por el mismo medicamento que se supone debe de hacernos sentir mejor?

Yo sé de ante mano lo que significa padecer de migrañas y tener dolor constante por horas junto con la náusea, el vómito, y la sensibilidad a la luz; las cuales te prohíben pensar, recordar, concentrar o desemplear las responsabilidades. Pero ahora imagínense que estos terribles dolores de cabeza que antes eran leves, poco frecuentes, o tenían corta duración se han extendido a causa de los medicamentos utilizados para mejorar el párkinson. Me imagino que muy pocos querrán seguir las recomendaciones de los especialistas. Por lo tanto es importante saber que puede haber exacerbaciones pero que igual manera existen varias formas de evitar, prevenir, y controlar estos dolores de cabeza. Aparte de los fármacos utilizados para prevenir los dolores o abortar los dolores, también existen tratamientos como el *Botox* el cual yo utilicé con frecuencia en mis pacientes (puesto que funciona de maravilla). Además, yo misma la he utilizado para controlar mis migrañas. Lo bueno de este tratamiento es que no interfiere con los otros fármacos y generalmente dura el efecto de 4-6 meses.

Asimismo el padecer de distonía cervical también puede exacerbar las migrañas y los dolores de cabeza a causa de tensión muscular. El tratamiento de este síntoma consiste de relajantes musculares, Botox, masajes, y aumento de los fármacos conteniendo dopamina. Pues nada logramos en controlar los síntomas motores y no motores si de cualquier modo no pudiésemos funcionar en nuestras labores debido a las migrañas. Por lo tanto, si usted es una de las personas que sufren dolor de cabeza treinta minutos a una hora después de tomar medicamentos, especialmente acompañados de náusea, y sensibilidad al ruido y luz primero asegúrese de que no es debido a una repentina elevación de la presión; especialmente si los dolores de cabeza es algo nuevo para usted. La mayoría hemos escuchado que es común padecer de baja presión con la enfermedad al igual que con la mayoría de los medicamentos que usamos para controlar los síntomas del párkinson. Pero es notable recordar que abemos algunos que tenemos la reacción opuesta. En mi experiencia, las mujeres latinas tenemos tendencia a tener presión alta (talvez puesto que muchas de nosotras ya venimos de familias con alta presión o nosotras mismas padecemos este problema de salud). Por lo tanto para que sus médicos puedan darle el mejor tratamiento para su condición les sugiero que mantengan un diario de los dolores de cabeza incluyendo duración, frecuencia, escala de dolor, lo que lo alivia y empeora. Al igual que otros síntomas acompañantes de importancia como los cambios de presión. No olviden hablar con su médico de inmediato si desarrollan nuevos síntomas repentinos o después de comenzar un medicamento nuevo.

Curiosamente, un nuevo estudio (*de más de 6 mil personas entre los 33 y 65 años de edad por un período de 25 años*) detectó que el padecer de migrañas con auras (disturbios visuales) podría presentar el doble de riesgo en desarrollar Parkinson. Y el veinticinco por ciento de aquellos que padecemos migrañas tenemos disturbios visuales. Además este mismo estudio científico reveló que las mujeres con migrañas con aura estamos más propensas a tener una historia familiar de enfermedad de Parkinson, en comparación con aquellas sin historia de dolores de cabeza. Este hallazgo es verdaderamente fascinante puesto que las migrañas corren en mi familia. Y mi abuela al igual que yo padecía de migrañas con aura desde muy temprana edad y ambas posteriormente desarrollamos el mal del párkinson.

De interés también existe una asociación entre el padecer de migrañas y el gene de LRRK2 – el cual yo cargo. Puesto que las migrañas especialmente aquellas que son "familiares" son causadas por un problema en los canales de calcio de voltaje bloqueado precisamente lo que la mutación en el gene de LLRK2 afecta. Este gene regulariza la función de estos canales. Entonces el tener migrañas, y problemas en la función de estos canales debido a este gene junto con el párkinson nos da otra pista en cuanto se refiere al porqué de la patología, al menos para aquellos de nosotros que llevamos este defecto de herencia.

Punto de interés, en lo personal como nadie más en mi familia se ha hecho un examen genético pues entonces no se sabe de manera concreta si mi abuela (la menor de 10 hermanos y la única que desarrollo la enfermedad) también cargaba can esta mutación o es ¿que acaso yo la desarrollé espontáneamente? {*Esperare los resultados de la familia*}. Por lo pronto el llevar este gene indica un 50 por ciento de riesgo para mi hija de heredar esta mutación porque éste gene es transmitido en forma dominante de una autosoma. Aunque tener la mutación confiere mayor riesgo (¿Cuánto? no se sabe hasta la fecha.) no es necesariamente una sentencia para desarrollar la enfermedad puesto que existen otros variantes como las toxinas ambientales y el origen que afectan la penetración y el desarrollo. Por ejemplo, el provenir de descendencia mediterránea aumenta el riesgo y la probabilidad de desarrollar la enfermedad a temprana edad. Aunque solo un 15 por ciento de los pacientes con párkinson se dicen tener lazos familiares causantes de su enfermedad (a causa de genes que corren de generación en generación como el PARKIN, y el SNCA), pero todos tenemos una influencia genética de alguna manera u otra. Como dije antes, siempre que hay un gene anormal nuevo en la familia es importante analizar a los padres para ver si es una mutación nueva o alguien más lleva el mismo defecto. Solo así podremos ir aumentando la información que poseemos al igual que nuestros conocimientos para que en un futuro no muy lejano podamos predecir el futuro con mayor certeza de aquellos con alto riesgo. En si, estos conocimientos nos ayudaran a planear nuestras familias si demuestran ser algo que podamos controlar o modificar. Pues entonces el desarrollar la enfermedad aún sigue dependiendo de varios factores (Ej. el tener migrañas con auras) no sólo tener un gene anormal. Tener diferentes variantes (en este caso ambientales) explicaría por qué en los estudios de gemelos idénticos que padecen de párkinson han revelado que aunque uno de ellos desarrolle el mal el otro gemelo sigue teniendo el mismo porcentaje de desarrollar la enfermedad que el resto de la población.

Las infecciones vaginales, de vejiga, y la inflamación vaginal en las mujeres:

Este tema es bastante delicado pero de gran importancia para todas nosotras las mujeres que vivimos con la enfermedad. Sabemos de experiencia que con el aumento de los años y después de tener hijos estos problemas se vuelven más frecuentes y causan mucho malestar. Pero ahora imagínense que el riesgo pudiera aumentar con el diagnóstico del párkinson al igual que con las mismas medicinas que nos tomamos para contrarrestar los síntomas. Además cuando una persona tiene edad avanzada o tiene la enfermedad por muchos años una simple infección puede causar un trastorno mental. Como yo he experimentado en una o dos ocasiones en la cual tener una infección de orina puede no causar molestia física más allá de un repentino aumento de frecuencia al orinar y aumento en la sensación de querer ir al baño. También pudiera causar incremento en el dolor muscular especialmente en la cintura pero no necesariamente localizada a los riñones. Pero más importante aunque a veces no presente síntomas podríamos experimentar un cambio en nuestra personalidad como aumento de irritabilidad, confusión mental, falta de concentración, aumento de sueño, cansancio, y alucinaciones especialmente en aquellos que padecen de demencia. Y por que como dije antes la mayoría de nosotros no nos gusta ir al médico y preferimos tomar remedios caseros como el té de pelos de elote la infección se nos pudiera agudizar resultando en problemas más serios como requerir ser hospitalizado. Asimismo es importante saber que algunos antibióticos usados para las infecciones de vejiga pudiesen también causar confusión mental, desorientación, y alucinaciones. Estos antibióticos están en la clase de las quinolonas (*ej. Ciprofloxacino*).

Pero además este problema de aumento de inflamación vaginal e infecciones vaginales y de la vejiga no son reportadas ni atribuidas a los medicamentos en la mayoría de las veces no son reportados frecuentemente al neurólogo por experiencia personal. Por lo tanto al igual que los orgasmos espontáneos que en mi opinión son efectos secundarios del Azilect no son hasta el día de hoy reconocidos por todos los especialistas de trastornos de movimiento. A causa de esto muchas mujeres con la enfermedad sufren en gran silencio de problemas como la vaginitis crónica (*inflamación de la descarga causando vagina, picazón y dolor*), vaginosis (*infección bacteriana comúnmente de la gardnerella* e infección micotica- con hongos vaginales, que pueden causar los mismos síntomas que la bacteriana sin el común "*olor a pescado*". Debido a que la vaginitis causada por la bacteria gardnerella puede ser manifestación de enfermedad transmitida sexualmente también el tener este diagnóstico podría causar estragos en la relación especialmente si hay dudas de infidelidad. Esto por lo tanto puede ser algo bastante serio e importante de reconocer como algo que puede suceder a causa de tomar el fármaco Azilect (*Rasagiline*). Aunque los factores de riesgo de vaginitis son múltiples como el tener varias parejas sexuales, el tabaquismo, usar anticonceptivos intrauterinos

(DIU), dolor, depresión, problemas de espalda, sequedad vaginal, usar duchas vaginales o tener una nueva pareja sexual. Asimismo también puede ser causado en las mujeres que no están aun sexualmente activas. (*Mujeres tenga cuidado de no confundir la irritación y ardor en la vagina debido a la infección con deseo sexual*). Si usted desarrolla una infección bacteriana de este tipo mientras toma el *Rasagiline*, puede que necesite ser tratado con Flagyl (*metronidazol*) o clindamicina. Sin embargo, se debe tener cuidado porque Flagyl puede interferir con otros medicamentos del párkinson, así como predisponen a mareos causando subsecuentemente aumento de caídas. Azilect (*Rasagiline*) así como la misma enfermedad pueden ser causantes de infecciones urinarias frecuentes, que pueden empeorar la función de la vejiga. Además los viajes de baño frecuente por causa de la disfunción autonómica que existe en las personas con este mal hacen extremadamente difícil de poder mantener una buena higiene. Al igual que pudieran causarle un mayor riesgo de contraer una infección de los baños públicos. Similarmente la irritación de tanto asearse uno sólo contribuye al aumento de las infecciones. Y cuando estas se vuelven crónicas existe una mayor susceptibilidad a la sequedad vaginal (*independiente de la sequedad causada por medicamentos y el párkinson mismo*). Lo cual resulta en un círculo vicioso.

Todos estos problemas pueden interferir en las relaciones sexuales como el causar dolor. Aunque químicamente algunas medicinas frecuentemente usadas para intervenir en los síntomas de la enfermedad (como el mismo *Rasagilina*) pudieran causar una aceleración en nuestro propio libido (deseo sexual). Pero esta dicotomía entre mente y cuerpo podría dejarnos sintiéndonos un poco esquizofrénico. El resultado pues entonces puede ser muy difícil para obtener intimidad y ser la diva del sexo que vive en sus mentes. Pero recuerden que puede haber intimidad sin necesidad de tener penetración vaginal así que echen sus imaginaciones a rodar. Y no se olviden de llevar un diario sobre sus síntomas de infección, inflamación, y molestar vaginal para que sus doctores puedan darles el tratamiento adecuado y conseguir el alivio pronto.

Busca la ayuda de un equipo de especialistas los cuales pudieran incluir a un urólogo, ginecólogo y al neurólogo mismo. Afortunadamente existen varios medicamentos que pudiesen ayudar a controlar estos síntomas. Incluso buscar la 'modificación del comportamiento' tan pronto como sea posible de un profesional certificado para reforzar las paredes pélvicas y evitar la sensación frecuente. Modificación de la conducta implica un compromiso estricto por parte del paciente para mejorar la micción. Si se realiza correctamente, puede ser muy eficaz. Al igual su equipo de médicos pudiese recomendar tratamientos como inyecciones de Botox. También existen cirugías de implantes en el sacro con un estimulador para corregir la urgencia. Recuerda que a veces es necesario probar múltiples medicaciones para encontrar la que pueda corregir la frecuencia y urgencia de orine y prevenir las irritaciones e infecciones.

Puesto que en mi experiencia como paciente y especialista he comprobado que los problemas de vejiga en mujeres como hombres son debidos a varios factores. Además de gran importancia es que no siempre que presenta un paciente con problemas de infección e irritación y aumento de frecuencia es debido al mismo problema tratándose de la misma persona. Por lo tanto, como dijera anteriormente el mantener un diario de cuáles son los causantes en producir los síntomas de frecuencia y urgencia — cosas como la cafeína, el alcohol, la ingestión de alimentos picantes o mi favorito el consumir chocolate. Por consiguiente el averiguar si es causado por la relación sexual o agravada por el estreñimiento (en la que la extensión masiva del recto puede estimular los nervios alrededor de la pelvis y la vejiga, dando un sentido de urgencia) también es de suma importancia.

Por último, el beber bastante agua es de gran beneficio para evitar las infecciones. Toma toda el agua que desees durante el día pero después de 6:00 de la tarde limita solo en suficiente para tomar tus medicinas. Y claro no tomar ni comer productos que sean diuréticos en la tarde como la cafeína ni comer sandia, ni pepinos ya tarde pues estos son diuréticos naturales. Además no olviden que el todos al avanzar de edad tenemos más frecuencia en orinar durante la noche. Y también los órganos como la próstata y la matriz deben de ser evaluados pues estos tienden a crecer a medida que envejecemos y pueden obstruir el flujo de orina presionando el ducto de la uretra.

Los medicamentos siguientes son utilizados con frecuencia en el tratamiento de descontrol de la orina: componentes de una vejiga hiperactiva, así como un aumento en el control del esfínter provocando dificultad miccional y retención; además aumenta las infecciones del tracto urinario).

- Oxibutinina (Ditropan, Oxytrol)

- Tolterodine (Detrol)

- Solifenacin (Vesicare)

- Fesoterodina (Toviaz)

- Darifenacin (Enablex)

- Mirabegron (Myrbetriq) – *el más nuevo fármaco al mercado estadounidense*

- Trospio (Sanctura) – *no cruza la barrera hematoencefálica.*

De Nota: Sanctura es más adecuada para el tratamiento de pacientes ancianos con párkinson debido a menos efectos secundarios, particularmente la de alterar el estado mental. Los efectos secundarios típicos de este tipo de medicamentos incluyen boca seca, estreñimiento, dispepsia, retención urinaria, infecciones de orina, deterioro de estado mental. Al igual que resequedad y picazón en los ojos. Puesto que ya muchos de estos síntomas pueden ocurrir con la misma enfermedad así como un efecto secundario de otros de los medicamentos utilizados en el tratamiento de la enfermedad uno tiene que ser más vigilante cuando estos medicamentos y saber discutir cualquier cambio repentino con su médico lo antes posible.

Como especialista de Parkinson, he utilizado todos los medicamentos antiguos en mis pacientes a través de los años. Sin embargo, en el trato de mis propios problemas de vejiga me he dado cuenta lo devastador que es vivir con este problema. Tener que vivir una vida que gira en torno a saber exactamente donde se encuentran los baños en todo momento puesto que no puedes ir más de media hora sin tener que ir al baño es más que frustrante. No olviden la irritación que causa este comportamiento y las miradas de los curiosos que atrae uno cada vez que te levantas en rumbo al baño. Tener que sentarte en las bancas de atrás en los cines, iglesias, en la fila más cerca de afuera los pasillos en los medios de transportación públicos para poder salir rápido cuando lo necesitas sin causar mucha molestia. Y viajar en rutas donde sabes que hay acceso a baños públicos. ¡Qué descorazonada no poder emplear nuestro tiempo en hacer otras cosas de mayor satisfacción que ir al baño diez a veinte veces por hora! Además este incesante comportamiento nos puede dejar completamente exhaustos aparte de las complicaciones ya mencionadas. Creo que el único beneficio que imparte este constante subí y baja, levántate y siéntate es un ejercicio autoimpuesto.

La clave al tratar los problemas de vejiga de la mujer con Parkinson es recordar que estamos tratando con dos sistemas muy complejos, que a menudo funcionan independientes uno del otro. Por lo tanto es bueno recordar que los problemas de la vejiga generalmente tienen una amalgama multifactorial. Principalmente como dije antes el estreñimiento, problemas motores como la rigidez que impide el movimiento rápido, así como el aumento de la frecuencia debido al disparo de las neuronas. Además las mujeres ya estamos predispuestas a contraer infecciones de la vejiga (unas más que otras según su anatomía) y por último algunas ya tienen propensión a la incontinencia debido a los partos.

El tratamiento por medio de cateterización es algo reservado hasta el último en mi opinión o en alguien que ya no tiene independencia y esta prostrado en cama- como mi abuela lo estuvo. El auto cateterismo es más fácil en los hombres que en las mujeres por el hecho de la anatomía. Aunque sea con un dispositivo de lápiz labial que tiene un aspecto lindo, nunca es cualquier diversión para las mujeres que tienen todavía más dificultad de implementar debido a la rigidez especialmente si lo hacen varias veces al día. Aún con los auto sondaje incluso con nuevos dispositivos más pequeños todavía plantean un riesgo para las infecciones repetidas aparte del trauma físico hasta en los propios varones que no tienen problema en el auto-cateterismo han confiado en mí lo doloroso e incómodo que puede ser. Además estos pueden causar problemas emocionales disminuyendo la autoestima. Una vez más el potencial de aislamiento emocional de la pareja. Otros cambios de estilo de vida que pueden ayudarle en mantener la llama del amor encendido es dormir aparte para que su constante despertar para ir a orinar no moleste a su pareja y también padezca de insomnio como usted. También si tienen incontinencia al hacer el amor usen toallas de cama. Pero cualquiera que sea su solución al problema no olviden un cariño, una caricia, o un beso antes y después.

Consejos para evitar la constante irritación y sequedad en la zona vaginal:

- No use lavados vaginales o duchas vaginales.

- Usar Desitin o equivalente para prevenir esencialmente una 'erupción de pañal.' Incluso puede obtener un compuesto de triamcinolona y nistatina de su médico.

- Evitar jabones fuertes y jabones perfumados para evitar más irritación en esa zona.

- Usar ropa interior de algodón o por lo menos ésos que poseen la entrepierna de algodón especialmente si usted tiene una tendencia a tener infecciones recurrentes. Si este es el caso, también implemente el ingerir la vitamina C diariamente (2 gramos), así como beber un litro de agua diario por lo menos. También tomar jugo de arándano rojo (cranberry) uno al día para prevenir y acelerar la recuperación al principio de una infección del tracto urinario. Estas también vienen en pastillas (Azo es una de las marcas) pero el jugo es más eficaz en mi experiencia.

- Siempre lávese antes y después de tener relaciones para evitar que las bacterias entren en la uretra.

• Siempre Límpiese de adelante hacia atrás por la misma razón.

Si usted es una de las mujeres que reciben las infecciones constantes después de tener relaciones sexuales, trate de cambiar posiciones para ayudar a reducir la fricción en la uretra y disminuir el riesgo de infección. Sin embargo, si todavía sigue sufriendo de infecciones frecuentes y crónicas, les recomiendo que tomen un antibiótico inmediatamente después del sexo (preferible antes) para ayudar a disminuir el riesgo de contraer una infección de la vejiga. Hay varios medicamentos que se utilizan para este problema como la nitrofurantoína (*Macrodantin)* y fenazopiridina (este medicamento se encuentra en algunos medicamentos como AZO) y Uta/Uretron DS.

El párkinson y el cáncer:

Por último, pero ciertamente no menos importante es tener en cuenta que los agonistas dopaminérgicos al igual que la Levodopa presentan un mayor riesgo de desarrollar algunos tipos de cánceres como son la melanoma, por lo menos el doble de riesgo. Este tipo de cáncer es mayor entre los hombres con párkinson comparado a las mujeres. Por otro lado nosotras las mujeres padecemos de un aumento en cáncer de mama, aunque el riesgo exacto no está bien definido. Por lo tanto, sugiero consultar a su médico sobre el riesgo de cáncer de mama y melanoma. La vigilancia es imprescindible en la prevención y el tratamiento temprano de ambos. Usted y su médico pueden trazar un plan de acción y de detección según sus necesidades tomando en cuenta sus historiales personales, y familiares referentes a estos tipos de cáncer. Por ejemplo yo tengo historial de melanoma en mi familia al igual que personalmente antes de que se me desarrollara el párkinson. Por lo tanto mi vigilancia sobre este cáncer tratable si es descubierto a tiempo está en alta alerta; especialmente puesto que después del mi diagnóstico he tenido dos peleas más con este cáncer. Así que hoy tengo que ir al dermatólogo cada 3 meses para ser examinada.

OSTEOPOROSIS

Discutimos que las mujeres con la enfermedad somos más propensas a desarrollar depresión, discinesia tardía junto con la ansiedad las cuales tienen por origen influencias hormonales que se agudizan con los cambios menstruales. Hablé de que cuando una mujer está menstruando, los síntomas del párkinson pueden empeorar, así como la fatiga, los temblores, y la rigidez sucesivamente. En fin resulta que además de experimentar todos estos trastornos debido a los cambios hormonales durante las diferentes fases del desarrollo principalmente en la mujer con párkinson los huesos también son afectados a medida que avanzamos de edad a causa del decline del nivel de estrógeno. éste problema resulta ser como espada de dos filos pues no sólo se nos debilitan los huesos por falta de estrógeno pero también al avanzar la enfermedad si no estamos al tanto de mantenernos activos físicamente la vida sedentaria en la que a veces caemos resulta en el deterioro más rápido de nuestros huesos. Por esta razón, las mujeres con párkinson tienden a exhibir un mayor riesgo de fracturas de cadera con un estimado de 7.3 por ciento menor densidad mineral ósea en comparación con quienes no tienen la enfermedad. Este descubrimiento es aún de mayor importancia para nosotros los hispanos porque aquí en los Estados Unidos como en otros países latinos existe una propensión a contraer fracturas a causa de la osteoporosis. Estas resultan en frecuentes quebraduras de cadera y de vertebras de la espina dorsal. Según recientes estudios conducidos por los proyectos de Ventanilla de salud en california demostraron un aumento en los últimos dos años entre los habitantes latinos de california en cuanto se refiere a la salud de los huesos reportando una densidad ósea más baja de lo que previamente se conocían. Igualmente entre los países latinos también se ha reportado un aumento en la mortalidad a causa de las fracturas. Según un estudio basado en los hospitales de la comunidad de varios países latinos se encontró que en argentina un promedio de 300 fracturas de cadera por cada 100,000 personas arriba de los 50 años de edad. En otras partes como en Chile, México, Panamá, Colombia, Venezuela las cifras son similares. Un promedio de 20 por ciento de los que se fracturan se mueren anualmente a causa de las mismas. En México existe una prevalencia de casi un 20 por ciento de fracturas vertebrales entre las mujeres mayores de 50 años a causa de la osteoporosis. El gasto incurrido, para el tratamiento de estas alcanza $6,000 pesos bastante costoso especialmente cuando tomamos en cuenta el salario anual por persona que se especula ser de $400 a $7550 en México. Los costos varían por país pero de tal manera es algo bastante importante de tratar de evitar y proveer educación sobre este tema. Puesto que al considerar la comunidad hispana del párkinson existe todavía una mayor predisposición a contraer una fractura (*ej. de cadera*) a causa de la enfermedad y los medicamentos. Aparte de tener más riesgo las mujeres con Párkinson mayores de edad, especialmente aquellas arriba de los sesenta y cinco años generalmente son las que padecen de este problema más frecuente — hasta un 10 por ciento. Y también los hombres ancianos. Quizás la razón por la que vemos un riesgo creciente a medida que envejecemos es debido a un efecto multifactorial y acumulativo de (1) pérdida de estrógenos a medida que envejecemos, y desgraciadamente el nivel sigue empeorando después de la menopausia (especialmente si comenzamos este proceso antes de los 45 años de edad), causando osteoporosis; (2) pérdida de la vitamina D, que ocurre con frecuencia dentro de aquellos que padecen de la enfermedad del Parkinson; (3) disminución de movilidad- esto sucede por causa de la rigidez y avance de la misma enfermedad y también por la depresión que conduce a una vida sedentaria; y (4) exposición a la luz solar también a veces disminuye por los mismos factores de los cuales acabo de mencionar. Además con el envejecimiento también vienen otros problemas médicos comunes de los ancianos, como la diabetes (mucho más común entre los hispanos de este país), enfermedad tiroidea, neuropatías periféricas, mala visión y audición, que combinados todos estos factores resultan en pérdida de equilibrio en el individuo con más frecuencia. Los latinos también tienen más bajo consumo de calcio aquí en los estados unidos otro contribuyente a desarrollar la osteoporosis. Finalmente, debemos siempre considerar la deficiencia de vitamina B12 que es tan común en la enfermedad de Parkinson como lo es la deficiencia de la vitamina D. Estas dos vitaminas son tan vitales que cuando existe una deficiencia estas pueden producir 'la tormenta perfecta' lo cual resulta en un aumento de discapacidad, desventaja, aumentando la mortandad a causa de las fracturas.

Para evitar las fracturas tenemos que anticipar y evitar las causas que podrían llevarnos a tener este problema. Así es que esta de nosotros como pacientes tomar la iniciativa para reducir todo tipo de fracturas aun con mayor razón las de cadera pues estas tienen un peor resultado.

Éste plan de atención preventiva es importante debido a que personas con la enfermedad que se someten a cirugía de cadera no tienen muy buen éxito al contario de los pacientes que no padecen del párkinson. Los pacientes con el párkinson tienen más problemas durante la cirugía y tienen una recuperación más lenta y prolongada. Esta iniciativa orientada a la prevención puede incluir suplementación hormonal, si su médico lo considera necesario y sin contraindicaciones. Más importante es medir la densidad ósea. Empezar lo más pronto posible especialmente cuando la enfermedad empieza a temprana edad. En los Estados Unidos se recomienda empezar a medir la densidad ósea antes de los 50 años siempre y cuando su médico tenga razones suficientes junto con la documentación necesaria para llevar a cabo la exploración del hueso por medio de una Gammagrafía de ósea (Bone density). La cual se llevará a cabo cada dos años. Las mujeres como género tenemos cuatro veces más riesgo a desarrollar osteoporosis independiente de la enfermedad de párkinson. Así pues si miramos de cerca los niveles de densidad ósea, esperamos prevenir las fracturas de cadera, hospitalizaciones innecesarias al igual que cirugías que sólo causaran mayores problemas disminuyendo nuestra calidad de vida. Pero el que las mujeres tengamos mayor riesgo no indica que los hombres estén fuera de peligro. Como dije antes los hombres mayores los que normalmente contraen la enfermedad después de los 65 años son los que tienen mayor riesgo y deben igualmente prevenir caídas y osteoporosis. Si se encuentran en alto riesgo hablen con sus médicos acerca de tratamientos preventivos y para reforzar los huesos- existen varios fármacos en forma de parches diarios y semanales, pastillas, e inyecciones anuales como tratamientos eficaces.

Los comportamientos impulsivos:

He estado hablando de diferentes maneras las cuales la enfermedad al igual que los medicamentos pudiese afectar a las personas de diferente género. Y aunque muchas de las cosas de las cuales he hablado como la migraña son más comunes en las mujeres los hombres también por su puesto pudieran padecer de este mal. Al igual que las mujeres deben de llevar un calendario para que sus médicos los puedan ayudar. Pero hay un comportamiento o efecto secundario a causa de los fármacos que parece ser mucho más frecuente entre los varones que las damas con la enfermedad. Estos comportamientos son aumentados por el consumo de los agonistas como el Sifrol (*Mirapex- pramipexole*). Estos pueden desatar comportamientos de impulsividad como la de hipersexualidad la cual pudiese resultar en adicción sexual. En mi experiencia como paciente, he notado que los fármacos sólo aumentan los deseos y comportamientos ya presentes dentro del individuo. No creo que estos causen nuevos comportamientos. Hemos hablado de que ciertos fármacos aumentan el deseo sexual y el libido pero si hay una relación entre pareja donde este incremento se pueda expresar no existe el potencial de adicción o de comportamiento aberrante. Es el querer encontrar una solución a la frustración causada por el incremento del deseo sexual que lleva a los comportamientos fuera de lo que es normal. Igualmente el jugar juegos de azar no se convierte en algo problemático generalmente al menos que la persona que toma el medicamento ya tenga de naturaleza una actitud de querer llevar las cosas a los extremos para sentir el oleaje o subida de adrenalina. Entonces dándole una medicina que aumenta este deseo sólo conducirá al paciente a tratar de revivir esta onda de satisfacción una y otra vez conduciéndole a la banca rota. Aunque todos los agonistas pudiesen manifestar y aumentar estos deseos de incurrir placer – el Sifrol es el más potente. Por eso recomiendo que antes de prescribirlo se asesoren si ya padecen de estas tendencias. También recomendaría que se iniciaran terapias de comportamiento para explorar estas formas de actuar en estos individuos. Así como los hombres pudiesen presentar con impulsividades las mujeres también tenemos nuestras adicciones y comportamientos aberrantes como el ir de compras seguido y el comer impulsivamente. Pero estos comportamientos no son nada nuevo en el contexto del comportamiento usual de las mujeres frente a situaciones de gran estrés. A veces nosotras las mujeres usamos estos mecanismos primitivos para calmar nuestra ansiedad, nuestro descontento y aliviar el estrés por lo menos temporalmente. Con estas defensas tratamos de vendar el problema que nos molesta por que la realidad es demasiada dura y dolorosa de aceptar. Por lo tanto al igual que los comportamientos de los hombres son malas substituciones puesto que no hemos aprendido a trazar límites en nuestras relaciones en las cuales nos sirvan para elevarnos, darnos paz y seguridad. Por lo cual buscamos un remedio fácil para los problemas difíciles que enfrentamos como el sentirnos menos, frustrados, derrotados, o aislados a causa de la enfermedad. Entonces para poder enfrentar estos sentimientos reales de manera positiva y constructiva hablen con sus médicos y busquen apoyo y consejos de un profesional. Recuerden todo empieza con el respeto a sí mismo.

8

Aclarando la confusión sobre los problemas mentales del párkinson: ¿Medicamento, enfermedad o las dos cosas?

"Tratar de comprender [lo que es el párkinson] es como tratar de armar un rompecabezas con piezas que no encajan una con la otra."

~ Dave Guerrero

Los problemas de mentales y de cognición son unos de los síntomas que causan más problemas entre las personas que viven con esta enfermedad. El problema es doble para la persona que padece la enfermedad al igual que para aquellos que viven con ella. Lo sé de experiencia propia. Pues lo he vivido con mis pacientes y con mi abuela. Además he visto la frustración en los ojos de cada cuidador al enfrentar ésta etapa que puede ser bastante traicionera y de gran reto si no estamos bien equipados para enfrentarla.

¿Demencia o alteración mental?

Para poder dar el mejor cuidado a nuestros seres queridos es de beneficio entender los diferentes términos pero también las circunstancias en las cuales suceden las alteraciones de personalidad, de mente o de cognición. Pues todas tienen una solución distinta al igual que un significado para el paciente como el neurólogo. Acaso ¿está teniendo problemas con los fármacos? ¿Ha experimentado por sí mismo o visto algo anormal dentro del cuadro clínico de la enfermedad de párkinson de su ser querido? O tal vez ¿acaso habido un cambio y deterioro en las funciones mentales que nos indiquen que nuestro ser querido pudiese estar al borde de la demencia relacionada con el párkinson?

Entonces empecemos por definir ¿qué es la demencia? La demencia es definida *como pérdida de habilidades o capacidades de las cuales éramos competentes o teníamos maestría y control antes;* Por ejemplo algunas de las habilidades comunes del diario vivir son el cocinar, el lavar trastes (platos), el manejar, el cepillarse los dientes, e ir al mercado. Pero cuando hay pérdida de neuronas las cuales resultan en el principio de la demencia las cosas rutinarias necesarias para vivir independientemente se vuelven imposibles. Puesto que lo más básico como el cepillarse el cabello, el vestirse, o el asearse son difíciles de llevar acabo sin una guía. Aquellos que padecen de este problema neurológico se olvidan no sólo de los detalles de cada función sino también la secuencia para ejecutar lo deseado. Por lo tanto no recuerdan lo que es un cepillo de dientes mucho menos que se le tiene que poner pasta dental antes de cepillarse los dientes y después enjuagarse la boca para poder completar este proceso. Lo que hacen los que padecen de demencia cuando se les da un cepillo dental es que lo tiran, lo quiebran, o se cepillan el cabello o la ropa, pues no entienden su función. Este tipo de problema es común en la demencia del alzhéimer pero en la demencia de párkinson los síntomas son un poco diferentes. Estos tienen lentitud de recolectar la información puesto que los archiveros están oxidados y no fáciles de abrir pero la información está presente por lo tanto si uno les da pistas estos encuentran la información deseada con mayor rapidez.

La demencia del párkinson presenta con síntomas de mala concentración, problemas de memoria (pero al contrario de los que padecen demencia del alzhéimer, los pacientes de la cual hablamos suelen a responder a las pistas o claves que uno le dé para recordar la información que se les dificulta traer a la mente, y nunca se olvidan de sus seres queridos), problemas de juicio (no miden las consecuencias de sus acciones, ni actúan en una forma razonable en si pierden la manera de llevar a cabo una función ejecutiva paso a paso), padecen alucinaciones visuales, hablan con voz entre dientes o discurso de ahogado, padecen de depresión, de ansiedad e irritabilidad, tienen problemas de sueño (especialmente exceso de sueño durante el día), y padecen de ideas paranoicas especialmente de persecución y de infidelidad. Pero además las personas con demencia no están conscientes de que estos síntomas y padecimientos no son reales y fuera de lo común.

La demencia del párkinson resulta después de 10- 15 años de padecer esta enfermedad generalmente. Se especula que el 40-50 por ciento de las personas que viven con este mal desarrollaran demencia durante el curso de la enfermedad. Pero según algunos estudios basados en personas mayores con párkinson dentro del programa de medicare de este país los hombres están más propensos a contraer demencia. Mientras que las mujeres hispanas en un estudio revelo que tenemos menos riesgo de desarrollar esta característica comparados a otros grupos y a los varones que están en la misma etapa de la enfermedad. La demencia también es un factor más de riesgo de mortandad por lo cual es algo que debemos tratar de evitar y prevenir. Las mujeres con párkinson que padecen de demencia tienen un 26 por ciento menos riesgo de morir dentro de seis años comparados a los varones de la misma edad que igualmente padecen de demencia.

Por el riesgo de aumentar la mortandad y discapacidad debemos estar vigilantes contra los síntomas de demencia. La cual como dije antes es bastante común entre los que padecemos de este mal después de cierto tiempo. Pero acaso ¿podríamos hacer algo para prevenir la demencia o contra- arrestarla? Puesto que ésta es señal del principio del fin como dijera previamente debemos estar alerta a los síntomas para dar tratamiento de inmediato apenas comiencen los síntomas. Aunque hasta hoy el único fármaco aprobado para la demencia del párkinson es el Exelon (*Rivastigmine tartrate*) también se están estudiando los fármacos de la misma clase aprobados para el tratamiento del alzhéimer.

De nota: Pero lo más interesante de los estudios con Aricept (Donepezil) es que a pesar de que no han encontrado un mejoramiento de cognición significativo el tratamiento con este medicamento ha dado resultados anteriormente no previstos en el área de la prevención de las caídas. Esto no significa que mejora el balance necesariamente sino las razones (comportamientos) impulsivas las cuales conducen a que una persona se caiga.

Además, volviendo al tema de prevención del deterioro mental hay estudios que demuestran que el estar mentalmente activo y el hacer ejercicio ayudan a mantener la función cerebral. Esto con solo caminar tres veces por semana de menos quince minutos ayuda a aumentar el flujo de sangre al igual que el oxígeno hacia el área de los ganglios basales los cuales son afectados por esta enfermedad. Estar activos en actividades sociales, jugar a la lotería, leer, aprender nuevos idiomas, hacer rompecabezas todas estas son formas de mantenerse alerta estimulando el cerebro. Lo peor que podemos hacer es aislarnos. También es bastante importante tener una buena alimentación al igual que dormir bien.

Si alguno de ustedes empieza a padecer problemas de memoria con pérdida de habilidades antes adquiridas al comienzo de los síntomas motores o durante los primeros cinco años de la enfermedad lo más seguro es que no padezcan de párkinson típico como dijéramos. Sino la posibilidad existe de que padezcan de algún otro tipo de parkinsonismo con demencia como pudiera ser el mal que presenta con características de ambas enfermedades -párkinson y alzhéimer. Otras enfermedades que poseen demencia al principio de la enfermedad o pronto después de iniciar algunos síntomas de la enfermedad son el –parálisis supra nuclear progresiva (PSP), atrofia multi -sistémica (MSA), degeneración cortical de los ganglios basales (CBGD) y la demencia con cuerpos de Lewy (LDB). Todas estas tienen en común aparte de la pérdida de memoria y alteraciones de cognición al inicio de la enfermedad también no responden al tratamiento estándar de levo dopa – la cual generalmente desata más problemas como son las alucinaciones y comportamientos paranoicos. Además estas avanzan rápidamente comparadas al párkinson. Otras enfermedades sistémicas y neurológicas también pueden existir como son las embolias cerebrales que pudieran causar síntomas similares. Es por eso que todos aquellos que son diagnosticados deben someterse a un estudio de resonancia magnética del cerebro (MRI) al principio de este mal al igual que al haber cambios repentinos. Puesto que el tener esta enfermedad no nos protege de otros males como el cáncer, y embolias. La última es de bastante importancia puesto que según estudios de mujeres con párkinson de edad avanzada pertenecientes al medicare indicaron tener un mayor número de ataques cerebrales comparadas a los hombres de la misma edad y etapa de enfermedad. Tal vez esto se deba a lo que hemos discutido anteriormente que las mujeres poseemos mayor riesgo de migrañas, además de las alteraciones de hormonas (decaída de estrógeno) al entrar la menopausia las cuales sabemos que aumentan el riesgo de ataques cerebrales en la mujer aún sin necesidad de tener párkinson.

Aparte de problemas de cognición, las personas con párkinson pueden exhibir problemas de psicosis. Aunque estos trastornos son más comunes en aquellos que tienen demencia algunos de los pacientes sin demencia también pueden tener alucinaciones. Las visuales son frecuentes (22 a 38 por ciento entre los pacientes con la enfermedad) usualmente en forma de niños o animales. Las alucinaciones visuales por lo general no causan problemas a los pacientes son los parientes quienes tienden a preocuparse y buscar ayuda. Sólo cuando estas alucinaciones causen temor o terror al paciente se recomienda un tratamiento. También pueden existir alucinaciones de olfato, de gusto, de oído (un 20 por ciento), y de sentido sin tener demencia. Yo misma he padecido de alucinaciones de olfato varias veces oliendo tortilla de maíz quemada y de olor a chile el cual también se me presento como una alucinación de gusto repentina haciendo me creer que acababa de darle una mordida a un chile bien picoso el cual me hizo hasta llorar. Al tiempo que lo sentí en mi paladar también lo pude oler. Estas alucinaciones por lo general duran unos segundos y tienden a presentarse en tiempos de poca estimulación y cuando hay baja luz como al atardecer. En mi estos fenómenos singulares me ocurrieron al principio de la enfermedad unos por la mañana al despertar y otros al atardecer lo cual están dentro de lo común. Estas alucinaciones tienden a ocurrir en el contexto de una mente sana y consiente de lo que está sucediendo. Cuando no hay conciencia y lo perciben como algo real entonces es ya señal de decline de cognición y principios de demencia.

De interés: hoy en día se está llevando a cabo un estudio preliminar en aquellos que padecen de demencia de párkinson y tienen alucinaciones visuales para evaluar un nuevo fármaco (nelotanserin) que está en etapa primera para determinar si es efectivo y seguro.

Como mencioné anteriormente, también puede existir psicosis dentro de la enfermedad la cual puede presentarse en un cuadro clínico fuera de la demencia. Pero por lo general estos síntomas se hacen presentes al principio de la demencia que acompaña al párkinson. Estos síntomas no sólo pueden causar gran problema para los pacientes provocando temor hasta terror pero también pueden provocar un estrés muy grande para aquellos que los cuidan aumentando asimismo la carga para el cuidador. Además la presencia de estos síntomas disminuye la calidad de vida significativamente causando mayor discapacidad. El riesgo de desarrollar psicosis aumenta con el avance de la enfermedad.

Hay varias razones por las cuales un individuo pudiera tener perturbaciones neuropsiquiatrías (trastornos mentales) en los confines de la enfermedad. Estas pueden ser a causa de la enfermedad al igual que de los medicamentos.

- Un proceso anormal de información visual e interpretación por el cerebro de lo que es percibido debido al párkinson- ej. reducción en el reconocimiento de contraste de la visión, falta de agudeza visual, y reducción en la agudeza de color hacen que uno tenga más problemas de alucinaciones visuales.

- Perturbaciones de sueño – o el simple hecho de no dormir suficiente.

- Factores genéticos – por ejemplo el tener APOE especialmente E4 el cual aumenta el riesgo de contraer demencia de alzhéimer (*el tener doble E4 indica el mayor riesgo*).

- La sobre activación de las neuronas de dopamina a causa del remplazo crónico de la levo dopa (dopamina).

Además de tener alucinaciones, las personas que vivimos con el párkinson también a veces tenemos falsas ilusiones; las cuales afectan a un 5 por ciento de los pacientes. Estas falsas ilusiones por lo general son de tipo paranoico de persecución o de celos. La mayoría de los pacientes sufren de ilusiones falsas de infidelidad y celos piensan que el cónyuge les es infiel. Este es una creencia inquebrantable por parte de la persona que vive con el Parkinson de que el ser amado les es infiel aunque éste esté en una silla de ruedas y no se pueda mover. Esto también puede suceder en el contexto de plena lucidez mental pero el sentimiento es el mismo puesto que abarca todo los sentidos. Y a pesar de saber que lo que pensamos no tiene base en la realidad ésta creencia falsa no es fácil de apaciguar o desechar. Yo también padecí de este mal a causa de los medicamentos. Yo que siempre he sido una mujer independiente y poco celosa, cuando se trata de mí marido, cuando comencé a tomar la amantadina me trastorné. No sólo andaba de rincón en rincón como la llorona y me entró una depresión profunda que si no hubiese sido por mi fe talvez me deje morir. Aparte de esto me entró un celo terrible de mi marido que casi termina nuestro matrimonio si sigue más tiempo. Puesto que estaba sumamente convencida que tenía otra mujer y no podía sacarme ésta idea de la mente. Gracias a Dios que descubrimos que era el medicamento (más bien la reacción entre dos fármacos el topiramate y la amantadina) y al dejarlos se me resolvieron éstas creencias falsas. De nuevo estoy tomando la amantadina sin ningún problema puesto que deje de tomar la topiramate. (*Esto nos demuestra que los fármacos pueden causar trastornos pero también las reacciones entre dos medicamentos. Por lo tanto no den por descalificado algún medicamento que pudiera ayudarles sin antes probarlo en una o dos ocasiones dependiendo que efectos hayan tenido y con la supervisión de sus médicos*).

Las personas que padecen de párkinson pudiesen beneficiarse de llenar varias escalas que les ayudaría a sus doctores ha mejor identificar los síntomas de psicosis. Algunas de estas escalas son la escala de Hamilton (para la depresión), el cuestionario de psicosis del párkinson, y la escala de calificación clínica (UPDRS) pueden identificar estos problemas al igual que otros síntomas que están relacionados con la psicosis como la depresión, la ansiedad la cual está presente hasta el 40 por ciento de los paciente. Además la existencia de la ansiedad si no es tratada a tiempo puede causar empeoramiento de los síntomas motores. Otros problemas comúnmente detectados entre nosotros los pacientes como dije antes son los problemas del sueño así como los comportamientos compulsivos. Los problemas con el sueño ocurren hasta el 90 por ciento de las personas con la enfermedad. Entre los problemas del sueño se encuentran el insomnio. La cual nos afecta a todos puesto que por causa del Parkinson el ciclo de despertar del sueño se desplaza y corre hacia delante haciéndonos que estemos despiertos más tiempo por la noche y durmamos largas horas durante la mañana. También existen problemas como el síndrome de piernas inquietas, terrores del sueño, problemas de hipersomnia (exceso de sueño), apnea del sueño, comportamiento REM, fragmentación del sueño, y movimientos nocturnos.

Ninguno de estos inconvenientes tiene una escala para detectarse con facilidad y todavía dependen del cuadro clínico y un diagnóstico basado en el historial y estudio de sueño al igual que la exclusión de otros causantes. La escala de somnolencia de Epworth es la que utilizamos con frecuencia para detectar lo soñoliento que un individuo puede estar – del 0 –nada al 3 mucho. Esta es una forma de detectar que algo no anda bien y debemos de investigar más a fondo. Puesto que, como mencioné anteriormente, existen muchas razones por las cuales podemos tener interrupción en el sueño las cuales pueden afectan nuestra cognición y predisposición mental la cual influye a nuestro comportamiento y carácter. Especialmente cuando las interrupciones del sueño son crónicas nos veremos más propensos a tener comportamientos fuera de lo normal. Al igual que tendremos un aumento en el riesgo a padecer de problemas de memoria, tener mala concentración, ser irritables y corajudos al igual que tener episodios de psicosis. (Lo mismo sucede aun con una infección leve o deshidratación).

Es importante saber que entre la gente de párkinson geriátrica existen unas causas que comúnmente incitan la psicosis en esta población. Por lo tanto es vital prevenir y estar alerta a las causas contribuyentes:

1. El uso de esteroides especialmente si son crónicas o frecuentes

2. La deshidratación

3. Las infecciones especialmente de la vejiga (pero cualquier infección aunque parezca leve o insignificante)

4. Falta de sueño

5. El uso de ciertos fármacos en esta población mayor de edad – ej. Amantadina (Symmetrel), Artane (trihexylphenidyl), los agonistas de la dopamina

¿Cómo se combate la psicosis de párkinson?

Primero, retirando todos los medicamentos ofensivos y eliminando las otras causas y corrigiendo las infecciones.

Después viene el tratamiento con fármacos para eliminar y reducir los síntomas de psicosis si están causando problemas al paciente – no a la familia al menos que estas alucinaciones los vuelva violentos y agresivos contra la familia o cuidadores.

Antipsicóticos- comunes en el uso para combatir este problema

1. El Seroquel (quetiapine) - el efecto secundario mayor de este medicamento es la causa de hipotensión ortostatica. Además de causar sueno lo cual muchas de las veces resulta ser un buen remedio para ayudar a dormir al individuo así regularizar el ciclo de despertar del sueño. Otros efectos secundarios que pueden existir con este tratamiento son la resequedad de la boca, aumentar la constipación, causar mareos, aumentar el apetito, causar fatiga, problemas del habla, congestión nasal, aumentar el colesterol, aumentar el peso, y gastritis. Yo tengo bastante experiencia usando este medicamento y aparte de causar mucho sueño a veces demasiado no he tenido problemas con él.

2. El Clozaril (clozapine) no es usado desafortunadamente con mucha frecuencia puesto que requiere chequeo de sangre semanalmente puesto que en raras ocasiones ha causado problemas de agranulocitosis (la cual causa una fiebre repentina a causa del medicamento).

3. El nuevo fármaco en el mercado Estado Unidense para combatir la psicosis relacionada al párkinson es la **Nuplazid** PRIMAVEN-SERIN (no-dopaminergico- antipsicótico serotonergico). Este es tomado diariamente en – 2 tabletas de17 mg cada una. El mayor problema documentado con este tratamiento aparte del costo es que puede causar confusión mental y también edema periférico.

Inhibidor de la colinesterasa:

El Exelon (rivastigmine) es el único fármaco aprobado para combatir la demencia asociada con el párkinson. Cuando la psicosis es a causa de la demencia o parte de esta – este medicamento es el más apropiado para usar el cual viene en pastillas, líquido y parche. Yo prefiero el parche puesto que dura 24 horas continuas y tienen menos efectos secundarios como el vómito y nausea. Estos efectos gastrointestinales son generalmente la razón por la cual la dosis no se aumenta hasta lo máximo recomendado. Pero si la empiezan bajito y la suben despacito esta puede ser bien tolerada y dar muy buenos resultados. Además, el parche, como cualquier otro medicamento tópico, puede causar algún dolor y enrojecimiento en el sitio donde se ponga y a veces puede causar una erupción severa. He encontrado que limpiar la zona con betadine antes de poner el parche dramáticamente reduce la probabilidad de desarrollar una erupción.

El Aricept (Donepezil)- yo he usado este medicamento al igual que los otros inibidores de la colinesterasa con éxito. A paesar de que no son aprobados para este tipo de demencia precisamente. Además como mencione anteriormente tiene la ventaja de que puede ayudar con las caídas cuando estas son debidas a problemas de impulso.

Ahora voy a cambiar el punto de vista un poco y analizar este mismo tema de problemas de confusión mental, irritaciones, cambio de personalidad, falta de concentración, disfunción cognoscitiva (pensamientos neblinosos) cuando presentan antes de síntomas motores. Existe un tiempo cuando la enfermedad está en estado preclínico que podría durar hasta 10 años. Durante el transcurso de este puede haber varios cambios en la función mental de la persona. Además de lo ya mencionado estas personas empiezan a notar problemas en la capacidad y habilidad de hacer multitareas. Yo misma unos dos años antes de que las características motoras se manifestaran comencé a notar cambios en mi comportamiento. No solo tenía más cansancio, y fatiga pero me sentía ansiosa, todo me molestaba e irritaba. Pero lo más significativo para mí aparte del comportamiento y alteración a mi personalidad era el cambio drástico de sentirme frustrada y no poder hacer varias cosas a la vez como siempre lo había hecho anteriormente. Una cosa que nos destaca a nosotros como médicos es precisamente esta habilidad de poder des emprender varias tareas constantemente. Por lo tanto este problema tuvo y sigue teniendo graves consecuencias en mi papel como doctora. Cuando estos pródromos presentan junto con un historial de temblores familiares, párkinson en la familia, y otros síntomas no –motores como el estreñimiento, problemas de sueño, dolor, perdida de olfato por mencionar algunos presagian la venida de los otros síntomas y señales motores – temblores de reposo, rigidez, lentitud de movimientos, y perdida de balance. Este es el mejor tiempo de buscar un diagnóstico y comenzar el tratamiento.

Ahora como acabo de mencionar los síntomas de disfunción cognoscitiva empiezan primero o junto con los problemas motores pero aunque al empezar con un tratamiento estos desaparecerán como me paso a mí y a mis pacientes. Estos pueden volver una y otra vez en el transcurso del progreso de la enfermedad. Es importante tener lo en mente puesto que mismos pueden ser señal de que algo anda mal con los medicamentos. Así como la enfermedad puede causar desorientación también estos mismos problemas de cognición pudieran ser efecto secundarios de los fármacos comúnmente empleados en el tratamiento de la enfermedad. Pues entonces debemos de entender estos síntomas más a profundo y conocer la diferencia en las presentaciones de un cuadro de cuando clínico u otro. El mantener un diario con los cambios ayudara a sus médicos a llegar al diagnóstico correcto. Los síntomas usuales como la irritabilidad, cambios de temperamento, aumento de ansiedad, poca paciencia, depresión y no poder controlar el enojo, y la lengua porque salen verdades a relucir son comunes y deben ser tratados al igual que los temblores. Porque el tener ansiedad o padecer de depresión aumenta el riesgo de contraer problemas de cognición más adelante por eso es preciso que estos síntomas sean tratados a tiempo.

A veces nosotros como pacientes no nos damos cuenta de estos cambios que suceden gradualmente al punto que nos parecen ser algo normal si no les ponemos atención. Pero aquellos que nos rodean, como nuestros familiares y seres más cercanos pueden percibir los cambios bruticos y llamarnos la atención. Por ejemplo, yo al principio de mi enfermedad me volví irritable, todo me molestaba y me ponía de mal humor con cosas simples y sencillas. La poca paciencia que en ese tiempo tenía estaba más escaza que nunca especialmente en mi trabajo con mis empleados y con mis colegas y pacientes las cuales consideraba difíciles por su manera de ser o por su complejidad de diagnóstico. A medida que la enfermedad me desarrollaba también empecé a notar que se me dificultaba enormemente cada día mas hacer varias tareas a la vez aumentando mi ansiedad y frustración no solo conmigo misma sino con todos a mí alrededor. Deje de disfrutar mi vocación la cual siempre había sido de gran satisfacción para mí. Todos estos cambios repentinos eran completamente fuera de carácter para mi hasta mis propios empleados lo notaron. Empezaron pues a surgir preguntas sobre mi salud y estado de ánimo entre mis empleadas y pacientes. Afortunadamente estos síntomas tuvieron remedio y mejoraron con el tratamiento del párkinson cuando el diagnóstico fue establecido por mi doctora.

Todas las medicinas del párkinson pueden causar confusión al igual que cambios mentales de cognición produciendo telarañas en la mente, sueño, pensamientos neblinosos, dificultad de habla por razones de (*bradyphrenia*) lentitud en encontrar las palabras al igual que la depresión y los problemas de memoria. Por eso les sugiero mis estimados lectores que no hagan más de un cambio de medicamento a la vez y vean a sus doctores con mayor frecuencia durante estos episodios de ajuste. Así podrán evaluar el efecto de la medicina al igual que discutir cualquier efecto secundario que pueda existir. Estén siempre a la expectativa de cualquier cambio en su función mental o la de sus seres queridos pues estos cambios pueden deberse a los medicamentos. Cuando son causados por los medicamentos, por lo general empiezan dentro de la primera semana del inicio del nuevo tratamiento y los signos cardinales se empeoran o se agudizan dentro de una o dos horas de tomar el medicamento y pueden durar el tiempo que dura el efecto de la medicina. Nunca descontinúen o comiencen ningún tratamiento sin primero consultar con su médico; pues puede resultar en serias consecuencias y hasta causar la muerte en casos extremos especialmente cuando han estado consumiendo grandes cantidades de dopamina o tomando los medicamentos por largo tiempo.

En mi experiencia como doctora, la mayoría de los problemas con la memoria, a menos de que estén entrando en etapas avanzadas de la enfermedad y comienzan a padecer de la demencia del párkinson, son una combinación de la enfermedad, los medicamento y falta de sueño. Esto es a causa de que regularmente la dosis que estamos tomando no es la adecuada (muy baja/ muy alta) para nosotros. Mi experiencia personal indica que por lo general la dosis es muy baja para ejecutar las funciones superiores de nuestro cerebro como el poder aprender y retener. Además se necesita la levo-dopa. El resultado de no aumentar el medicamento lo suficiente para combatir los señales que indican una falta de concentración y falta de interés (apatía) y el no dar tratamiento adecuado para combatir los síntomas no motores como los problemas de sueño o depresión resultan en muy mala concentración y finalmente pobre banco de nueva información que aparenta ser escases de intelecto, de memoria y de cognición. Pero no debemos acosar a nuestro pobre cerebro de no funcionar bien si la misma información de la cual pretendemos acordarnos o tener acceso nunca ni siquiera fue introducida en nuestro banco de la memoria. Pero cuando la información está allí dentro no está perdida solo la llave de los archivos esta extraviada. Entonces es nuestro deber de sacarle copias a la llave de ese archivero tan valioso para así poder abrirlo de cualquier manera buscando otras alternativas u otras llaves. Esto que haciendo ejercicios mentales como rompecabezas y cosas por el estilo nos ayudan a formar. Pues si un baúl de información no se puede abrir con rapidez otro si el cual contiene la misma información. Haciendo listas también nos ayuda a llegar a los centros de importancia donde hemos guardado la información a la cual deseamos tener acceso más fácilmente. Porque los baúles están llenos solo los pasillos están obstruidos, por eso si nos dan pistas (otro pasillo despejado) podemos encontrar la información que buscamos fácilmente y con rapidez.

La clave para mejorar la memoria y las funciones de cognición es prevenir los problemas que resultan en la perdida de esta importante función humana. Después de todo hasta los rompecabezas más difíciles tienen solución teniendo una buena clave.

Finalmente, les recomiendo a cada paciente que les sugiera a sus médicos si ellos no se lo indican primero que les dé un examen de memoria *MMSE (mini mental status exam- mini examen mental)* o *MoCA (Montreal Cognitive Assestment- asesoría de cognición de Montreal)* al inicio de su diagnóstico y repetirlo de menos cada año a más seguido según sus síntomas especialmente si tienen apatía o empiezan a alucinar más frecuente y no se dan cuenta sino por sus seres queridos quien se lo dicen. Si la depresión es severa la cual puede imitar los síntomas de demencia entonces necesitan ver a un especialista para que les dé una evaluación Neuropsicológica. Esta nos ayuda a nosotros los médicos a descifrar los síntomas de depresión de aquellos causados por la demencia.

Pues entonces, teniendo entendimiento preciso y adecuado sobre el contenido de cada una de las piezas básicas del rompecabezas, los cuales pudiesen afectar los problemas de la cognición en el párkinson, nos ayuda a superar estos altibajos. También disminuyen el riesgo de ser hospitalizados o sometidos a centros de ansíanos, y de rehabilitación mejorando así la calidad de vida de todos aquellos que vivimos con esta enfermedad.

4 consejos para lidiar con alguien que esta alucinando, esta agresivo, o beligerante:

1. Primera regla manténgase calmado y con voz suave. No se enoje, frustre o demasiado asertivos con el ser querido porque los forzara a ellos a defenderse y usted o ambos saldrán lesionados.

2. Practique paciencia. Cuando su ser querido está muy alterado retírense un poco o por un tiempo. Después regresen y denle los medicamentos al paciente para calmarlos.

3. Estén preparados siempre. Discutan con sus médicos que medicamentos utilizar durante estos trastornos y trazar un plan de acción para tales ocasiones. Tengan a la mano teléfonos de emergencia/urgencia para llamar al doctor, los policías, bomberos o alguien que pueda ayudar a calmar y controlar al paciente.

4. Busquen ayuda si no se sienten capaces de hacerlo solos el trabajo de manejar a alguien que esta confuso y agresivo o alucinando.

9

Cinco claves para obtener la felicidad dentro del párkinson

"No hay medicina que cure lo que no cura la felicidad"
~ Gabriel García Márquez

Tenemos que dejar de vivir la vida como si fuésemos ya derrotados. Les sugiero vivirla como guerreros listos para la batalla puesto que todo buen guerrero se forma luchando en las trenchas. Por más que entrenemos nunca podremos saber que tan buenos somos hasta estar frente al enemigo en la batalla. Debemos darnos cuenta que todos en esta vida tenemos que luchar y cargar con cruces unas más grandes que otras. Las cruces vienen por causa de enfermedades, mal tragos, desilusiones, males amores, y desdichas de la vida. Pero cuando llega alguna enfermedad repentina es cuando debemos apoyarnos los unos a los otros. Cuando nos dan un diagnóstico malo quisiéramos llorar, gritar, o escondernos debajo de las sábanas hasta que pase la tempestad. Pero esto no es práctico pues no vamos a pasarnos la vida escondiéndonos y huyendo de nuestros problemas ni podemos evitar todo lo malo como las enfermedades. No tendremos control sobre lo que nos pueda suceder pero si tenemos control de como sobrellevamos estas cargas. Además, recuerde que nunca sabremos qué tan fuertes seamos si nunca tenemos una oportunidad de probarlo.

En la Biblia hay muchos ejemplos de personas que sufrieron grandemente junto con sus actitudes las cuales les condujeron a triunfar o perder. Uno de mis libros favoritos en la Biblia es el de Ruth. Pues ella es una mujer joven que perdió todo en un solo momento como nosotros sentimos haberlo perdido todo repentinamente. Pero ella no se conformó con su estado de viuda y sin patria, familia, ni dinero, ni tampoco se puso a echarles culpa a los demás. No se dejó vencer por el aislamiento, la depresión y la soledad que la golpeaban, sentimientos muy humanos que invariablemente en algún momento todos hemos sentido. Yo sé que de repente pareciera que nuestra luz se apaga y el futuro se muestra incierto. Igualmente a veces el temor nos pudiese paralizar, si le diéramos cabida en nuestros corazones. Pero estimados amigos les dijo que si es posible ser feliz y llenos de gozo al igual que tener éxito a pesar de tener una enfermedad crónica. Aquí les enseño lo que yo he aprendido en la vida por medio del libro bíblico de Ruth.

La **primera clave** para ser feliz **es aceptar el diagnóstico**, tomar conciencia de lo que nos está pasando y hacerlo parte de sus vidas. Esto no quiere decir que nos guste pero aceptarlo como algo natural de la vida como el mismo color de cabello que tenemos. Algunos de nosotros estamos desconformes con nuestra apariencia como el color de nuestro cabello o la textura del mismo. Queremos lacio si lo tenemos rizado, grueso si es delgado. Pero aunque no nos guste es todo nuestro y si lo aceptamos y encontramos la manera de manejarlo a nuestro propio gusto pintándolo, enlizándolo, o poniendo nos permanentes seremos más felices. De igual manera aunque no nos guste vivir con una enfermedad crónica, si buscamos la manera de enfocarnos en las cualidades positivas de esta tendremos otro comportamiento más positivo. Y aunque en nuestro diario vivir no podremos cambiar la condición que nos aflige si tenemos el poder de cambiar nuestra actitud para vivir mejor. Cuando aceptamos vivir con la enfermedad entonces las pequeñas molestias no son tan inconvenientes y las irritaciones mayores podemos enfrentarlas con la fuerza interior. Porque como dice el refrán *"no hay mal que dure mil años ni quien lo soporte"* para todo hay un tiempo y todo tiene un principio y un fin. Así es que se aprenden a esperar todo lo malo también se acabara.

La aceptación también hace que estemos conscientes de lo bueno a nuestro alrededor ayudándonos a ser más benevolentes con el prójimo y dar gracias por lo que tenemos. Es importante recordar que aun cuando pensemos estar solos alguien siempre nos está mirando. El coraje y valor para brindar un pequeño acto de bondad como una simple sonrisa a pesar de nuestra propia angustia puede hacer una gran diferencia en la vida de alguien más la cual se convertirá de bendiciones para usted también. Por ejemplo, en la historia de Ruth por mientras ella solo se preocupaba en juntar las sobras del trigo (para ella y su suegra) el rey le admiraba de lejos su determinación y coraje para luchar. Por lo tanto comenzó a dejarle más trigo hasta que un día la tomo como esposa convirtiéndola en la reina y señora de lo que antes mendigaba. Cuando yo empecé a padecer de mi enfermedad me daba vergüenza decírselo a alguien porque temía que como doctora ya no me aceptarían mis pacientes. Especialmente cuando empecé a ir a la terapia física me era difícil hablar de la enfermedad en términos personales me escondía detrás de mi título. Pero el primer paso para tener control sobre mi enfermedad fue admitirlo, y enfrentarlo como un desafio más. Recordando a todos los pacientes que habían estado bajo mi cuidado pensé como ellos habían seguido luchando y sonriendo y no tenían las herramientas que estaban a mi disposición. Decidí que como todo tiene un propósito en esta vida, mi enfermedad debería de ser de beneficio para los demás. Puesto que ahora podía discutir más afondo sobre ella conociendo íntimamente todos los lados. Claro entiendo que no todos estamos equipados de la misma forma. Pero todos tenemos dones y talentos que pueden beneficiar a los demás. Solo así tendremos poder y permanencia en esta vida. Y si han vivido por más de dos décadas les aseguro que han pasado por cosas difíciles las cuales han superado así que tienen fuerza de voluntad y de espíritu de superación. Por lo tanto no deben de avergonzarse de padecer algo que nos sucede a muchos y que además nadie somos perfectos aun sin la enfermedad tenemos cosas que a veces otros se pudieran burlar de nosotros. Pero seguimos en pie.

Entonces abran los brazos fuertes y tomen las riendas de la enfermedad. Cuando al fin yo decidí dejar a otros saber lo que me pasaba me di cuenta que el temor de ser rechazada por mis pacientes no tenía ninguna base ni merito puesto que ellos al saber se sintieron más en casa puesto que ahora había alguien que los comprendiera totalmente. Ahora no solo teníamos relación de paciente y doctor pero éramos hermanos en la misma batalla enfrentándonos al mismo enemigo y compartiendo el mismo aguijón de la carne.

La **segunda llave** para la felicidad **es continuamente desafiar y salir de su zona de confort**, incluso cuando te sientes más incómoda en estar fuera del hogar por el que dirán es cuando debes tomar una decisión de no dejar que la vergüenza te mantenga aislado ni robe tu independencia. Que importa si se te dificulta usar los cubiertos durante la cena con los amigos o con tu pareja en el restaurante. Trata de tomar algún medicamento antes de salir de casa para que se relajen los temblores o te relajes tú, (tu médico te puede dar una prescripción para combatir la ansiedad y disminuir los temblores), pide una mesa donde no haya mucho tráfico y bullicio, pide comida fácil de comer sin preocuparte que se caiga de la mesa o de tu tenedor. También puedes cargar tus propios utensilios especiales para personas con párkinson. Hay ocasiones cuando es difícil poder sacar el dinero de nuestra billetera para pagar lo cual nos pone nerviosos. Respira profundo y toma tu tiempo al igual si tenemos que firmar. No importa. Recuerde, los temblores aumentan con el estrés por lo que si aprendemos a meditar o relajarnos antes de salir, les apuesto que se sentirían mejor y también disminuir los temblores. Una vez que estés en presencia de tus amigos te olvidarás de los temblores y comenzarás a pasar un buen rato. Para los temblores esenciales un trajo o una bebida alcohólica puede ayudar a contrarrestar los temblores. Sin embargo, no estoy recomendando que nos convertiríamos en unos alcohólicos y ciertamente no les recomendaría beber sin primero hablar con su médico, ya que algunos medicamentos pueden tener un efecto adverso si se toman con alcohol, como de Azilect. Si padece de hipofonía o disminución de la voz entonces ir a menudo a un lugar ruidoso sería un sinérgica perfecta junto a los métodos de práctica de terapia de voz Lee

Silverman (LSVT). Pues esto lo forzaría hablar más alto. Pero si se le va la voz cuando habla mucho en voz alta como a mí entonces tenemos que evitar el estresar nuestras cuerdas bucales o considerar un aumento del medicamento al salir a estos lugares. Igualmente les sugiero discutir con su médico la posibilidad de inyecciones de Botox en las cuerdas bucales para evitar la disfonía. Por qué este tratamiento es local no interfiere con los otros fármacos y su efecto es prolongado por mese lo cual les ayudara a disfrutar socialmente con sus amistades con mayor regularidad.

Todos debemos además tomarnos un tiempo para nosotros mismos para recargar las baterías. Solo así seguiremos teniendo fuerzas para luchar contra este mal al mismo tiempo que nos dedicamos al cuidado de nuestros seres más allegados. Les garantizo que si intentan hacer un poco de tiempo para ustedes mismos no se arrepentirán. Cuando estamos reposados no necesitamos tanto medicamento y nos sentimos mejor teniendo fuerzas para ayudar a otros. Esta acción en si nos hará producir químicas naturales de satisfacción por lo tanto aumentando los sentimientos de placer.

Ayudar a los demás en sus necesidades es la **tercera clave para la felicidad. Esta consiste en abrir las manos y mantenerlas abiertas.** Esta acción facilita que otros se nos acerquen. A menudo he oído decir que si quieres superarte, debes empezar por ayudar a los demás (al prójimo). Nosotros somos como la sal de la tierra que se mezcla con todo lo que toca. Aunque aparentemente insignificante por sí misma, esta aporta entusiasmo, conserva y añade sabor a la vida. Por lo tanto, cuando uno empieza ayudando al prójimo no sólo les ayudara tu testimonio, consejos y conocimiento, además les impartirás confianza y amor. Pero lo más valioso de todo es que al hacer el bien a los demás te añadirás grandes bendiciones — doble de lo que tú das. Recuerden es mucho más fácil acercarse a alguien que tiene las manos abiertas y sostenerse de esa persona que de alguien que está enojado y tiene los puños cerrados. Esa persona no los sostendrá en sus momentos débiles. Después de todo, como dijera John Gardner, *"cuando las personas sirven, la vida tiene sentido."* He aprendido esta lección una y otra vez en mi vida personal. Entre más involucrada he estado en las vidas de otros, mayor ha sido mi fuerza interior aun cuando mi cuerpo me ha fallado. La satisfacción de ayudar a alguien en necesidad es más que suficiente para superar las debilidades propias. Este es el mismo sentimiento para todos los que abogan por otros pacientes de la misma enfermedad los cuales han perdido su voz interna a causa de la misma. Son aquellos que lamentablemente se sienten que están solos o piensan que ya no tienen nada que dar o compartir uno con el otro. Estas personas son las que necesitan de nuestra bondad y caridad para que puedan con nuestro apoyo superar la devastación que experimentan en sus vidas. También si están sujetos a alguien más le sirve de ancla contra el aislamiento cuando las olas del miedo, la ansiedad y la depresión vienen golpeando a la puerta. Trágicamente, el resultado final puede ser algo como lo que ocurrió a principios de 2014 entre varios pacientes (en su mayoría mujeres) que habían estado luchando contra la enfermedad durante años y al fin perdieron toda esperanza y se quitaron la vida. La mayoría de nosotros podremos vivir sin comida una semana, sin agua unos días, sin oxígeno unos minutos pero sin la esperanza no somos capaces de sobre vivir un solo segundo. Lamentablemente para estas personas, la vida se les convertido en nada y el único alivio que pudieron encontrar fue el suicidio por que no hubo una mano abierta para sostenerlos y rescatarlos del abismo en que se encontraban. Nosotros debemos ser como las aguas del mar adentro (profundo) que aunque rugen las tempestades y soplen los vientos en la superficie del mar las aguas profundas siguen teniendo calma y tranquilidad. Esta paz interior solo nace por la fe en Dios.

La **cuarta clave para la felicidad es la generosidad emocional.** Creo que esta es tan importante para el éxito en la vida como seres humanos. Hoy en día nos hemos vuelto tan egocéntricos y los medios sociales nos han hecho creer que todo güira alrededor nuestro. Pero estimados amigos esta es una de las mentiras más grandes de la sociedad. Ninguna persona es más importante que la otra. Todos tenemos talentos, dones y al igual necesidades. Esta necesidad no se trata solamente de cosas materiales sino también de cosas espirituales y en especial todos tenemos necesidad de amor y comprensión. La razón por la cual vivimos solos, tristes y amargados es por falta de alguien que nos aliente, nos de su amor, apoyo incondicional y nos inspire a seguir luchando. Si aprendemos a demostrar amor y dar cariño pronto tendremos amor en abundancia. En ocasiones nos apresuramos tanto por alcanzar las metas que nos proponemos y nos envolvemos tanto en tratar de sobrellevar la vida y nuestras actividades con el párkinson que podríamos ofender a otros que necesitan de nuestra caridad y amor sin darnos cuenta. Hay que mirar más allá de nosotros y velar por los demás con gracia. Yo asisto a un grupo bíblico de mujeres, y un día como mucho de todos es difícil levantarme y bañarme sin tirar cosas y vestirme sola sin caerme. Pues entonces como me ocurre seguido desde la enfermedad me es difícil llegar a tiempo a muchos lugares pues parece que cuando más prisa tengo más lenta me vuelvo. Entonces ese día al terminarse la plática salude a unas de mis amigas ya mayor de edad. Pero en vez de saludarme como de costumbre se me echo encima como fiera reclamando me por qué no podía llegar a tiempo si ella una anciana lo podía hacer yo siendo joven debería hacerlo también. Claro mi primer instinto fue el enojo pues que no sabe lo que yo batallo pensé. Pero después me calme y le dije que es lo que le sucedía pues este no era su carácter común siempre dulce y amable algo andaba mal. De cierto me dijo, me acaban de diagnosticar cáncer. Entonces pasamos un tiempo charlando. En esos momentos ella necesitaba más atención que yo. La generosidad emocional esta en acción cuando nosotros damos lo que nosotros esperamos que se nos den como el amor, y la comprensión (siempre somos egoístas y esperamos todo de los demás a cambio de nada- pero hay que aprender a dar sin esperar nada a cambio y verán lo que sucede).

La **quinta** clave para alcanzar la felicidad es la **paciencia y continuar en fe.** Realmente creo que debemos tener cuidado de lo que pedimos. La paciencia nunca fue una de mis virtudes mayores por lo tanto solía pedirle a Dios paciencia constantemente. Adivinen ¿qué paso? Me concedió mi deseo. Para fomentar mi paciencia me mando esta enfermedad que me hace tan lenta como la melaza. Mis pensamientos marchan tan lentos que a veces afectan mi audición no por padecer sordera pero por causa de la lentitud por la cual se transmiten las olas de sonido hasta llegar al cerebro para descifrar su significado. Pareciera ser transmitidas por medio de un perezoso terrestre. En un tiempo ya lejano me creía la reina de poder hacer más de una cosa a la vez sin perder ritmo. Pero hoy en día poder realizar la actividad más simple me deja completamente exhausta algunas veces especialmente cuando se trata de actividades mentales las cuales requieren de mucha concentración. La paciencia hace que la fe crezca dentro de nosotros al igual que la fe nos da más paciencia.

Otra cosa que he aprendido a través de mis años de vivir con ésta enfermedad, en mis capacidades diferentes como paciente, médico y cuidadora de mi abuela es que está bien enfadarse, gritar, y llorar hasta que ya no rueden más las lágrimas pero nunca quitar de vista a Dios. Aunque no siempre lo podamos ver ni sentir debemos estar confiados que el sigue allí presente a nuestro lado. Esto nos conduce a un mejor camino para que podamos tener una fuerte voz única como la flor reina de la noche. Reteniendo las emociones, especialmente la ira y la frustración, no es saludable en muchos niveles. Eventualmente estas emociones tienden a surgir y generalmente salen a relucir en el peor momento posible. Además a menudo se dirigen hacia los seres más queridos que solo tratan de ayudar causándonos mayor dolor y frustración. Y hay que recordar que sin los valles y sin sabores de la vida no disfrutaríamos tanto los triunfos y el llegar a la cima de la montaña. La fe es lo que nos sostiene cuando estamos en tinieblas es como el escalar la montaña de Kilimanjaro las veredas pueden ser peligrosísimas y resbaladoras pero si pones un pie a la ves y sigues hacia delante sin mirar abajo ni atrás puedes alcanzar llegar a la cima más arriba de las nubes. No se den por vencidos por no poder ver la meta o la cumbre como le pasó a una gran nadadora que intento cruzar el canal inglés. Practico arduamente y nado por días pero como había neblina y no podía ver tierra se dio por vencida solo unos cuantos metros antes de llegar a su meta pues le falto fe. Recuerden que cuando estamos abajo solo hay una salida hacia arriba. Todo tiene un principio y fin en esta vida si solo nos esperamos un poquito más de tiempo esto también tendrá fin y estaremos sanos de nuevo aquí pero de seguridad en el más allá.

Cuando sientan ganas de no seguir luchando pregúntense a sí mismos: Entonces, ¿cuál será mi legado? ¿Será acaso una victoria o una derrota?

10

Beneficios del ejercicio en la enfermedad del párkinson

"Una vida pasiva no es mejor para el cerebro."
~ Robert P. Friedland, MD

El año 2014 fue uno de los más fríos en la historia reciente del continente americano del norte. La temperatura descendió tan baja que increíblemente congelo la cascada de agua de las Cataratas del Niágara casi en su totalidad. Este fue una demostración magnifica del gran poder de Dios porque el agua corriente es mucho más difícil de congelar. Asimismo, los músculos en constante movimiento son mucho más difícil de ponerse tiesos y tener congelación de músculos. Como seres humanos hemos sido creados para ser activos, tanto en nuestras mentes como en nuestros cuerpos. Cuando dejamos de movernos empezamos a decaer y dejamos de vivir y empezamos solo a existir.

Una historia viene a la mente sobre este tema. Había una vez un violinista famoso con el nombre de Paganini que para la edad de once años, ya había realizado su primer concierto. A su muerte, después de revolucionar el mundo entero con sus técnicas de tocar el violín legó su violín a Génova con la condición de que el violín nunca fuera usado por otros artistas y solo puesto en exhibición. Con el tiempo, este fino y exquisito instrumento construido con gran delicadeza se desintegro completamente debido a los años que pasaron sin usarse. Estaba lleno de caries y consumido por los gusanos a pesar de su enorme talento y el haber producido desde su puente hermosa música durante años. Sin embargo, otros violines similares de la misma época han sido pasados a través de generaciones de un talentoso músico a otro y continúan hasta este día enriqueciendo al mundo con su música.

A diferencia del violín de Paganini, cien años más tarde estos otros instrumentos siguen estando completamente intactos y su sonido es tan hermoso como el primer día. La diferencia no está en la madera ni en el talento de los músicos sino en el hecho de que se utilizan. Del mismo modo, nuestros cuerpos con Parkinson como el violín y otros instrumentos de madera son bastante frágiles. Y al igual que todos los instrumentos de madera al continuar sirviendo no muestran ningún desgaste. Así nosotros debemos recordar que tenemos un propósito más allá de nosotros mismos y mientras estemos en el servicio de otros y continuemos usando nuestra mente y moviendo nuestros cuerpos retrasaremos la lentitud y la rigidez que nos acompaña del diario. Tomó años para que los neurólogos pudiesen descubrir que la función del cerebro al igual que las funciones motoras del cuerpo pudiese ser restablecida después de sufrir insultos cerebrales (ej. Ataque cerebral, lesiones a causa de accidentes) con el uso de la terapia física. Creo que igualmente el día de hoy nos estamos dando cuenta poco a poco que lo mismo sucede con aquellos que padecen de Parkinson. Parece que la terapia física y ejercicio mental y físico pudieran mantener la función de nuestros cuerpos pero también restaurar parte de la función perdida hasta cierto punto. Así mismo entonces podríamos evitar que la enfermedad progrese con tanta rapidez.

Precisamente porque la palabra ejercicio proviene de la raíz latina que significa '(a) mantener' o 'alejar'. A través del ejercicio entonces estamos poniendo en acción el significado propio de está haciendo todo lo posible por 'Alejar' la progresión de la enfermedad al igual que 'mantener' la independencia y función actual.

Aparte de mantenernos menos regidos atreves del movimiento

también deseamos promover la producción de la vitamina D. la producción de esta vitamina es bastante importante para todos puesto que al avanzar de edad todos tenemos perdidas pero también se estima que la mitad de los pacientes con Parkinson padecen una insuficiencia de vitamina D, mientras que un cuarto tiene una clara deficiencia. Esto está basado en los siguientes laboratorios y niveles en la sangre; la vitamina D está categorizado como óptima en un nivel > 30 ng/ml, suficientes en nivel 21-29 ng/ml y deficientes en nivel < 20 ng / ml. Además la vitamina D no sólo es importante en la estabilidad de los huesos sino también es un componente clave en la función de la memoria.

De igual manera se cree que el ejercicio mejora la cognición por medio de dos mecanismos. Y recuerden que la mitad aproximadamente de las personas con este mal desarrollan demencia y pérdida de memoria. Entonces el hacer ejercicio es algo vital para ayudarnos a contrarrestar el riesgo de perder la memoria. Con la edad, ciertas zonas de nuestros cerebros son más susceptibles al deterioro y daños como son los ganglios basales (de donde provienen la mayoría de los síntomas). Se dice que el hacer ejercicio aumenta el flujo sanguíneo y de oxígeno a estas áreas al igual que promueve factores de crecimiento (ej. proteínas que ayudan a apoyar el crecimiento en las ramas de una neurona). Por lo tanto si alimentamos estas áreas frágiles que comúnmente se deterioran por falta de los nutrientes subsecuentemente podríamos impedir algo del deterioro mental y físico que es parte de la enfermedad.

Otro punto importante por el cual debiéramos llevar una rutina de ejercicio es la prevención de la osteoporosis. Pues como dije anteriormente las fracturas debido a la osteoporosis es algo que va en aumento en nuestra comunidad latina. Además el padecer de fracturas no solo es bastante costoso pues se extiende más allá del salario anual de la mayoría de la población, en nuestros países latinoamericanos. Pero el tener una fractura especialmente de cadera aumenta el riesgo de mortandad y discapacidad. Por eso debemos de igual manera hacer ejercicio para el mantenimiento de la osamenta así retar la pérdida de densidad ósea. Además, cuando hacemos ejercicio esto ayuda al cerebro que libere productos químicos que aumentan nuestro estado de ánimo dándonos una perspectiva más positiva de nuestra enfermedad y de la vida en general.

Hacer ejercicios mentales es de gran importancia no sólo para sentirse mejor pero para perfeccionar las actividades y movimientos motores de precisión — algo que la mayoría de los jugadores profesionales, músicos (ej. Pianistas), bailarines, incluso los cirujanos atestan llevar acabo rutinariamente antes de actuar para disminuir los errores y hacerlo automáticamente sin tener que pensar. Cuando usted ensaya en su mente algún movimiento o función motora (ej. como el atar sus zapatos) esta acción puede ser llevada a cabo perfectamente paso a paso porque el cuerpo no interfiere. Entonces quiero que cuando tengan dificultad de hacer alguna acción la repitan en sus mentes hasta que sea algo normal sin tener que pensar y verán que podrán hacer cosas que antes se les dificultaba.

Ejercicios como la natación son primeros en mi lista de recomendaciones. No sólo la natación nos permite mantenernos en forma y menos rígidos con menos dolor pero también nos ayuda a mantener nuestros sistemas cardiovasculares. Otro ejercicio de agua que disfruto mucho es ejercicios aeróbicos en agua profunda. El hacer ejercicios en una la piscina tiene varios propósitos: 1) nos ayuda a socializar. 2) puede hacer ejercicio con el mínimo de los esfuerzos, especialmente si sufre de problemas musculares de espalda, cuello, cadera u otra articulación. Para mayor beneficio se deben llevar acabo en lo profundo de la piscina, así que usar un chaleco de vida. La presión del agua le ayudara a relajar los músculos rígidos.

Además le resolverá los problemas de equilibrio. A mí me ha ayudado bastante con este problema y lo curioso es que es algo que mejora rápido con solo unas cuantas semanas. Por eso en mi opinión este es el mejor tipo de ejercicio el cual también puede ser refrescante en los tiempos de mucho calor. Aparte de mejorar el equilibrio también ayuda con los mareos.

Pero siempre hagan estos ejercicios en un ambiente supervisado ya sea con un terapista físico o en una piscina que tenga un socorrista vigilando y no se les olvide ponerse el chaleco de salvavidas.

Últimamente ha habido informes que el caminar enérgicamente ayuda a los pacientes de Parkinson para mejorar la función motora. Así que si no tienen piscina entonces cuando caminen al mercado o salgan al mall o en sus vecindades den pasos bruscos y apresurados.

Si les gusta caminar pues adelante puesto que los últimos estudios en este campo han hallado que el caminar por cuarenta y cinco minutos (intensidad moderada) al menos tres veces por semana durante un mínimo de seis meses ayuda a prevenir el deterioro de la función de cognición (cognoscitiva). Aparte hacer ejercicio ayuda a aumentar la velocidad de la marcha y a amenorar el cansancio (en un 11 por ciento).

Hay muchos ejercicios en los cuales usted pudiera participar. Encuentre algo que le guste y adelante. Entre los ejercicios que se han estudiado el taichí ha demostrado buenos resultados. A mí me gusta recomendar este especialmente en alguien que tiene una enfermedad avanzada puesto que los movimientos se pueden realizar sentados o de pie durante quince minutos a una hora a la vez, dependiendo de su condición. Les recomiendo el DVD de ejercicios de taichí para el Parkinson desarrollado por un instructor certificado en taichí que viven con la enfermedad. La belleza del taichí, es que a menudo incluye secuencias de movimientos lentos, coordinados con la respiración profunda junto con un enfoque de concentración mental profunda. Recuerden que el tomar tiempo para ustedes mismos, meditando y calmando sus respiraciones y mentes les ayuda. Cuando yo me siento muy acelerada o temblorosa y me encuentro respirando demasiado rápido. Me acuesto cierro los ojos y me concentro en despejar la mente y calmar el corazón y la respiración hasta sentirme tranquila. El practicar taichí no sólo mejora su equilibrio, coordinación, fuerza muscular y flexibilidad, igualmente mejora el estado de ánimo y nuestra predisposición hacia los demás. Usted puede obtener su copia visitando www.parkinsonsexercises.com

¿A quién de nosotros no le gusta la música el movidito e ir a bailar? No creo que haya muchos entonces a bailar mis amigos. Esta es la mejor forma de divertirse, apegarse a su pareja y a la vez mejorar el Parkinson especialmente si les gusta bailar el tango. Sino ya tienen una nueva razón para aprender. Este tipo de baile ayuda a construir fuerza, equilibrio, coordinación y flexibilidad, pero también mejora el estado de ánimo, junto con la coordinación de ojo y mano (cuidado con esas manos- no mas no se pasen; al menos que quieran), aumenta la atención mental y ayuda tremendamente a seguir socializando.

Claro muchos están hablando del boxeo y del ciclismo. Si les gusta éntrenle, pero primero consulten con sus médicos si no hay alguna restricción contra el boxear (ej. Problemas de cintura- inestables- o fracturas).

Sean cuales sean, intenten combinar diferentes actividades para desafiar su cerebro y aprender nuevas tareas. No olviden ejercitar sus cerebros diariamente. Una manera es experimentar y aprender cosas nuevas. Pueden intentar cosas simples pero diferentes como el ir al trabajo por una ruta diferente, ir de compras a una tienda de abarrotes nueva, o cepillarse los dientes con la mano opuesta.

Por último, una buena manera de despertar el cerebro en la mañana mientras espera que los medicamentos empiecen a funcionar es haciendo ejercicios en cama y estrechándose. Allí en su cama, lentamente comiencen a mover los dedos de los pies y estirar las piernas y los brazos. Moviendo todos los dedos de los pies (arriba y abajo, uno por uno si pueden) y alzando los pies. Primero hacia arriba y después hacia abajo como pisando los frenos. Después, muévanlos a un lado y a otro sin levantar las piernas. Después los dedos de las manos, empiece a doblarlos despacito en cada articulación de los dedos hasta hacer un puño y después empiece a dar vueltas a las manos con puños cerrados por unos segundos. Y luego levanten los hombros y luego muevan su cabeza primero hacia los lados y después para el frente y para atrás. Esto activará tu cerebro, órganos internos y los nervios. También dense un buen masaje a la barriga en movimiento circular en el sentido de las manecillas del reloj para estimular los intestinos. Haciendo estos ejercicios cada mañana les ayudará a revitalizarse y sentirse más atentos. Además, les ayudara para que sus intestinos empiecen a moverse mejor (si pueden háganlo 2-3 veces al día). Lo más importante, al levantarse de la cama, sentarse primero y poner los pies bien firmes en el suelo antes de levantarse para evitar caídas. *De nota*: si se levantan por la noche hagan lo mismo y mantengan el pasillo bien iluminado para no caerse).

Aunque todos tenemos días en los cuales no queremos salir de la cama ni ver a nadie de todas maneras deben levantarse y vestirse. Por qué una sola mala acción puede empezar un mal hábito y caer en un aislamiento lleno de apatía la cual no conduce a nada bueno. Cuando te sientes bien contigo mismo, cosas positivas empiezan a suceder. Trate de salir de la casa de menos 2 veces por semana. Si usted no puede conducir, maneje una bicicleta, tome un carro de sitio, háblele a un amigo para que lo lleve algún sitio, o camine un poco allí en su vecindad. Tal vez tenga que usar dispositivos para caminar pero no deje de caminar ni tratar de hacer ejercicios. Quizás algún día usted al igual que yo lo hiciera (hubo un tiempo que estuve en cama después con andador) pueda comenzar andar de nuevo sin necesidad de asistencia alguna.

11

¿Cómo aprovechar de su visita con su especialista de desórdenes de movimiento?

"Ustedes son los narradores del cuento de su vida y pueden crear su legenda si lo desean . . ."

~ Isabel Allende

Como especialista, paciente y cuidadora de mis abuelos y mi padre he aprendido algunas cosas sobre la frustración de ambos partidos al tener un encuentro primero para dar, recibir o confirmar el diagnóstico, especialmente cuando hay tantas preguntas y se deslizan por el temor de confirmar algo que nos aterroriza. Al recibir el diagnostico nuestro cerebro parece que dejase de funcionar y solo oímos hablar a los médicos pero no entendemos más de lo que nos dicen. Después llegamos a nuestros hogares y no supimos de qué se trató la visita ni que es lo que tenemos que hacer causando mayor frustración en nuestros familiares al igual que en nosotros mismos. Por lo tanto tratare de trazarle unos consejos que les pueda servir en sus visitas próximas con sus especialistas. Porque también sé que muchos de ustedes han expresado su descontento con sus visitas con sus especialistas porque comúnmente sus preguntas de mayor urgencia no son contestadas a su satisfacción o con la rapidez adecuada aumentando su ansiedad. Tener alcance de inmediato a sus doctores es esencial cuando tenemos algún problema lo que se vuelve más complicado cuando vivimos lejos de ellos en otra ciudad, estado o peor en otro país. Tratándose de distancias grandes no se nos es posible viajar con la frecuencia que nos gustaría o que tal vez necesitemos por varias razones como la falta de recursos financieros, de transportación, de tiempo y sobre todo la salud misma que nos detiene.

Algunos de nosotros aunque quisiéramos ir más a menudo a visitar nuestros neurólogos, las distancias son tan grandes separadas no solo por geografía, fronteras, y hasta continentes como mencione anteriormente. Así es que para lograr una visita viniendo de tan lejos hay que estar bien preparados sobre los temas más importantes que desea hablar con su doctor. Porque al tiempo que se llega la cita a veces por la frustración y el dolor físico que sentimos no solo por el viaje pero también sino por la espera en la sala de consulta cuando nos han pedido no tomar la medicina antes de la consulta por que van a ser evaluados, para una segunda opinión o para ver si son candidatos para recibir la cirugía de estimulación cerebral profunda-nos impide expresarnos adecuadamente. Yo después de diez años de vivir con la enfermedad no soporto estar mucho sin mis medicamentos por el dolor terrible que me entra en la espalda y cuello que me impide dar un solo paso cuando está en su máximo punto y pierdo la voz completamente a causa de la distonía cervical y disfonía de las cuerdas bucales y me vuelvo como una fiera si alguien trata de hacer mucha conversación conmigo. Así que me imagino lo difícil que es para ustedes viajar (*yo también viajo 3 horas para consultar a mi doctora*) especialmente a otro país en estas condiciones. Pues el viajar ya aumenta nuestro estrés y aumenta los síntomas motores y el mismo cansancio puede precipitar otros síntomas no-motores como la ansiedad, depresión, fatiga y dolor...

Cuando yo trabajaba en el centro médico de Baylor en Houston la mayoría de los pacientes de habla Hispana procedían de otros países y aprendí la importancia como doctora de tener tiempo para escucharles sus necesidades y buscar maneras de resolverle los problemas sin necesidad de volver tan seguido. Además evitar largura de tiempo sin tomar medicamentos.

Aquí les doy unas sugerencias basadas en mi experiencia como médico del Mal del Parkinson y paciente del mismo con el propósito de hacer que sus visitas tengan el beneficio máximo.

En primer lugar, todas las veces cuanto sea posible lleven a alguien más que les sirva como oídos especialmente cuando se trata de la primera visita con el especialista al menos que usted tenga experiencia y familiaridad con los términos médicos como yo. De mayor importancia es esto si su neurólogo no habla el mismo idioma entonces traten de llevar a alguien fluyente en el idioma para que no se pierda la información en la traducción. Aunque la mayoría de los centros universitarios al menos aquí en mi país tienen servicios de traducción si no les llama avisar que van a necesitar de sus servicios a tal hora y en tal fecha tal vez no estén disponibles al llegar su cita. Y la mayoría de los doctores como tienen tantos pacientes que ver no tienen tiempo de esperar a un traductor. Entonces pueden perder bastante información esencial por falta de comunicación.

Les garantizo que con los nervios y cansancio, aún más cuando se enfrenta uno a recibir el diagnóstico por primera vez la información parece esfumarse como el vapor. Su acompañante también le servirá para hacer apuntes a lo que se le es recomendado.

A veces nosotros los médicos desafortunadamente ponemos más atención y cuidado a los síntomas visuales y no tanto a las invisibles como son la mayoría de los síntomas no-motores del Parkinson. Al menos que usted enfatice estos problemas. Debe explicarle como estos le impiden a llevar una vida 'normal o semi-normal.' Su especialista entonces podrá darle la atención merecida y darle los tratamientos adecuados.

Cada día que pasa nos damos más y más cuenta que el Parkinson es una enfermedad extremadamente compleja. Aun cuando los especialistas de desórdenes de movimiento pasaren más de una hora con usted como paciente es imposible discutir todos los síntomas y problemas que cada uno de nosotros combatimos diariamente.

Por eso es muy importante que antes de la visita ponga prioridad a lo que va a discutir con el especialista. Según su interés y el motivo de su visita, esta va a requerir diferente atención y enfoque de parte de su especialista. Lleven a un amigo o familiar para que les ayude a tomar nota y también a recordar los problemas de importancia que quiera usted discutir con su médico.

a) ¿Acaso está ahí por primera vez como nuevo paciente para recibir un diagnóstico y tratamiento?

- ¿Qué nivel debemos de alcanzar para tratar mi enfermedad?
- ¿Qué nivel de eficacia tiene el fármaco que le recomienda el especialista?
- ¿Cuál es la dosis?
- ¿Con que frecuencia debo tomarlo? ¿Será algo práctico?
- ¿Cuáles son las posibles reacciones?
- ¿Qué riesgos tiene el tomar el fármaco recomendado? ¿Qué hacer si tiene un problema?
- ¿Cómo y cuándo sabremos si tiene efecto? Si no hay efecto ¿acaso lo cambiaríamos o lo aumentaríamos? (cada vez que tenga contacto con su médico y haya cambios en sus medicamentos es importante hacer estas preguntas.)

b) ¿Acaso está ahí como nuevo paciente buscando una segunda opinión y alterar su tratamiento?

- ¿Cuáles son los objetivos, tanto a corto como a largo tiempo?
- ¿Qué fármaco considera tiene las mayores probabilidades de ayudarme alcázar estas metas?
- ¿Qué más debo hacer para combatir la enfermedad?

c) ¿Acaso está ahí como paciente buscando opinión sobre una posible cirugía?

- Dependiendo de la distancia de su especialista o parte del mundo donde usted habite no todos los tipos de cirugía podrían ser disponibles o recomendados. Por ejemplo cuando yo trabajaba en el centro médico de Baylor la gran mayoría de los pacientes Hispanos solo eran recomendados proceder con cirugías más antiguas como el Palidotomía, Talidotomia, y a muy pocos se les sugiere la estimulación cerebral profunda (en inglés por sus siglas DBS). La razón de esto porque había pocos programadores internacionalmente aunque el número de especialistas y programadores ha aumentado en los últimos años todavía hay muchos lugares incluso aquí en los Estados Unidos que no existen estos recursos. Si los temblores son su mayor problema con la enfermedad y no es buen candidato para obtener cirugía entonces esta sería una buena oportunidad para discutir sobre los estudios/tratamientos de Resonancia magnética guiada por ultrasonido enfocado (Focus US). Este nuevo tratamiento ha sido recientemente aprobada aquí en los Estados Unidos como una opción más para el tratamiento de los temblores sin tener que someterse a un tratamiento invasivo.

d) ¿Acaso está ahí buscando la discapacidad o ayuda pública?

- Es algo bastante común en este país el tener que pagar para que el doctor llene los papeles de beneficios de incapacidad o algunos otros documentos que requieran la firma del médico. Además estos se pueden tardar unos días en estar listos porque siempre hay documentos que llenar. Si vienen de fuera es preferible enviar los papeles antes de la cita para que estén listos para el día de su visita.

e) ¿Acaso está interesado en participar en estudios científicos? –

- ¿le gustaría tratar nuevos tratamientos no aún probados en fases principiantes de estudios clínicos?

- O tal vez prefiere participar en estudios de tratamientos de medicinas ya aprobadas para el párkinson o para otra enferm-edad

- ¿le gustaría formar ser parte de estudios invasivos? (ej. Nuevas cirugías o de punción lumbar) o prefiere investigaciones no invasivas. Hay muchos estudios no invasivos y que no requieren que tomen medicinas y a veces ni siquiera que asistan al hospital. Ej. Pueden llenar formas sobre su dieta, su rutina, y otros síntomas desde su hogar por internet o por correo. También pueden participar en estudios como yo lo he hecho sobre el sueño, la visión, las transformaciones del cerebro con la enfermedad.

f) Si acaso necesitan charlar sobre el pronóstico (como familia) de su enfermedad y buscan ayuda ancilar de terapia y otros servicios es preferible que hagan una cita exclusivamente para esto. Pues este tipo de encuentro es demorado. Para que su doctor les de toda la atención merecida y sepa que no se trata de una visita regular entonces hágaselo saber antes de la cita para que el doctor, los ayudantes médicos al igual que todo el personal esté preparado con datos, literatura e información sobre servicios auxiliares como son los centro de rehabilitación y lugares de asistencia pública entre otros temas.

g) Limite su conversación a su razón por la visita una de las cinco ya mencionadas y dos cosas o síntomas más que requieren atención inmediata o son de gran propiedad. (No más de 3 problemas para que su doctor pueda darle la atención merecida).

- Si acaso necesita discutir algunos otros temas aparte de los tres ya discutidos, no se espere hasta su próxima cita de 3 a 6 meses. Ponga una cita de regreso en menos tiempo; pero si no es posible regresar antes por las distancias o la disposición del médico entonces pregúntele a su neurólogo si pueden continuar charlando por teléfono o por medio del internet antes de su próxima cita para poder discutir sus preocupaciones principales junto con las preguntas que no tuvieron tiempo de abarcar.

De interés: aquí en los Estados Unidos a la gran mayoría de los pacientes Hispanos por alguna razón no se les ofrecen los mismos servicios especialmente en el área de los tratamientos quirúrgicos como la estimulación profunda cerebral aun cuando ven a los mismos especialistas que los otros pacientes de otras razas y nacionalidades de edades y etapas de enfermedad similares. Por eso es bastante importante que uno aprenda a abogar por uno mismo y preguntar si podría haber otros tratamientos incluso quirúrgicos que pudieran ser de beneficio para nosotros. En otros países latinos el costo pudiese ser otro factor limitante pero en este país el costo es cubierto por el medicare- y si tiene discapacidad por causa de la enfermedad entonces usted tiene derecho a estos servicios.

En Segundo lugar, si viven en un país como los Estados Unidos estén al tanto de lo que su seguro de salud cubre concerniente a los medicamentos. Si viven fuera de este país muchos de los países tienen seguro social o asistencia de gobierno por lo que significa que todos los medicamentos tal vez no estén disponibles a su alcance de inmediato. De cualquier manera pidan ejemplares o muestras si las hay en la oficina de su médico- estos a veces pueden ayudarles con ciertos medicamentos como yo lo hacía para mis pacientes y ahora mi doctora me ayuda a mí. También infórmense de servicios de asistencia con sus medicinas en sus países de origen. A veces los pueden obtener más baratos en otros países pero siempre y cuando sea un lugar recomendado por sus médicos. Además infórmense de cómo obtener el medicamento prescrito si no es disponible en su área geográfica.

Por tercer lugar, siempre que visiten sus doctores ya sean especialistas o médicos general carguen con **todas** sus medicinas aun las que compran sin receta porque es importante para su neurólogo saber si tendrá efectos entre ambos o si los otros medicamentos pudieran causarles un incremento en los síntomas del párkinson.

En cuarto lugar, pregunte en detalle ¿cuáles son los efectos secundarios? Y de como informarle a su doctor si esto ocurre. Asimismo es importante saber si los efectos que pudiera tener son pasajeros o podrían ser algo serio. De mayor importancia es saber el tiempo necesario que se toma un nuevo tratamiento para que funcione. Pero sobre todo lo más importante y el problema que muchos tienen por lo cual es importante hacer anotaciones es el estar bien claro *como añadir la nueva medicina al régimen que ya tienen*. Principalmente si tienen que añadir un fármaco más, al tiempo que deben de disminuir lentamente la otra. (¿Cómo deben hacerlo y por cuánto tiempo?) He aquí cuando la mayoría se enreda causando problemas a veces graves que los conduce a salas de urgencia. ¿Acaso tendrán necesidad de ayuda con este proceso? O es algo que pueden hacer solos.

- Porque recuerden que el género del paciente tiene mucho que ver con la terapia lo que acabo de mencionar es bastante crítico. Especialmente si las mujeres con la enfermedad están todavía creando familia o menstruando es esencial que se lo dejen saber a su especialista. Algunos de los tratamientos del Parkinson no pueden ser usados si están amamantando o si piensan salir embarazadas y además aumentar los sangrados. También es necesario estar al tanto de que algunas medicinas pueden aumentar los riesgos de ciertos tipos de cáncer como el melanoma, el cáncer de mama, y el cáncer de la próstata, los cuales ya mencione anteriormente.

Finalmente,

Si siguen estos consejos les garantizo que sus visitas serán de máximo beneficio y usted y su doctor trabajaran mejor en equipo con un mismo propósito-mantener su independencia y calidad de vida.

12

El arte: Una terapia alternativa eficaz para el tratamiento del párkinson

"El propósito del arte es lavar la tierra de nuestras almas diariamente."

~ Pablo Picasso

Se ha dicho que el arte no tiene edad. Como dijera Louise Nevelson: "si *tuvieses creación artística no tuvieses ni edad ni limitaciones de tiempo.*" A cualquier edad todos tenemos capacidad de expresar nuestra creatividad. Cuando uno vive con una enfermedad crónica y se encuentra frente a su propia mortalidad repentinamente sin importar la edad puede ser un proceso abrumador.

Pero es aquí cuando la expresión artística de un solo individuo puede dar un mensaje poderoso a los demás que viven con la misma aflicción diciéndoles por medio de sus obras que todavía tienen mucho que ofrecer y siguen siendo una parte viva de este mundo. Cuando no hay más palabras solo colores el arte nos mantiene vivos a pesar de nuestras dolencias. La historia está llena de ejemplos de hombres y mujeres que a pesar de sus males continuaron pintando y haciendo obras artísticas. Los colores también nos recuerdan de que a pesar de que estén un poco desgastados y a veces quebrados todavía tienen la misma capacidad de pintar con el mismo brillo así también nosotros. Siempre me ha gustado el arte desde mi juventud en parte debido a la influencia de mi abuelo, que desde niña me acostumbro a mirar el mundo de forma distinta viendo más allá de lo superficial- hasta encontrar la belleza interior.

Los colores fuertes y brillantes con pinceladas únicas que parecieran saltar de la tela de los grandes pintores como Van Gogh, Monet, Kandinsky, y Degas siempre han inspirado mí vida en lo personal. Tal fue mi inspiración que implementé muchos de sus colores y estilos en el diseño de mi oficina. Pero nunca me he identificado como artista aunque a veces me dan ganas de sentarme a pintar y jugar con las pinturas de varios medios. Cuando me empezaron los síntomas de este mal note una mayor tendencia a interesarme por las cosas artísticas. Pero lo interesante es que hoy día me fascina ver como el arte nos une como los colores de las telas de fábrica son una representación artística en la moda. Y a mí que me encanta la moda – soy 'fashionista' de corazón y hueso – me dejo llevar por los contrastes de los lienzos, telas, diseños y colores las cuales son una expresión de mi misma al portarlos. Además me surgió el deseo de volver a escribir poesía. Algo que no había interesándome desde mi juventud pero no había vuelto a poner pluma al papel para trazar un veros desde más de 20 años. De repente escribí hojas y hojas de poesía que me brotaba como un manantial de agua entonces me di cuenta del poder de la expresión artística. Esto es a lo que me refiero por hacer 'terapia de arte'- una expresión artística propia que nos nazca de lo profundo de nuestro ser y nos devuelva la pasión de vivir.

Primero en mi abuelo al cual se le diagnosticó la demencia vascular a consecuencia de varias embolias cerebrales que padeció. Él había sido un gran artista durante toda su vida. (*Yo que siempre creí que este gene me había pasado a mí de alta, después de todo tengo algo de él*). Él solía trabajar con medios de madera principalmente. Pero el usaba todo lo que encontrara a su disposición y que le llamase la atención. Podía caminar por cualquier camino y ver una rama de lo que parecía ser una pieza ordinaria para el ojo inexperto. Trozos de madera que cualquier otra persona incluso yo misma hubiera dicho que sólo servirían para encender un fuego y no muy bueno. Sin embargo, mi abuelo podía tallar de estas piezas desechadas las esculturas más exquisitas. Pero dentro de mis favoritos eran las esculturas de huesos de durazno y por su puesto todos los juguetes que me hizo de niña (entre los más valiosos para mí son los monos sabios y las mesitas y sillitas de cedro). Sin embargo, después de que varios golpes cerebrales hubiesen devastado su mente, él ya no podía recordar ni el nombre de mi abuela a pesar de que tenían sesenta y cuatro años de casados. Sin embargo, a pesar de su demencia severa, cuando el veía un pedazo de madera mi abuelo todavía podía imaginarse un sin número de animales y figuras dentro de esos trozos. Durante esos momentos de pronto él se transformaba en el abuelo creador, artístico y gracioso. Estos momentos fugaces lo volvían a la "normalidad" — feliz y animado en su conversación sin un solo déficit. Y yo era feliz con él.

Unos años más tarde, igualmente fui sorprendida por uno de mis pacientes la cual me obsequio una pintura que había hecho ella. Yo supuse que la había pintado antes de su mal pues en ese instante ella tenía una enfermedad debilitante, con temblores severos, rigidez incapacitante, al igual que una enorme lentitud. Además padecía de un desequilibrio grave la cual forzaba a otros a tratar de ayúdala con la mayoría de sus actividades cotidianas. Sin embargo, para mi sorpresa, ella había forjado esta preciosa pintura en su condición actual. Más sorprendente fue el hecho de que habían mejorado sus habilidades artísticas a medida de que su enfermedad había avanzado. Lo más sorprendente de todo fue que me conto que al pintar, se sentía "normal". Otros médicos alrededor del mundo han experimentado resultados similares en sus propios pacientes.

Este afortunado descubrimiento continuó infiltrándose en mi subconsciente. Mientras continuaba tratando de dar sentido a mi nueva situación de doctora convertida en paciente empecé a descubrí un montón de individuos que habían desarrollado talentos artísticos por primera vez, "de novo" después de insultos cerebrales. Esto quiere decir que adquirieron sus talentos artísticos después de la diagnosis de párkinson en este caso. Los talentos artísticos de estos pacientes oscilan entre la pintura, la cual parece ser la forma más común de expresión artística con esta enfermedad, así mismo la escultura, la fotografía, el baile expresivo, y el escribir poesía. Además de estos la escrituras como de novelas y el desarrollo de la imaginación parecen ser una de las cualidades que muchos al igual que yo hemos tenido la fortuna de ser partidarios de estos talentos. ¿Causados por la enfermedad, Los fármacos o ambos? Aun no se sabe con certeza pero creo que es una compensación que nos ha dado Dios y se aumenta por el remplazamiento de los fármacos. Yo siempre he tenido muy buena imaginación y me ha gustado entretener a las personas contando cuentos. Claro que cuando me falta la dopamina la imaginación sufre pero al tomar los medicamentos se me restablece pero con mayor potencia. Tal vez la sienta así porque se me disipa completamente y al presenciar su llegada es algo grato y de inspiración. Otros individuos que padecen de esta aflicción utilizan métodos menos comunes de expresión a través de la música, y el canto. Una inspección más cercana del beneficio del uso de estos nuevos dones ha indicado que la mayoría de aquellos que vivimos con enfermedades crónicas cerebrales como el párkinson, usan esta manera de expresarse no sólo para hacer frente a la enfermedad, pero también como forma alternativa de tratamiento. Pues hay evidencia, aunque la mayoría es bastante informal por medio de anécdotas, que indica que el arte mejora los aspectos físicos de una enfermedad crónica y restablece alguna de la discapacidad neurodegenerativa. En mis observaciones y estudios, parece ser que estas personas a través de su participación de arte están siendo más activos lo cual produce menos impedimentos físicos. Aún más sorprendente es la evidencia que existe que el hacer y participar en "terapia de arte" o en forma de expresión artística regularmente pudiese recobrar o impedir los déficit cognitivos y mentales que vemos con frecuencia.

La terapia de arte se cree que ayuda a fortalecer los músculos afectados mientras que estimula la mente. Sin embargo, creo firmemente que hace más que fortalecer y estimular. De hecho, creo que la terapia de arte promueve nuevas construcciones de conexiones inter-neuronales. Pero esto está todavía por comprobarse. Si un puente entre neuronas está dañado nuestros cerebros nos obligan a encontrar nuevas formas de expresión y de comunicación. Precisamente esto es lo que la expresión artística refuerza pues el estar activo en una obra de arte requiere el funcionamiento de todas las áreas del cerebro para dar a luz la obra imaginada.

Al contrario de lo que nosotros los neurólogos pensábamos el cerebro y sus neuronas no son estáticas. Ni tampoco nacemos con un número previsto que va en disminución a medida que avanzamos de edad. Hay mucha redundancia en el cerebro de los humanos y las neuronas son capaces de renovarse o hacer nuevas conexiones con las condiciones adecuadas. Por eso tenemos pacientes jóvenes que han sufrido embolias cerebrales de niños o a temprana edad y aunque sus imágenes de resonancia magnética cerebrales presenten un cuadro de atrofia miento a causa de las células muertas y tejidos dañados en el área afectada, su cuadro clínico puede ser uno de una persona normal pues otras áreas del cerebro con el tiempo han tomado rienda y asumido el funcionamiento de las neuronas que han sufrido un insulto. Esta redundancia del cerebro es mejor expresado cuando vemos a un paciente afásico (que ha perdido el habla, debido a un insulto cerebral en el área de Broca), es capaz de hablar normalmente cantando o hablando en un idioma diferente.

Lo más impresionante para mí y para quienes estudian este fenómeno de la adquisición de habilidades donde ninguna existió antes parece ser el efecto legado a secuelas de la patología del cerebro. Una vez que el cerebro ha sufrido un insulto mayor, a través de trauma o pérdida de células cerebrales de la enfermedad, parece que el participar en terapia de arte donde puedan tener campo abierto para expresarse puede ayudar a estos individuos que se involucran en este tipo de rehabilitación a recuperar una función completa como en el caso de mi paciente ya mencionado. Aunque esta 'normalización' es de breve duración. En los casos más extraordinarios, la enfermedad o trauma por sí mismo puede inducir espontánea creatividad y habilidades artísticas.

Hace unos cuantos años atrás el Bruce Miller, Profesor de Neurología de la Universidad de California, San Francisco, descubrió que algunos pacientes con enfermedad degenerativa del cerebro habían adquirido capacidades artísticas increíbles a medida que sus enfermedades neurodegenerativas progresaban. Esto lo vio en aquellos que sufren de demencia fronto- temporal (FTD). Esto confirma de nuevo la idea de que el cerebro no es estático sino algo capaz de moldearse como la plastilina según las necesidades e insultos que suframos. En los últimos años, hay creciente evidencia, especialmente con respecto a la enfermedad de Parkinson, que sugiere que la enfermedad por sí misma conduce a mayor creatividad artística. Mientras que un selecto grupo pequeño de individuos son capaces de desarrollar nuevas habilidades artísticas en conjunto con la aparición de este mal. Aunque todavía no entendemos el por qué algunos desarrollan nuevos talentos y a otros solamente se les agudizan las características artísticas gracias al medicamento de la dopamina (como a mi).

Pero como mencione antes, existe una interacción recurrente entre la enfermedad cerebral y la capacidad artística a lo largo de la historia en el mundo del arte. Varios pintores famosos como Van Gogh padecían de trastornos (enfermedades) neurológicos. Algunos expertos han especulado que este padecía de esquizofrenia (un mal causado por abundancia en exceso de la dopamina- lo opuesto a la enfermedad de la que hablamos aquí). Pero a la vez hay una función anormal en el balance cerebral de esta química esencial. Otros pintores como Salvador Dalí también sufrieron trastornos de movimiento. Mientras otros escritores y pintores de reconocimiento mundial como Virginia Woolf, Ernest Hemingway, y Edvard Munch sufrían de trastornos bipolares, otra enfermedad también vinculada con el sistema de la dopamina. Especulamos que la dopamina está implicada de alguna manera por lo que ya comente pero además cuando han estudiado de cerca a pacientes post- tratamiento con la estimulación profunda-DBS, encontraron que después de recibir esta operación estos pacientes se convirtieron en personas menos creativas. Los expertos en el área creen que esta diminución en la creatividad sea consecuencia de la disminución de la medicación-la dopamina, después de la cirugía pero esto no explica por qué hay personas de expresión artística por el solo hecho de padecer enfermedad crónica neurodegenerativa.

Lo esencial de todo esto es que al igual que mi abuelo que sufrió un deterioro neurológico, otros grandes artistas que también padecieron de problemas neurológicos fueron capaces de afrontar las consecuencias de sus aflicciones crónicas y devastadoras por medio de la práctica de sus artes las cuales mantuvieron hasta llegar a las etapas finales de sus vidas. No sólo superaron gran adversidad sino el arte les sirvió como terapia para alejar el deterioro del cuerpo y la mente. El arte les ayudo a transformar a estas personas de seres fragmentados a causa de diversas enfermedades médicas, pérdidas devastadoras a gente de propósito. A menudo, las personas con gran aflicción emocional, espiritual y físicas encuentran sanación a través del proceso de creación. Tal fue el caso de artistas de renombre como Horst Aschermann, Marc Chagall, Georgia O'Keeffe, Willem de Kooning y Henri Matisse, que continuaron creando obras de arte hasta sus últimos años a pesar de sufrir varias enfermedades crónicas. Aschermann asimismo sufrió de la enfermedad de Parkinson durante los últimos veinte años de su vida. A pesar de sus temblores de descanso severos, disinecias y rigidez, fue capaz de producir más de veintisiete obras de arte incluyendo dos grandes relieves de bronce. Chagall en su década de los noventa se convirtió en el primer artista vivo que expuso sus obras en el Museo del Louvre a pesar de sufrir una depresión severa después de la muerte de su esposa, y a consecuencia de los estragos de la guerra y el Holocausto. Mientras que Georgia o Keeffe produjo vasijas hermosas de barro hechas a mano, era su primera vez trabajando en este medio a pesar de sufrir degeneración macular severa. Incluso de Kooning siguió pintando hasta su última década a los noventa años de edad. Algunas de las obras posteriores de Kooning incluyen la primera pintura que fuese colgada en la Casa Blanca por un artista viviente, a pesar de ser afligido con la demencia de Alzheimer. Como los ejemplos anteriores han demostrado, el arte es verdaderamente esencial para un *"espíritu"* de prosperidad. Esto no debería sorprenderles puesto que la palabra "espíritu" viene de la palabra «*spiritus*» derivada del latín que significa aliento, y alma. Después de todo es el espíritu es el que nos anima y nos da nuestro propósito en la vida a pesar de los obstáculos de la enfermedad y de las pérdidas que experimentamos. También es la que nos da 'coraje' para enfrentarnos a lo desconocido a pesar del miedo y la ansiedad resultante de la pérdida provocada por un mal crónico.

Este coraje y desafío se puede apreciar más del punto de vista de otro artista famoso llamado Gary Markowitz el cual exclamó, *"la pintura es una forma de conectarme conmigo mismo, mi yo superior, mi chispa interna."* Su colección de más de quinientas obras de arte producidas principalmente por individuos de desórdenes mentales de toda Europa Central es la base esencialidad de la "Arte terapia." Por lo tanto, esta impresionante colección de obras destaca y sirve como un recordatorio para todos nosotros de que el tener o padecer de una condición neurológica mental no indica ser el fin del individuo, sino más bien un trampolín para un nuevo comienzo a través de la expresión artística.

A pesar de todos los nuevos conocimientos de este siglo apenas estamos arañando la superficie de los problemas de la mente y el cuerpo. Es como detectar la cima de un iceberg cuando sabemos que la mayor parte de su compostura se encuentra bajo la superficie del mar. Sin duda podemos darnos cuenta al igual que los antiguos filósofos lo hiciesen de que la existencia del cuerpo y mente están unidos y por lo consiguiente no debe darse tratamiento separado. No puede haber cura total sino hay sanación dentro del alma y la mente antes del cuerpo. La sanación comienza de adentro hacia fuera.

Entonces regresando a las observaciones y experiencias de mi abuelo y de mis otros pacientes a los cuales les gustaba pintar se me desarrollo más el interés para tratar de entender mejor los efectos de este fenómeno en las vidas de las personas con párkinson. Por lo cual decidí programar unas clases de arte para las personas con párkinson. Después de la primera sesión nos dimos cuenta que aparte de producir obras únicas siguiendo las instrucciones de la maestra, la experiencia social fue impagable e insustituible.

Además varios de ellos continuaron expresándose artísticamente produciendo obras de arte únicas.

El hecho es que todos nosotros podemos aprovechar de este tipo de terapia. Pues como diría el Dr. Gene Cohen, "*El arte es como el chocolate para el cerebro*", y ¿a quién no le gusta el chocolate? Pues recuerden que el chocolate especialmente el obscuro tiene muchas sustancias químicas similares a la dopamina. {«*Mente GE*» app es un tipo de juego que le puede aumentar la creatividad y puede conseguirlo en www.bit.ly/MINDapp}.

Según George Land, "Crecemos para ser no creativos" entonces como no vamos a florecer cuando tenemos libertad de expresión. Desafortunadamente gracias a la instrucción formal que recibimos en la escuela estas tendencias a la creatividad se nos van disminuyendo con el tiempo si no la ejercitamos. Talvez esta sea la clave –de que cuando enfrentamos una enfermedad neurológica que afecta las funciones de inhibición en el cerebro nos libera para expresarnos sin temor al que dirán así como cuando éramos niños y aprendiéramos las reglas de la sociedad. Pues si recuerdan o tienen hijos, los niños hacen un millón de preguntas diarias que a veces nos aturden con tanta pregunta. Pero al madurar pasamos de hacer 120 preguntas al día a los cinco años a sólo cuatro preguntas al día cuando llegamos a los cuarenta años. ¡Que tristeza! El no desarrollar la creatividad que el creador nos ha dado. Eso es una reducción dramática pero tal vez una vez que nuestro cerebro es libre de pensar en voz alta otra vez recurrimos a nuestro estado naturalmente creativo. Así de igual manera la ansiedad y el miedo comienzan a disiparse debido a la pérdida de la inhibición con la enfermedad y el tratamiento dejando libre el camino de la expresión artística.

Entonces, una de las claves para vivir con nuestra discapacidad radica en ser capaces de vivir bien con la misma diariamente. Lamentablemente, ni el arte ni la medicina ofrece una cura para nuestra enfermedad neurológica pero si permitimos que exista el arte en nuestras vidas, esta puede *transformarnos*. Los antiguos chamanes y curanderos del mundo han conocido este secreto durante siglos. Como los artistas de los cuales les hable, ellos también descubrieron que hacer obras de arte puede ofrecernos alegría aprovechando la creatividad que nos nace de adentro. La creatividad y la expresión artística pueden tomar muchas formas, tales como cocinar y convertirse en un chef gourmet. Pero también recuerden que como latinos ya traemos el arte en la sangre- pues venimos de descendencia de grandes artesanos y pintores- entonces abran sus mentes a las posibilidades y recuerden todos los trabajos manuales que hacíamos en la escuela y pónganle un toque suyo.

Usted donde se encuentre busque algo que lo atraiga y le apasione como hacer cosas de barro, de escultura, de fotografía, clases de escritura y de joyería pues nuestros países tienen muchos recursos de piedras y minerales que pueden ser trabajados. Si les gusta ser costureras pueden hacer colchas y otras cosas como lo hice yo al principio de mi diagnóstico. Nunca había hecho una colcha antes me gustaba bordar pero con la distonía muscular se me dificulta, y el tejer siempre he necesitado de mi madre que me empiece el patrón sino nunca doy con una. Pero por motivo de participar en el **Proyecto de la colcha del Parkinson,** organizado por iniciativa de la creatividad PDF & proyecto del Parkinson, me anime en honor de mi abuela. Puesto que ella le gustaba mucho tejer y hacia colchas con frecuencia. Además de que ella era también muy talentosa haciendo decoraciones, arreglos florales y piñatas aparte de otras cosas. Si mi abuela me hubiese visto tratando de coser se hubiese muerto de la risa. Pero también estoy bien segura que se hubiese enorgullecido al ver el trabajo ya desempeñado con su imagen en el centro. No sabiendo nada de este tipo de trabajo me puse en manos de mi amiga Pat, una gran bordadora de colchas que al igual que yo tenía un familiar con la misma enfermedad. Y aunque mi distonía me impedía bordar bonito yo intentaba hacer buen trabajo aunque hubo varias ocasiones en las cuales mi amiga una perfeccionista me descoció todo el trabajo que me tomo horas por no estar bien hecho. Pero a pesar de esto y el tiempo que me tomo en hacer un solo cuadro, puesto que no podía enhebrar ni una sola aguja. Al completarla me sentí orgullosa de poder aportar un pedacito a la historia de la lucha contra el párkinson en el nombre de mis pacientes y de mi abuela. Además mi abuela seguirá representándonos alrededor del mundo pues su fotografía se quedó imprenta en esta colcha.

Este fue el primer proyecto para levantar conciencia sobre el Parkinson de esta naturaleza que se llevó acabo globalmente. La colcha fue exhibida por primera vez en el Primer Congreso Mundial del Parkinson en septiembre de 2010 en Escocia.

Simultáneamente fue la primera vez que yo participe en crear conciencia como porta voz de la Fundación de Parkinson (anteriormente PDF) y paciente del párkinson. De allí empecé a aumentar mi participación en la abogacía convirtiéndome en la voz de mis pacientes y familiares como mi abuela.

Al igual no debe importárteles si creen no poseer el talento necesario para poder disfrutar o desempeñar una nueva forma de expresión artística. Busca algo que te apasione y hazlo tuyo. Mira los recursos dentro de tu comunidad, algunas comunidades ofrecen cursos gratuitos y otros son de bajo presupuesto en enseñanza de pintura, como trabajar el barro, al igual que de otros trabajos manuales como el tejer y bordar. Si viven cerca de Phoenix, Arizona donde se encuentra el único centro de Parkinson para los hispanos de la nación les será de mayor beneficio unirse a este grupo activo de personas con párkinson. Allí mi amiga la doctora y directora Claudia Martínez del Programa de extensión comunitaria del *Centro de párkinson de Muhammad Ali* (MAPC) ha hecho un trabajo fenomenal. Allí también ella da clases de pintura y trabajos manuales lo cual ha sido un gran éxito. Pueden también buscar proyectos de trabajos manuales en museos y bibliotecas en tu ciudad. Por ejemplo en Houston el museo de artes presta sus salones y ofrece clases de pintura, al igual que el grupo de ballet profesional de la misma ciudad da clases de baile para aquellos que sufren de párkinson.

Si no tienen estos recursos entonces ustedes pueden usar su creatividad para formar algún grupo. Nosotros los hispanos tenemos de herencia mucha creatividad de por si especialmente en la música y artesanías así es que no debe de haber excusa el no desarrollar esta área que pudiera ser tan importante para su bienestar como el tomar sus medicamentos. Si dudan su naturaleza artística nada más vean su manera de vestir colorida, sus casas de colores brillantes, junto con sus decoraciones y se darán cuenta del enorme talento artístico que ya poseen. Por eso estoy casi segura de que existen varias arañitas por ahí en sus comunidad incluso pudiera ser usted que les encantaría compartir su talento con otros. Por lo tanto si usted tiene un talento ¿por qué no compartir su don con los demás personas que viven con el párkinson dentro de su comunidad? De esta manera habrá mayor interacción social entre las personas que viven con la misma a su alrededor. Igualmente estos grupos pueden servir para disminuir la vergüenza que muchos sentimos al principio de la enfermedad por temor a ser juzgados. Aparte de encontrar una salida para su estrés, el fomentar su parte artística también le servirá para cultivar relaciones con personas con las cuales se pueda usted identificar. Estas mismas formaran su grupo de apoyo y aliento en un futuro cuando lo necesite. Envolviéndose en este tipo de actividad también aumentará su estado de ánimo al igual que sus habilidades cognitivas-mentales. La expresión artística cualquiera que sea le enriquecerá su vida y traerá la pasión necesaria para hacer que la vida con o sin enfermedad sea una aventura amorosa llena de vida. Si sigues convencido el no poder participar en estos programas debido a las limitaciones físicas o de no tener habilidades por falta de la función motora entonces les dejo como ejemplo a tres personas valientes como inspiración. {*Recuerden que el querer es poder*}.

La primera se trata de Joni Eareckson Tada, la cual quedó parapléjica tras un accidente de clavadista. A pesar de estar inmóvil del cuello hacia abajo no se dio por vencida y comenzó a pintar con la boca y ahora incluso canta. La segunda dama de gran tesón e impresionante valor frente a la adversidad también nos sirve de gran ejemplo. La determinación, gran fuerza interior y fe, de Peggy Chun nos incita a seguir sus pasos no dándonos por vencidos nunca. Después de ser diagnosticada con una enfermedad de la neurona de motor conocida como ELA (esclerosis lateral amiotrofia, o enfermedad de Lou Gehrigque), la cual roba a una persona de todas las capacidades musculares o motoras pero al mismo tiempo manteniendo una mente intacta, no dejo de pasión de pintar a causa de la misma. Sino cuando su enfermedad le paralizó la mano derecha (su lado dominante), ella cambió a su izquierda para seguir pintando. Entonces la enfermedad al avanzar no le permitía utilizar sus manos, por lo tanto empezó a pintar con la boca. Finalmente, en sus últimas etapas de la enfermedad cuando era demasiado débil para sostener un cepillo en su boca, entonces comenzó a pintar con los ojos mediante el uso de un ordenador (aparato computarizado) puesto que éstos eran los únicos músculos en su cuerpo que ella podía mover. Aunque ella ya ha fallecido su obra sigue en pie al igual que su valor sobre natural- una verdadera Guerrera y Diva. No constante a que su estilo de arte cambiara dramáticamente a medida que su enfermedad progresaba ella nunca se rindió ante su aflicción. Y el tercero es un hombre, Paul Smith, no con aflicción que recibió después de vivir una vida normal sino algo que lo afligió toda su vida desde su nacimiento. Pero esto no impidió de que el mostrara su talento y nos legara una colección de arte incomparable. Puesto que el creo obras maestras de arte con su máquina de escribir por anos. El padecía de parálisis (Cerebral palsy), por lo tanto no podía usar lápiz, pluma, ni brochas de pintar pero su determinación fue enorme que hayo la manera de expresar su habilidad artística por medio de un aparato común reproduciendo asimismo la obra de Leonardo da Vinci – la mona Lisa entre muchas más. El atribuyo su don y habilidad como "*un regalo de Dios.*" Además tenía una actitud positiva siempre según sus amigos a los cuales les decía ¿y ustedes que pueden hacer?

Así que mis queridos amigos no dejen que su enfermedad cerebral sea un obstáculo para seguir alcanzando sus metas sino más bien un regalo del cual podemos todavía beneficiarnos y compartir con los demás. Como Dios nunca se equivoca, aún con el mal del párkinson somos lo que hemos de ser . . . transformándonos a medida que pasa el tiempo de una simple oruga a una hermosa mariposa azul. Y como dijera alguien una vez acerca de la oruga, "exactamente cuándo pensaba que había llegado el fin aprendió a volar."

13

Tratamientos actuales: Lo bueno, lo malo y la tierra prometida

"Es fácil dar mil recetas pero difícil dar un solo remedio"
~ Proverbio Chino

Sabemos que el Parkinson es una enfermedad neurodegenerativa progresiva sin tiene cura. Sin embargo, hemos recorrido un largo camino desde 1957 cuando fue descubierta la dopamina como la principal sustancia química responsable de causar los síntomas principales de la enfermedad de Parkinson.

Desde entonces, hemos visto una explosión de tratamientos médicos y los avances en técnicas quirúrgicas debido en gran parte a la "década del cerebro" en la que un montón de dinero que ayudaron a desempeñar estudios en el área de las ciencias neurológicas.

Así, en la actualidad tenemos varios medicamentos diseñados para reducir los síntomas al tiempo que nos permiten tener mayor calidad de vida.

Aunque varios medicamentos han sido aprobados en los últimos 5 años para el tratamiento del párkinson — hemos igualmente tenido algunas decepciones en la última década. Pero a pesar de que los nuevos fármacos son formulas remodeladas de las originales estos cambios pueden ser bastante potente como el Rytary (capsulas de carbidopa/levodopa). Este medicamento es esencialmente la levodopa pero en forma intermediaria que utiliza un mecanismo de liberación por medio de granos. Además estos nuevos fármacos aportan una manera nueva de administración lo cual es vital porque de nada sirve tener un medicamento fabuloso si no lo podemos ingerir. Por medio de los nuevos métodos tenemos mayores opciones para administrar estos medicamentos circunnavegando una de las causas mayores por la cual muchos de nosotros no toleramos los fármacos – el sistema gastrointestinal el cual nos produce vasca y náusea comúnmente. Cuantos de ustedes se han preguntado ¿**si vale la pena seguir el tratamiento pues los efectos son a veces mucho peor que la propia enfermedad? También yo me he preguntado al enfrentar me cara a cara con los efectos secundarios de los fármacos** ¿cómo es que mis pacientes habían logrado vivir una vida 'normal' todos los años junto con la enfermedad? Además pocas veces se quejaron de los efectos secundarios sintiéndose rendidos ante la misma enfermedad, me supongo. O tal vez porque la mayoría de mis pacientes eran hombres mayores de edad por lo tanto no padecían los efectos secundarios al igual que nosotras las mujeres. Puesto como dije antes los medicamentos tienen un efecto distinto según el género del individuo. Aunque la meta de nosotros los especialistas de desórdenes de movimiento es lograr que cada individuo alcance un 80 por ciento del tiempo una función normal; a veces esto no es posible y tal vez logren solo sentirse bien un 60 por ciento del tiempo. Pero gracias a los nuevos fármacos, aunque no habido muchos adelantos en encontrar un nuevo mecanismo de acción para combatir la enfermedad, lo cierto es que todos los nuevos formularios y compuestos de los antiguos medicamentos nos han abierto las puertas para poder mejor controlar los síntomas de esta enfermedad. Igualmente en haber más opciones en el tratamiento también hay posiblemente más retraso en encontrar la combinación adecuada para cada uno de nosotros. Puesto que cada uno somos totalmente diferentes en nuestra presentación y nuestra forma de reaccionar a cada fármaco. Pero no por eso quiero que se den por vencidos ni se frustren si no encuentran la combinación perfecta la primera o segunda vez. El estar viviendo en una época donde hay tantas posibilidades para obtener una mejor calidad de vida me da esperanzas y espero que a ustedes también los aliente a seguir luchando. Por qué en veinte años desde que me recibí de la Escuela De Medicina cuando solo teníamos básicamente la levodopa junto con unas otras dos medicinas no había mucho que hacer para aquellos que sufrían con esta enfermedad.

Ahora gracias a Dios y a la ciencia tenemos más oportunidades de controlarla especialmente si la diagnosticamos a tiempo. Pero con el avance de la ciencia y de nuestros conocimientos también sabemos que no todas las medicinas funcionan en todos de igual manera pues como mencione anteriormente existen diferencias bien marcadas entre los géneros referente a los efectos de los fármacos; por lo cual me da gozo tener más herramientas a nuestra disposición para hacer nuestra vida más placentera. Además, estamos a punto de tener 3 más fármacos nuevos en el mercado dentro de un ano. Esto es verdaderamente una gran bendición puesto nunca antes habíamos tenido tantas opciones como el día de hoy. Por lo tanto no debe de haber motivo por el cual no comenzar un tratamiento lo más pronto posible. Y aquí hago hincapié, pues yo sé que hay bastante temor especialmente entre los latinos de consumir la levodopa por lo que han visto y leído de los efectos secundarios terribles que pudiesen tener. Pero eso era antes de tener todas las herramientas nuevas a nuestro alcance las cuales pueden mitigar esos síntomas. Yo tengo más de diez años con la enfermedad y desde un principio comencé a tomar el medicamento y hasta el día de hoy no he tenido discinesias. No olviden que la dopamina es la sustancia química que nos ayuda a ser nosotros mismos, a aprender, a disfrutar de los placeres, no solo ayudar a movernos. Entonces cuando esta se agota nos sentimos deprimidos, sin ganas de nada, nos entra la apatía- la indiferencia, y adiós concentración y buena memoria. Es como pedir que nuestro carro camine sin ponerle gasolina. Claro que hacer ejercicios y participar en clases de arte ayudan a aumentar la sustancia pero solo cuando hay. Al acabarse no ayuda solo estresa más el organismo. Hasta el día de hoy el único fármaco capaz de remplazar y asimilarse a esta sustancia en nuestros cerebros es la levo-dopa. Entonces hay que tomarla y no esperar a que sus cuerpos se desgarren, como los carros sin gasolina, porque dejando de funcionar al añadirle la gasolina (la dopamina) ya no servirá igual.

Junto con el repaso de los fármacos de los cuales hoy tenemos a nuestra disposición también les daré algunos consejos basados en mi experiencia como especialista de párkinson y paciente de la misma. Mi experiencia como especialista, cuidadora y paciente me ha ensenado que la mejor manera de controlar los síntomas del mal del párkinson es por medio de un coctel bien equilibrado donde tomen un poquito de varias medicinas en dosis pequeñas para comenzar y solo una o dos veces al día. A medida que avanza la enfermedad iremos aumentando la dosis y después la frecuencia.

MEDICAMENTOS

Class: Levodopa: el medicamento por los cuales todos son medidos:

Type of Medication	Brand Name
Carbidopa/Levodopa	Sinemet
Carbidopa/Levodopa de liberación controlada	Sinemet CR
Carbidopa/Levodopa tabletas de desintegración oral	Parcopa
Rytary (Carbidopa/Levodopa intermediaria)	
Carbidopa/Levodopa/entacapone	Stalevo
Benserazide/Levodopa (Madopar)	Europa
Meledopa	Sirio
La pompa de gel- dopamina intestinal por 16 horas del dia también está en estudio NueroDerm en fase 2- que consiste de una infusión por vía intravenosa continúa de dopamina (levodopa) de 24 horas de duración.	Duodopa

Dopamina via Inhalador nasal -
todavía no está en el mercado

De nota: **Zandopa (Mucua puriens)** – en farmacias sin receta/
prescripciones www.amazon.com

Mucuna Puriens –frijol terciopelo –vendido en méxico
www.semillaslashuertas.com
Estas dos últimas son consideradas como tratamientos
alternativos} En forma de té pero no tenemos evidencia
concreta de que esta sea la mejor manera de consumir, cual
es la dosis necesaria mas efectiva y eficaz para nuestros
síntomas, ni que efectos pueda tener el consumo de esta a
corto o largo tiempo.

Efectos de esta clase de medicamentos:
  • Evolución inevitable a
    complicaciones motoras
  • Fluctuaciones motoras y decinecias
  • Dolores de cabeza y migrañas
  • Alucinaciones
  • Náusea*
  • Vómito
  • Exceso de sueño
  • Confusión
  • Mareos
  • Fluctuaciones de Alta /Baja presión
  • Estreñimiento*
  • Sudoración *

Además los sueños con todas las clases de fármacos usados para el párkinson tienden a ser muy reales que a veces puedes confundir la realidad con los sueños. Pero aparte de lo real que se sienten estos pueden ser violentos (sangrientos- si estás enojado al acostarte a dormir). Y pueden ser también de naturaleza sexual. Estos sueños asimismo pueden llevarnos a actuar los sueños conocidos como el comportamiento de REM. Además yo he comprobado que es mejor tomar estos medicamentos de levodopa no menos de dos horas antes de acostarse para evitar los sueños violentos y locos. El comportamiento de REM se produce con más frecuencia en días muy ocupados, activos cuando uno se encuentra involucrado por horas en algo que requiere de mucha atención mental, al igual que después de beber alcohol. Por lo tanto traten de evitar consumir alcohol antes de dormir, totalmente si es posible puesto que aumentan los efectos secundarios de los fármacos. También, traten de relajar sus mentes antes de dormir, evitando actividades de mayor función cerebral antes de ir a la cama. Yo misma he padecido de estos comportamientos de REM desde mi niñez pero se me han agudizado con la enfermedad hasta el punto que hubo un tiempo de que no podía dormir puesto que me despertaba cuando sentía manosear el aire o hablar en voz alta. Varias veces me desperté con mi mano apretándole la camisa a mi marido casi arcándolo. Después tuvo que poner una barrera de almohadas entre los dos para evitar estas confrontaciones. Pero con el simple hecho de aumentar mi dosis en la noche estos comportamientos se esfumaron. Si usted está experimentando este tipo de comportamiento de REM especialmente si le ocurre seguido o mayormente si le causa problemas en el matrimonio. Estos comportamientos pueden ser severos y causar laceraciones y lesiones a su pareja de dormitorio al igual que a usted que sufre de estos episodios. Hay ocasiones en que las personas han golpeado a su pareja o se han lastimado asimismo cayéndose de la cama causando trauma a la cabeza y rompiéndose huesos. Si padecen de comportamientos similares entonces necesitan hablar con su médico de inmediato pues hay varios tratamientos para controlar estos episodios. Además pueden evitar que tengan que separarse en la noche al dormir como pareja o que alguien tenga que dormir en el suelo. {Yo siempre he padecido de comportamiento de ReM desde niña, algo que se dice es un factor más de riesgo de contraer la enfermedad. Estos ocurrían siempre cuando había mucha actividad mental como cuando pasaba horas estudiando algún tema en particular en la escuela de medicina. Al empezar la terapia con los fármacos de dopamina estos sueños se volvieron violentos causándome gran terror y des confort y hasta dolores de cabeza puesto que me alteraban la presión. Pero hoy en día mis comportamientos son ligeros y la mayoría del tiempo son agradable hasta me despierto yo misma a veces porque estoy cantando tan alto. Creo que los comportamientos de sueno como todos los sueños y pesadillas son dictados por nuestra vida y condición emocional y espiritual. Así es que esta es una de las otras razones por la cual debemos establecer un balance en nuestras vidas.}

De interés: este comportamiento de REM responde al consumo de la melatonina de 3-6 mg antes de dormir.

Stalevo (carbidopa/levodopa/entacapone) -puede causar los siguientes problemas:

- Dolor abdominal y diarrea. Si esto sucede, necesita hablar con su médico inmediatamente y descontinuar el medicamento. Se trata de una rara respuesta idiosincrásica y no desaparecerá si no la descontinua.

- Aumento del melanoma, debido a la componente de la Levodopa.

  i) la mejor época de evaluar sus lunares es en el invierno y mejor hacerlo en su traje de cumpleaños por lo menos cada seis meses. Saber dónde se encuentran sus lunares, su tamaño, forma y color es bastante importancia especialmente si ya tiene predisposición a melanoma en la familia. No se olviden de examinarse la espalda y la parte posterior de su cuello. Si crecen o si son negros o rosa por favor acudan a su médico cuanto antes. –

  ii) la vigilancia es esenciales ya que es uno de los cánceres más letales que en realidad se pueden curar si se detectan temprano.

- Vinculado al cáncer de próstata en algunos estudios aumentando el riesgo de un .05 por ciento en la población general a 2.4 por ciento en aquellos hombres que tienen párkinson y toman esta medicina- aunque algunos estudios ya han descontado este riesgo. Les recomiendo que de cualquier manera si ya tienen antecedentes y están con este tratamiento que hablen con sus médicos para evaluar seguido.

- Decoloración de la orina (color naranja). Esto es normal, no hay pánico pero puede manchar la ropa interior fácilmente, así que tengan cuidado.

  a) Por cierto, este es un buen indicador de cómo está funcionando su sistema digestivo. Esta medicina normalmente toma unos cuarenta y cinco minutos a una hora para decolorar la orina. Esto significa que ha sido metabolizado en el sistema y está funcionando correctamente; pero si demora es una clara indicación de que existe un problema de absorción en los intestinos generalmente a causa del estreñimiento. Esta disfunción invariablemente conducirá a la fluctuación de los síntomas y aumentara la posibilidad de padecer más efectos secundarios que lo acostumbrado. Especialmente cuando se acumula.

De interés: yo prefiero este fármaco puesto que tiene varias dosis y por el hecho de tener ya el comtan disminuye la posibilidad de discinesias. También al principio de la enfermedad no se necesita gran dosis de levodopa, una sola pastilla de 50 o 75 mg puede tener duración de más de 24 horas. Y por ser compuesta tiene menos efectos secundarios como la nausea, el sueno y la hipotensión generalmente.

Fórmula líquida de Sinemet (para aquellos pacientes que tienen fluctuaciones severas y repentinas y no tienen otros recursos o alcance a otros medicamentos precisos para combatir estos episodios-Estados de "wearing off" episodios de "desgaste"-)

- 1 litro de agua de "calidad de café"
- mida una 1/2 cucharadita de vitamina C cristales (forma del polvo no pastillas)

- Combinación de regular Sinemet 25/100, Sinemet 25/250 o pastillas Sinemet 10/100, tales que la suma de los números segundo (levodopa) es igual a 1000. El uso de los medicamentos genéricos es aceptable.

- Ponga la vitamina C en el agua, enseguida añada las píldoras.

- Agite la mezcla durante unos cinco segundos.

- Deje reposar la combinación durante cinco a diez minutos.

- Después vuélvala a agitar por otros cinco segundos.

- Habrá material de píldora suspendido en la solución. Este es el enlace de la píldora. La carbidopa y levodopa han sido completamente disueltos junto con la vitamina C. El atascamiento de la píldora puede ser filtrado por la solución de filtrado a través de filtros de café de marca blanca MILLETA. Generalmente un litro por filtro.

- Esta solución dará 1 mg de levodopa por 1 cc o 1 ml de fluido. (Dr. Mya Schiess)

Consejos para mejorar los problemas del estreñimiento:

La constipación (estreñimiento) crónica de la cual padecemos todos los que vivimos con esta enfermedad resulta en algo bastante serio y debilitante puesto que no solo el párkinson nos afecta la motilidad de los intestinos pero los mismos fármacos también empeoran este grave problema. Los fármacos de la clase primera (levodopa) son los mayores causantes de esto- principalmente el Rytary.

El estreñimiento no solo nos causa malestares como la fatiga, dolor de cabeza, cansancio, y alteraciones de ánimo al igual que de concentración los mismos síntomas asociados con la enfermedad. Además en mi experiencia este fenómeno es uno de los factores principales por los cuales muchos de los pacientes experimentan fluctuaciones motores- ¿qué quiero decir con fluctuaciones? Estas son variaciones en los síntomas causados por la mala absorción de los intestinos no necesariamente porque los medicamentos hayan dejado de funcionar; como sucede a menudo al entrar en etapas avanzadas cuando una misma dosis podría dar resultados distintos dependiendo del día y la hora los cuales pueden ser espontáneos o rutinarios causando discinesias y distonías junto con otros problemas. Es de gran importancia mantener un funcionamiento normal para obrar diariamente- solo así puede lograr el máximo efecto de los medicamentos y evitar altibajos.

- Comer comidas regularmente al mismo horario todos los días lo cual yo sé que es extremadamente difícil para nosotros los latinos pero debemos de hacer un esfuerzo para el mantenimiento de nuestra salud. Es mucho mejor si pueden comer pequeñas porciones cuatro o cinco veces al día y no cenar más tarde de seis de la tarde, algo que en la cultura es bastante común cenar tarde. Entonces si no pueden comer temprano traten de evitar consumir comidas pesadas en la noche las cuales son difíciles de digerir como las ensaladas y los alimentos grasos.

- Hacer ejercicios con regularidad- no tienen que correr maratones ni escalar montañas solo buscar algo que los ayude a mantenerse físicamente. Lo más fácil y saludable es caminar varias veces por semana.

- Comer mucha fruta, vegetales, grano entero y fibra. Es fácil tomar pastillas de fibra, también viene en polvo y en los cereales y frutas (pelen la manzanas pues la cascara el difícil de digerir o compren puré de manzana). Consumir una dieta 'Mediterránea'

- Beber bastante agua especialmente en los días de temperaturas extremas (ej. Muy caliente /fríos), por lo menos dos litros al día, además de jugos, tales como jugo de ciruela.

- A suavizadores del excremento (ablandadores de heces) de los cuales hay un gran número a la venta en las farmacias y tiendas. Ej. Colace, Miralax, Metamucil

- Medicamentos derivados de la Senna- una planta que estimula la motilidad de los intestinos

- Medicamentos derivados del sorbitol- que también ayudan a aumentar la motilidad. Ej. lactulosa.

- Tomen laxantes según sea necesario pero **NO** del diario puesto que sus intestinos se volverán más lentos y dependientes de estos medicamentos. Además el uso crónico puede causar problema con sus riñones y deficiencia del potasio. Prefiero estos en un caso de emergencia y no frecuente por la pérdida de potasio que causan.

- Les sugiero tener un medicamento recetado para ayudar a mover los intestinos, por ejemplo, *Amitiza* (lubiprostone), *Linzess* (linaclotide) y la nueva que apenas salió al mercado para el estreñimiento crónico *Rexulti* (brexpripazole). A mí me gusta y tomo el Linzess; pero este debe tomarse con el estómago vacío muy temprano en la mañana una o dos horas antes de comer para tener el máximo efecto. Además, he encontrado que este (Linzess)

  - funciona mejor si se toma sólo dos o tres veces a la semana. Cuando se toma del diario este deja de funcionar. De esta manera evitará la deshidratación y los calambres debido a la diarrea. También es importante hacerse un cheque de sangre para ver el nivel de potasio puesto que la mayoría hemos tomado laxantes por años a causa de este problema estoy casi segura que tienen deficiencia al igual que yo así es que es crítico suplementar este electrolito especialmente cuando toman los medicamentos como laxantes y Linzess puesto estos les disminuirá los niveles causando posible problemas con el corazón. Yo tomo potasio del diario.

- Además es bueno suplementar su régimen de mantenimiento con un té de menta (pepermint) o de hierbabuena (menta) o tomar aceite de menta (una gotita solamente pues es bastante concentrada y puede causar vómito). Estos remedios los pueden hacerlos en su casa sin mucho problema pues vienen en cajas de té en el supermercado. Si tienen la menta (hierbabuena) fresca en sus jardines el efecto será mucho mejor. De igual manera funcionara muy bien para calmar el malestar estomacal gracias al mentol, el reflujo y aumentan la motilidad gástrica. La hierbabuena ayuda aliviar los problemas del estómago mediante la relajación de los músculos lisos en el tracto digestivo. Yo tomo al diario estos tés de menos una vez al día. Cuando ando muy constipada (estreñida). Esto me sucede cuando no llevo una dieta correcta más bien por no comer las comidas a tiempo, especialmente si ceno muy tarde. Entonces tomo mi té tres veces al día- yo lo prefiero frío pero pueden tomarlo caliente.

• Por último, aunque la medicina (metoclopromide) es contraindicada puesto que aumenta y empeora los síntomas del párkinson, yo la tomo dos a tres veces por año. Cuando mucho tomo una mitad o un cuarto de pastilla de 5mg solo una vez en el día (lo máximo que tomo dentro de un año es una pastilla y media (7.5mg)- lo cual es una cantidad bastante pequeña). Esto lo hago cuando tengo síntomas de obstipación (no hay mucho movimiento en los intestinos evitando pasar gases) y también cuando no puedo obrar por más de tres días con todos los remedios de los cuales les mencione. Este tratamiento me funciona muy bien pero los síntomas especialmente la distonías se me agudizan por las siguientes 24 horas después de ingerir este medicamento; lo cual a veces requiere un aumento de la levodopa durante este periodo. No la recomiendo tomar sin antes consultar con sus especialistas y si la usan no la recomiendo usar con frecuencia al menos que quieran que se les empeore los síntomas del párkinson.

• Si no pueden obrar por más de 3 días especialmente si tienen dolor o no pueden pasar gas deben de recurrir a su doctor de inmediato. No se esperen pues pueden tener una obstrucción en el intestino o algo más serio.

La náusea es otro efecto secundario bastante común entre los pacientes de párkinson causados por la mayoría de las clases de fármacos para el tratamiento de la misma. Afortunadamente, la mayoría de las personas desarrollan una tolerancia a los medicamentos rápidamente, dentro de 2 semanas generalmente, disminuyendo este efecto secundario común. Aunque no siempre podemos soportar estas. Por lo cual aquí les dejo unos consejos para superar las náuseas–pero afortunadamente hoy en día tenemos muchas más opciones que en el pasado y podremos buscar algo que podamos tolerar mejor sin tanto rodeo.

Consejos para superar la náusea *

- Cambio de medicamentos. Cambiar a diferente vía de administración Ej. Usar el parche transdérmico.

- Aumentar la dosis de la carbidopa (Lodosyn), regularmente es de 25mg pero viene en pastillas separadas de igual cantidad que se pueden tomar juntas con los otros formularios de la levodopa a la misma ves o en una sola dosis grande por la mañana.

- Tomando la medicación con el alimento, especialmente con una comida de alta proteína, para disminuir la absorción. Es decir entre menos absorción, menos efectos secundarios solo hasta que el cuerpo la comience a tolerar. Raras veces funciona mejor si la tomamos con estómagos vacíos.

- Tomar los productos de jengibre- ya sea natural, en forma de té, en cápsulas, o la cerveza de jengibre.

- Tomar la domperidona con cada dosis de los medicamentos. (Pueden empezar con media tableta). Pero como dije anteriormente, esta puede alterar el ciclo de la mujer y causar una menstruación irregular y también puede aumentar la presión arterial. Además no es recomendada para las mujeres que están lactando.

- Tomar otros antieméticos, como Revise (Zofran) con cada dosis o según sea necesario. Yo tomo este medicamento rutinariamente, pero es cada 12 horas solamente.

- Tomar inhibidores de la bomba de protones, es decir, fármacos como el Nexium (esomeprazole) dos veces al día.

* Irónicamente, Sinemet proviene del Latina *'sine'* 'emet' que significa sin náuseas y fue llamado así debido a que la combinación de la levodopa y la carbidopa disminuyen las náuseas.

Rytary: este es la nueva fórmula de la levodopa intermediaria– la cual me fascina. Antes de tomar este medicamento me había olvidado de cómo se sentía ser yo misma. Esta me volvió en si a la vida. Yo había dejado de disfrutar muchas de las cosas que me gustan en esta vida como la música (el ruido me aturdía), y el leer me aburría. A pesar de que he seguido leyendo para mantenerme al día de la ciencia, el leer por puro placer me había dejado de interesar. Antes podía leer un libro (novela) entero de principio a fin en una sola sentada. Poco a poco me fue tomando más y más tiempo hasta tomarme meses hasta no terminar de leerlos; puesto que leía unos cuantos párrafos o menos y me aburría o me dejaba de interesar. Algo que mi hija noto primero que yo. Pero después de empezar este fármaco comencé de nuevo a disfrutar de la música y a disfrutar los libros solo por el gusto de leer. La náusea es mucho menos que con los otros medicamentos de la misma clase pero esta tiene mayor impacto en alterar la presión arterial la cual si no tienen cuidado en vigilarla les puede causar una crisis de hipertensión como me sucedió a mí. Varias personas en mi opinión han tenido este mismo problema sin darse cuenta la causa. Pues estos se quejaron de dolor en el pecho y de falta de respiración – los mismos problemas que yo empecé a notar después de varios meses con esta fórmula. Pues resulta que al tener la hipertensión, la cual ascendió a más de 200/120 mmHg. Cada vez que se me elevaba la presión me provocaba estos síntomas. Primero tuve que aumentar la dosis de mi medicamento de hipertensión para combatir la alta presión. En segundo lugar tuve que amenorar la dosis de Rytary (más bien ajustarla). Entonces volvi a tener buenos resultados con la misma.

Otra cosa que yo he notado, con este fármaco, en mí y en las personas a mi alrededor que también comenzaron este fármaco al mismo tiempo, es de que este no debe ser usado solo. Porque en mi experiencia, la mayoría de las personas que cambiaron al Rytary cuando salió al mercado comenzaron a padecer las discinesias después de un corto tiempo (menos de dos años). A mí me empezaron las discinesias un año y medio después tomar este fármaco. Pero me iniciaron cuando mi especialista me retiro varios medicamentos y me bajo la dosis de otros a causa de los síntomas que les describí anteriormente. Al dejarme esencialmente con solo el Rytary entonces fue que comencé a tener distonías al terminarse el efecto de la dosis. Cuando volví añadir mis medicamentos previos este problema se resolvió hasta el momento. De esto ya hace un ano. Yo, al igual, he encontrado que este fármaco funciona mejor y no causa las discinesias tomando una sola pastilla cada 4 horas en vez de tomar dos pastillas juntas cada vez (3 o 4 veces al día). Otras personas me han comentado lo mismo. Además, creo que tomando este junto con otro fármaco de otra clase mejora la función y disminuye el riesgo de discinesia. Yo tomo solo una pastilla dos veces al día. Creo en lo personal que la combinación de este fármaco con el nuevo inhibidor de catecol metiltransferasa de 24 horas de duración **Ogentys** (Opicapone) va a dar mejor resultado. Este ya está en el mercado en varios países europeos como España. {Si no lo encuentran en sus países con una receta de su doctor pueden ordenarlo/comprarlo via la red www.thesocialmedwork.com }

Esta es la clase de drogas la cual creo que muchos de nosotros no tomamos suficiente dosis por temor a las dicinesias. Por tanto, nos sentimos abatidos, decaídos, apáticos, con fatiga y con problemas de memoria por falta de concentración).

También creo que todos deben tomar un poquito desde el principio de la enfermedad por estas razones. Además, existen estudios que demuestran que la levodopa es neuro- protectora (Sinemet) especialmente cuando se inicia en las primeras etapas de la enfermedad. Cuando yo comencé a tener todos los síntomas relacionados al aumento de presión causados por el Rytary deje varios medicamentos por unas semanas. También baje la dosis de Rytary a causa de las dicinesias. Consecuentemente, estas fueron unas de las semanas más difíciles de mi vida con el párkinson. Puesto que me sentía ansiosa, cansada, apática (sin interés de nada), desmemoriada, y fuera de mi misma lo peor es que parecía una drogadicta nada más viendo el reloj para saber cuándo podía tomar mi próxima dosis para poder sentirme un poquito mejor. Esta no es manera de vivir para nadie- les dijo por experiencia. Y por fortuna, como les indique anteriormente hoy en día con los nuevos fármacos no debe haber personas sufriendo este tormento.

Siempre consulte a su médico antes de realizar cambios en sus medicamentos y nunca deje de tomar los medicamentos sin la aprobación de su médico.

Consejos para combatir la Sudoración:

El sudor normal sirve para regularizar la temperatura del cuerpo en ocasiones de tener temperatura alta (fiebre), estar en lugares muy calientes, o durante el ejercicio. El sudor excesivo (hiperhidrosis) que significa sudación más de lo normal, especialmente sin estar cliente, haciendo ejercicio, o ansioso. Las personas con párkinson sufren cambios en la piel. Estos cambios resultan en mayor resequedad, más caspa, y eczema. Uno de los síntomas míos al comienzo de la enfermedad era una resequedad atrás de los oídos. Después cuando hubo cambios en mis medicamentos y no estaba bien controlada me aumento la caspa y empecé a notar eczema en mi frente y alrededor de la nariz. Igualmente, estas personas sufren una disfunción en la regularización de sudor. Estos cambios pueden causar disminución o aumento en el sudor especialmente en la noche después de tomar medicamentos como la levodopa. Mi experiencia, me ha demostrado que el exceso de sudor por la noche se debe generalmente a un nivel bajo de la dopamina. (Por *lo tanto si alguien está sufriendo de sudor excesivo lo más probable es que necesite un aumento en la dosis pero no debemos de olvidarnos de otros problemas médicos como la diabetes y el nivel bajo de azúcar que también pudiera causar estos mismos síntomas- también recuerden que el remplazo de la dopamina bloquea la acción del páncreas disminuyendo la insulina. Por lo tanto muchos de nosotros nos volvemos resistentes a la insulina causándonos aumento de peso y otros problemas*).

Porque el sudor es una forma de regularizar la temperatura del cuerpo, cuando no es bien controlado puede causarnos muchas molestias e impactar nuestra vida significativamente. Hasta que yo empecé a tener exceso de sudor, no me imaginaba lo estresante y difícil que es vivir con este síntoma. Puesto que cuando estas sudando a chorros no puedes ni vestirte, lo cual ya es bastante difícil para muchos de nosotros, sin tener que batallar con la ropa que se nos pega al cuerpo. Además, para nosotras las mujeres el maquillarse es imposible cuando las gotas de sudor corren por la cara junto con el rime. Es importante reconocer que este es un síntoma de la enfermedad al igual que del medicamento (falta de) y no asumir porque sea mujer la que los experimenta que es debido a la menopausia. Es igualmente bastante incomodo estar mojados o húmedos todo el tiempo, lo que provoca más miradas de las que ya recibimos. También es casi imposible dormir cuando estas sudando; agravando el insomnio que muchos ya padecemos. Aparte de los altibajos de los medicamentos que contienen dopamina existen otros fármacos como la amantadina al igual que la levodopa los cuales causan sudor excesivo. Cuando yo tomaba la amantadina 3 veces al día sudaba todo el día. Hoy solo la tomo una vez al día la cual me da un poco de bochorno una hora después de tomarla pero no tengo las gotas de sudor corriendo por todo el cuerpo como antes.

¿Qué hacer para remediar este problema de sudoración?

- Ajustar los medicamentos especialmente la levodopa

- Darse un baño con agua tibia

- Tomar líquidos extra y mantenerse bien hidratado

- Usar ropa de algodón – blancas, frescas y ligeras

- Si el sudor continua siendo excesivo hablar con su médico para que le recete medicamentos como el propranolol o le de inyecciones de Botox si la sudoración es focal

Para evitar el mal olor causado por el exceso de sudor:

• Bañarse con jabón anti-bacterial

• Asegúrense de secarse completamente – usar un abanico en el baño si es necesario

• Usen anti-transpirantes industriales lo mismo los desodorantes – estos funcionan mejor si los aplican en la noche para acostarse y no después de bañarse; puesto que les toma 6 a 8 horas para que entren en los ductos de las glándulas de sudor y obstruir los poros. Además, la temperatura del cuerpo es más baja en la noche generalmente.

• Mantengan su ropa limpia especialmente su ropa interior y usen ropa que no encierra el sudor y las bacterias como el algodón. Usen ropa y zapatos que respiren.

• Eviten comer productos ofensivos como las cebollas, el ajo. También eviten comidas picosas pues estas aumentan la temperatura del cuerpo y no tomen alcohol.

Clase: Levodopa: Agonistas de la dopamina

Type of Medication	Brand Name
Apomorfina	Apokyn
Bromocriptina	Parlodel
Pramipexole	Mirapex, Sifrol, Mirapexin
Pramipexole Hydrochoride extended release	Mirapex ER, Sifrol ER
Ropinirole	Requip, Adartel, Ropark
Ropinrole extended release	Requip XL
Rotigotine	Parche Transdermico - Neupro Patch

Efectos secundarios de los agonistas::
• Confusión
• Náusea
• Vómito
• Problemas sexuales
• Inflamación de piernas
• Parálisis de los riñones
• Alucinaciones*
• Aumento de peso
• Problemas de presión
• Obsesión*
• Depresión
• Exceso de sueño*

La somnolencia (exceso de sueño) es generalmente mucho más marcado en este tipo de fármaco comparado a los demás. Aunque la clase de la levodopa y otras clases también pueden causar estos efectos secundarios pero en un menor porcentaje. Este sueño irresistible puede ser extremadamente peligroso. A mí también me ocurrió cuando probé varios agonistas hasta el grado de que me quede dormida manejando y al estar estacionada esperando el cambio de luz del semáforo. Otros han sentido este enorme impulso del sueño irresistible que se han quedado dormidos no solo conduciendo pero han caído sobre sus comidas cuando comían. Afortunadamente, el agonista que no tiene este efecto es el parche (rotigotine), el cual yo uso. Al contrario de los otros agonistas, este produce una gran alerta junto con un desborde de energía que te prohíbe dormir por unos 2-7 días hasta que se nivela. Además como dije antes hoy tenemos muchos otros tratamientos de los cuales escoger si siguen teniendo mucho más sueño de lo esperado. En mi experiencia, al parecer nosotras las mujeres tenemos más problema con este síntoma que los hombres aunque ellos también pueden padecer de sueño excesivo a veces. Pero si esta clase de medicamento es la que mejor función te ofrece a pesar del exceso de sueño que te causa, entonces hay varias maneras para contrarrestar este fenómeno. Por medio del empleo de fármacos comúnmente utilizados en el tratamiento de la narcolepsia (Ej. Provigil, Nuvigil, y otros estimulantes) puedes controlar el deseo de dormir. Yo he probado el Provigil (Modafanil), el cual funciona de maravilla y no interfiere con los otros medicamentos. Lo mejor de todo es que no necesita chequeo de sangre, ni causa temblores, ni los aumenta, ni aumenta el ritmo cardiaco. Esta clase solo produce un efecto de alerta natural como si hubieses dormido 10 horas. Si ustedes padecen de exceso de sueño hablen con su médico cuanto antes sobre los tratamientos alternativos, la modificación del medicamento, o el empleo de fármacos para ponerlos alerta.

Apomorfina:

El mayor problema del medicamento **apomorfina (Apokyn),** es que solo es inyectable bajo la piel. Pero pronto saldrá en tiras que se disuelvan en la boca. También una formula intravenosa esta en investigación. Ambas, creo yo, que tendrán mucho más uso. Esta es recomendada para el tratamiento de los episodios de "desgaste" (*off*) Con la fórmula de inyección, el tratamiento inicial debe hacerse en un ambiente supervisado (el consultorio de un médico, hospital, o en casa con un profesional de salubridad presente) porque puede causar náuseas y vómitos pero severos además puede causar sudoración, somnolencia, dolor de cabeza, aumento de bostezo y secreción nasal, así como posibles mareos, junto con hinchazón, enrojecimiento, picazón y dolor en el sitio de la inyección las cuales requieren de inmediata atención médica. La apomorfina puede interactuar con muchos medicamentos; por lo tanto, es importante discutir todos los medicamentos con su médico antes de recibirlo como tratamiento. Afortunadamente, ahora hay asistencia de enfermería las 24 horas para ayudar a guiar a los pacientes al igual que responder sus preguntas. De igual manera esta compañía ofrece servicios al hogar y a los asilos de ancianos para responder cualquier pregunta.

Neupro (Rigotine)

Este fármaco es el más nuevo de los agonistas y mi preferido pero puede causar algunos problemas de los cuales debemos de estar al tanto:

- Hipervigilancia como les comente anteriormente al principio hay perdida de sueño.

- RLS (síndrome de piernas inquietas), si deja de usar el medicamento o si se le olvida cambiar el parche que es de 24 horas entonces notara un aumento de este síndrome al igual que padecerá de calambres en las piernas.

- Hay una mínima probabilidad de que tengan una erupción tópica la cual es idiosincrática. Descontinuar el medicamento y hablar con su médico. Lo más común es desarrollar una sensibilidad en la piel especialmente en las áreas de uso frecuente. Sentirán un poco de irritación sin dolor ni erupciones pero pueden tener un poco de enrojecimiento y sentir el área dormida. Después de remover el parche para evitar la irritación pueden usar una crema tópica de benadril (difenhidramina). Por eso es esencial rotar los parches del diario y no ponerlos exactamente en el mismo lugar siempre. Esto no es ocasión para alarmarse. Pero de todas maneras les recomiendo discutirlos con sus doctores.

- Si usted experimentará sudoración excesiva generalmente es porque el parche por alguna razón no está funcionando. Esta es mi pista indicándome que se me olvido cambiarlo o a menudo es señal de que se ha caído o esta enredado en mi ropa de alguna manera.

- Baja la presión arterial, especialmente a medida que aumenta la dosis. Si ya padecen de baja presión esto es algo que deben de vigilar aunque con el formulario nuevo aquí en el país no he notado este problema como antes de que lo descontinuaran por un tiempo (debido ha problemas con la pegadura).

De Interés: Aquí en los Estados Unidos hay una dosis pequeña de 1mg la cual es indicada para RLS (síndrome de piernas inquietas) me gusta porque podemos empezar con esta dosis para saber si la pueden tolerar. Yo misma empecé con esta dosis. A veces esta pequeña dosis es todo lo que necesitamos cuando aún estamos en una etapa primera (leve). Además, con la fórmula que existe en Europa, que tiene más años de uso, la dosis máxima que se ha documentado es de 16mg. Yo he utilizado hasta 14mg. Pero creo que la nueva fórmula que se usa aquí en los Estados Unidos hoy en día no es la misma de antes en mi opinión. Tiene menos efectos secundarios y mejormente tolerada y no he notado la hipotensión que note anteriormente con el uso de la primera especialmente al aumentar la dosis –la presión bajaba dramáticamente. Principalmente padecían de hipotensión postural con el aumento de dosis. En lo contrario, la que se usa aquí tiende a elevar la presión y no he notado problema con la hipotensión postural.

El Sifrol y los otros agonistas:
Estos causan mayor problema en el área del comportamiento teniendo varias presentaciones de comportamiento anormal como hable anteriormente.

1) Trastornos de control de impulso. Estas son conductas anormales que se describen como "un fracaso en la resistencia o falta de control frente al impulso o tentación de realizar un acto que es dañina." Este trastorno del control de impulso o tendencia a perder el control puede ser un gran problema para muchos especialmente si ya tienen tendencias a problemas de control (llevar las cosas a los extremos). Estas personas no son buenos candidatos para recibir este tratamiento porque conducir a mayores problemas en las relaciones personales e interpersonales si no son reconocidos y abordados adecuadamente.

2) El género del individuo manda la presentación generalmente. Todos los comportamientos ocurren más a menudo en las mujeres que en los hombres excepto los problemas sexuales (mayor interés en la pornografía y ser infieles con múltiples compañeros de sexo

indiscriminadamente), juegos de azar (las apuestas las cuales pueden dejar en banca rota a la familia). Mirapex (pramipexole-sifrol) y Requip (ropinirole) y en menor grado con Neupro (rotigotine).

3) Además esta clase afecta a los riñones causando la retención de líquido (por todo el cuerpo pero especialmente en la cara). Por lo tanto causando aumento de peso y también causando un incremento en la presión. Si padecen de problemas de los riñones o alta presión monitoreen su presión y retención de líquido. Yo les recomiendo tomar un diurético de menos dos veces por semana para combatir este problema- es lo que yo hago para evitar la parálisis de los riñones y retención de líquido. Además yo altero la dosis del parche Neupro tomando una dosis más alta (4mg) alternándola con la de 2 mg cada otro día. La cual me ha funcionado brillantemente puesto que me ha disminuido la acumulación de líquido, controlado la presión y evitando dolor de riñones. Por lo tanto me he sentido más estable.

Curiosamente, parece que hay una mayor ocurrencia de estos tipos de comportamiento en Europa, seguido por los Estados Unidos, después Canadá.

El nuevo tratamiento propuesto para algunos de estos comport-amientos es un medicamento llamado *Naltrexona*.

Las alucinaciones son bastante común con estos fármacos cuando hay señales de demencia, además estas aumentan con la edad, el avance de la enfermedad, y son más frecuentes cuando hay un síndrome de parkinsonismo. (Ej. Alzhéimer y párkinson, Demencia de Lewy Body)

Clase: COMT Inhibitors – inhibidores de catecol metiltransferasa (COMT)

Type of Medication	Brand Name
* Tasmar	Tolcapone
Comtan	Entacopone
Ogentys - 24 horas- este es nuevo al mercado en Europa; esta disponible en el mercado de España. Esta dosis es de 50 mg una vez al dia – la recomiendad en la noche algunos pero yo diría que es mejor en la mañana para que tenga efecto todo el dia con los medicamentos de levodopa como la Rytary y extienda su función sin causar altibajos en los niveles.	Opicapone

Efectos secundarios de los inhibidores del COMT:
- Constipación (estreñimiento)
- Náusea
- Vómito
- Diarrea
- Sangre o descoloramiento en la orine
- Dolores musculares
- Dolor de espalda
- Dolor abdominal

*puede aumentar los niveles de sangre del hígado por lo pronto requiere constante vigilancia por medio de laboratorios sanguíneos rutinarios

Por qué el **Tasmar** pudiese causar una disfunción hepática el análisis de sangre es requerido semanalmente por la duración del tratamiento la cual limita su uso. Además de mejorar los efectos de la levodopa, inhibidores de la COMT pueden aumentar los efectos secundarios de la levodopa como las discinesias y otros efectos secundarios descritos en la sección de levodopa. Lo principal de esta categoría es la diarrea que pudiese resultar en lo cual es necesario suspender el medicamento para contrarrestar el problema y además la presencia de la decoloración de la orina como mencione antes. La decoloración de la orina puede manchar la ropa interior. Consejo: Una forma de quitar estas manchas es usar jabón ZOTE rosa.

Clase: Mao inhibitors- inhibidores de MAO:

Type of Medication	Brand Name
Selegeline	Eldepryl, I-deprenyl, Zelapar, EMSAM parches
Azilect	Rasagilina- Rasagiline
Zelapar	Selegeline HCL tabletas de desintegración oral
Xadago	Safinamide

Efectos secundarios de los inhibidores de Mao:
• Mareos
• Náusea
• Agitación
• Dolores de cabeza
• Dolores musculares
• Estomatitis
• Dispepsia
• Hipotensión postural*
• Indigestión
• Sensibilidad a la luz* esta sensibilidad aumenta de manera exponencial con el tiempo tomando lo- es similar a la molestia que uno padece cuando tiene migrañas. (según mi experiencia)
• Insomnio
• Aumento de libido (deseo sexual) esto es algo que ocurre en un principio al inicio del medicamento; generalmente en las primeras semanas y después se disipa este fenómeno causando lo contrario – la disminución del apetito sexual y problemas para alcanzar un orgasmo- en ambos sexos pero mayormente en los hombres
• Aumento de peso- más en las mujeres
• Problemas con el orina (dificultad para empezar- lo cual pudiera ser confuso con problemas de la vejiga o infección) * de nota – este problema puede empeorar con la combinación de esta clase con los agonistas
• Resequedad de la boca (no asuman que es la medicina cuando pudiera ser señal de principios de diabetes)
• Parestesias- sensación de adormecimiento o hormigueo en la piel (aquí también si lo tienen en las extremidades solamente especial en los pies o piernas no dejen de hablar con sus doctores puesto que pueden ser a causa de neuropatías por diabetes u otro problema médico).

El insomnio es más común con la **Rasagilina** (azilect). Recomiendo tomar este fármaco no más tarde de las 6 de la tarde.

Lo principal con esta clase de drogas es que pueden surgir problemas sexuales en las mujeres, como he descrito en las secciones anteriores, especialmente con la rasgilina. Azilect también puede producir retención de orina; Esto puede empeorar las infecciones urinarias si ya están predispuestos a tener este problema.

También, tenemos que tener cuidado con las restricciones dietéticas. Alimentos ricos en tiramina, como quesos añejados (Ej. azul, cheddar, suizo); evitar (limitar) el consumo de vinos tintos; evitar o limitar productos de soja fermentada como salsa de soja, miso, Tempe y tofu (yo los como pero de vez en cuando); embutidos o carnes curadas, por ejemplo, salami, mortadela, cecina de buey y arenques ahumados o en escabeche; chucrut; y habas. Si consumen estos productos en exceso y en grandes cantidades especialmente con el *Azilect* esto podría resultar en una crisis hipertensiva grave aumentando la presión arterial sistólica (número superior) más de 180mmHg y la diastólica (número de abajo) menos de 120 mmHg, causando dolor de cabeza severo, náuseas, vómitos, ansiedad, sudoración, aceleración del ritmo cardíaco y dificultad para respirar. Si esto ocurre, busque atención médica de inmediata.

Siempre hable con su médico antes de realizar cualquier cambio en sus medicamentos o dieta.

Una de las mejores cosas del Azilect, en mi opinión, es que he descubierto como médico y paciente igualmente confirmada por algunos de mis colegas es el control del dolor intrínseco del párkinson. Mi dolor, que era insoportable cuando primero me diagnosticaron se esfumo completamente después de iniciar el tratamiento con Azilect. Además me restauro los problemas visuales que tenía. Y es un estupendo medicamento que ayuda a mejorar y mantener el balance en mi experiencia. Aunque el Azilect parece tener algunos efectos secundarios muy peculiares en relación con el cuerpo de la mujer, sigo pensando que es un gran fármaco. Y aunque no cumplieron criterios para recibir indicación de neuro protección, muchos de mis colegas al igual que yo mantenemos esta convicción. En lo personal como paciente tomando este fármaco por casi 10 años he notado aparte de los efectos ya mencionados que también se me ha restablecido la función de olfato. Lo cual he comprobado de manera anécdota en varios de mis pacientes y estoy investigando esto por el momento para tener evidencias concretas fuera de mi experiencia personal.

¿Como combatir la hipotensión postural?:

Esto es uno de los problemas más graves que existe entre las personas que viven con párkinson la cual se agudiza al avanzar la enfermedad y también como dije antes puede aumentar a causa de los fármacos.

Tratamientos con fármacos:

- incluyen el uso de la medicina Northera (droxidopa)- esta es de 300mg con una dosis máxima de 600mg tomada 3 veces al día. Posibles efectos son el aumento excesivo de la presión arterial, embolias cerebrales, nausea, dolor de cabeza, fatiga, y mareo.

- Tabletas de sal

- Florinef

- Midrodine (pro- amantine)

Aparte de los medicamentos ustedes pueden hacer los siguientes para prevenir las caídas y menorar los s síntomas de la hipotensión postural (al estar parado):

1. Beber bastante líquidos especialmente fríos.

2. Hacer ejercicios con regularidad (frecuencia).

3. Revisar con su médico regularmente todos sus medicamentos los cuales pudieran contribuir a este problema.

4. Usar calcetines de compresión.

5. Levantarse muy despacio de la cama o de la silla.

6. Evitar el consumo de alcohol.

7. No deje de añadirle sal a la comida cuando cocine.

8. Duerma con la cabeza elevada de menos 15 grados- póngale unos ladrillos en la cabecera de la cama o si tienen una cama que se levanta la cabecera levántela un poco.

9. Coman varias comidas pequeñas durante el día.

10. Tomen 2 vasos de agua fría si van a estar parados por mucho tiempo o antes de levanterse de la cama.

11. Eviten comer comidas muy calientes.

12. No se bañen con agua caliente.

13. Usen una faja abdominal antes de levantarse de la cama pero no se les olvide removerla antes de acostarse.

14. Al levantarse hagan ejercicios isométricos- ej. Párense en una pierna for unos minutos, agarense de algo si sienten que se van a caer y lentamente doblen la rodilla continuando estando parados (de pie). Después háganlo con la otra pierna por unos minutos.

15. Eviten doblarse o agacharse doblando la cintura. Agáchense doblando las rodillas.

16. Si se sienten mareados al estar parados crucen sus piernas en forma de tigera y apriétenlas. Si no también pueden poner un pie arriba de una silla y dóblense hacia el frente lo más que puedan.

Clase: Otros medicamentos de acción desconocida:
Esta clase fue la "primera" clase de medicinas, ya que es la clase más antigua. Pero ahora debido a nuevos tratamientos, estos medicamentos no son tan ampliamente utilizados especialmente en la población anciana porque tienden a causar un montón de problemas especialmente en la memoria y causar "confusión." Debido a esto esta clase no es recomendable para las personas con demencia o de avanzada edad. Sin embargo, estos fármacos son bastante potentes para contrarrestar los temblores y controlar las discinesias.

Type of Medication	Brand Name
Amantadina - el más antiguo y descubierto por casualidad al usarse en pacientes con esta enfermedad que padecían de influenza.	Symmetrel

Artane - Casi no se usa en este país hoy en día, pues hay mejores tratamientos en el presente. Además porque causan muchos problemas con la memoria no es recomendable para aquellos de edad avanzada o que ya padecen de problemas de cognición. Es excelente para controlar los temblores. Pero puede causar alucinaciones y psicosis.

Apo-Trihex, Trihexyphenidyl

Efectos secundarios de esta clase:
- Psicosis*- ya hemos discutido el tratamiento de este en un capitulo anterior
- Sudor*
- Piel manchada o moteada (livido reticularis)
- Náusea
- Depresión
- Trastornos de personalidad
- Retención de líquido

Amantadina Se utiliza comúnmente para dicinesias y los temblores como ya mencione pero aparte es un gran medicamento para la fatiga crónica. Pero como indique antes esta puede causar sudoración, problemas de la memoria, alucinaciones, psicosis y depresión. Se encuentra en fase 3 de estudios la capsulas de amantadina (ER) extensión prolongada para controlar el efecto de las discinesias, la cual ha demostrado reducir la severidad (discapacidad) de las discinesias al igual que la duración-recortandolas.

Gocovri (amantadina con duración de largo tiempo) Esta nueva fórmula del antiguo fármaco ha sido aprobada recientemente en agosto de 2017 por el (FDA). Esta consiste de 274mg equivalente a una dosis de 340mg de amantadina HCI, la cual es recomendada tomar una vez al día por la noche para prevenir o disminuir las discenesias.

TRATAMIENTOS QUIRÚRGICOS

La estimulación cerebral profunda (DBS) es el mayor avance que poseemos para combatir la enfermedad hasta la fecha. DBS es un dispositivo de "implante de electrodos" profundamente en el cerebro en el área de los ganglios basales que proporciona una corriente continua, pequeña, eléctrica a estas partes del cerebro en un intento de "bloquear" o "obstruir" las malas señales. La realidad es que nadie sabe con certeza el mecanismo exacto de acción en el nivel microscópico por la cual da buenos resultados. Esto no sólo ofrece a los pacientes una mejor calidad de vida debido a la mejoría de los síntomas sino también les "compra" o extiende el tiempo de independencia o función normal hasta 10 años lo cual les permite esperar sin tanta presión a nuevos tratamientos. Aunque extremadamente eficaz cuando es realizado en el paciente correcto no es una cura.

A diferencia de sus predecesores — thalamotomía y palidotomía — que fueron las intervenciones quirúrgicas dirigidas a las lesiones (regiones) mismas donde se implantan los electrodos para la estimulación cerebral profunda produciendo resultados similares resultados. La gran diferencia entre estos tipos de cirugía es que las lesiones causadas por el implante de los electrodos no son permanentes como las operaciones antiguas. La palidotomía y thalamotomía siguen siendo utilizadas para controlar la enfermedad especialmente los temblores y las discinesias. Estás son más apropiadas para individuos que no tienen apoyo social y no tienen centros cercanos donde puedan tener estos tratamientos o tienen dificultades para viajar a un centro que realice los ajustes. En los Estados Unidos este proceso ha aumentado en los últimos anos pero entre los latinos seguimos quedándonos atrás pues es ofrecido pocas veces como opción. En otros países de Latinoamérica y España ya empieza a ver más centros donde se puedan llevar a cabo estas cirugías pero el factor limitante son las finanzas, al igual que las distancias.

Medtronics es la compañía que tiene la mayor experiencia con este dispositivo aunque hoy hay otra que tienen similares aparatos como "St.

Jude- direccional" (*San Judas*) Medical Infinity DBS- la cual provee una forma más precisa de controlar los movimientos enfocándose en el área de donde provienen estos. Al igual que la de Boston Scientific. La direccional (San Judas) manda información sobre las áreas que están más activas causando los movimientos anormales. La estimulación cerebral profunda fue aprobada en 1997 para el tratamiento de los temblores esenciales después en año 2002 para la enfermedad del Parkinson y por último en el 2003 para la distonía. Al principio, las indicaciones eran mucho más estrechas; con el tiempo se han ido expandiendo. Este solía ser un tratamiento reservado como un último recurso. Ahora tenemos evidencia que el recibir esta cirugía a temprana edad de 4 años de un diagnostico tienen gran ventaja. Puesto que los especialistas han entendido que la preservación de la calidad de vida es de suma importancia en lugar de proveer un rescate de alguien que ya posee una discapacidad grave. Pero, para ello, como pacientes y cuidadores debemos comenzar la discusión mucho antes de que la discapacidad sea evidente. A pesar de que esta tecnología ha estado a nuestra disposición por casi veinte años menos del 5 por ciento de la población del párkinson ha recibido este tratamiento.

De hecho, las mujeres con párkinson tienen 30 por ciento menos probabilidad que los hombres de obtener este tratamiento y el número es aún más bajo si es parte de un grupo minoritario como los latinos.

Otra de las razones por la cual nosotros como hispanos somos ofrecidos menos este tipo de tratamiento se deba al estado de nuestras finanzas. Aquí en los Estados Unidos el seguro de medicare lo cubre pero muchos de nosotros no tenemos seguro y es difícil pagar $10,000 por una operación. Igualmente en países latinos como México el uso de este tratamiento extraordinario es el acceso pues cuesta alrededor de $900 mil peso lo cual pocos pueden cubrir. Aunque existen programas de asistencia en centros universitarios estos son pocos y deben calificar.

Otra de las razones por la cual no se nos ofrecen este tipo de tratamiento más a menudo podría ser culpa nuestra, ya que pocas veces nos gusta ir con el doctor al menos que sea de urgencia. Créanme a veces yo siento el mismo deseo de no acudir cuando me siento bien y claro cuando me siento mal no quiero salir. Ahora comprendo a mis pacientes que me decían la quiero mucho pero ya no quiero venir a verla. Yo siento lo mismo por mi amiga y doctora a veces. Pero les dijo por experiencia como doctora y paciente la visitas frecuentes hacen que tengamos mejor relación con nuestros doctores y también nos ayudan a mantenernos más estables.De igualmanera, al recurrir con frecuencia a su médico, se puede evitar problemas en el futuro. Asi es como yo me he mantenido activa y funcionando hasta el día de hoy y antes mantenía a mis pacientes de igualmanera sin tantos altibajos.

(*Según las estadísticas aquí en Estados Unidos*) Los latinos dentro de este país estamos acostumbrados a posponer nuestro tratamiento cuando nos vemos frente a una enfermedad y además cuando al fin recurrimos a los médicos tenemos tendencias a dejar el tratamiento a medias a medida que los síntomas se mejoran un poco o nos sentimos mejor. Este comportamiento se debe en parte por las barreras de idioma que existen en nuestro país entre pacientes y la comunidad médica. Pero esta no es toda la razón porque yo siendo de habla Hispana aun así mis pacientes Latinos no recurrían a buscar me o asistir a las citas como se las indicaba sino solo acudían a mi oficina cuando tenían un problema, dolor o urgencia. Creo que la falta de seguro y de recursos es la mayor causa aquí y en nuestros países latinoamericanos por la que no asistimos al doctor en busca de ayuda médica y también por la cual recurrimos a los tratamientos "naturales" caseros. Aparte creo que nuestra cultura que sigue siendo atada a la religión nos prohíbe buscar tratamientos médicos puesto que esperamos que Dios nos de la salud y si no, nos resignamos a que es la voluntad de Dios. Además pensamos que tal vez el sufrir de alguna enfermedad es parte de la vida. Y al fin todavía seguimos contando y creyendo que los tratamientos caseros y naturales son mejores para nosotros. Pues, yo también tuve una abuela que sabía de curandería por medio de hierbitas y tratamientos alternativos para todo tipo de malestar desde dolor de garganta hasta dolores y problemas de riñón. Les dijo que todo tipo de medicamento o tratamiento ya sea "natural" o "sintético" tienen posibilidades de causar efectos secundarios pues estos son ajenos a nuestro organismo por lo tanto el cuerpo va a tratar de eliminarlo.

Igualmente, hay un gran efecto del placebo. La mente es muy poderosa y si creemos que algo nos va ayudar esto va a ser así pero este efecto solo dura de 4 a 6 semanas por eso la mayoría de los remedios funcionan bien en enfermedades que son pasajeras y muchos de los infomerciales que venden tratamientos naturales y dicen que tienen pruebas solo las examinan por este periodo de tiempo el cual todos lo que las toman van a tener un efecto positivo. Por eso es que deben de tener cuidado al tomar tratamientos que no han sido puestos a prueba extensivamente. En el censo de 2012 dentro de este país encontraron que el 72 por ciento de los hispanos nunca usan medicamentos por receta No tengo información sobre el uso de fármacos en otros países latinos pero me imagino que si la mayoría no buscamos opinión de médicos tampoco hemos de recibir recetas. Por lo tanto es bastante difícil esperar sentirse mejor teniendo una enfermedad tan compleja como la es el párkinson y no utilizar los avances que tenemos para vivir mejor.

Además, en muchas partes de nuestros países como las regiones indígenas esta tendencia es aún mayor. Por ejemplo, en el pueblo de Rio Blanco, Ecuador la comunidad usa plantas para todo tipo de problemas de salud desde problemas estomacales, dolor de cabeza, ansiedad y hasta para el control de un embarazo y abortos. Mi abuela recomendaba el vicks mentol ató para todo tipo de malestar de la garganta e hinchazón de piel por alergias a los mosquitos, quemaduras o picazones. Pero sabía cuándo era necesario la intervención de un médico. Si Dios no quisiera que usáramos a los médicos para proveer sanación a nuestros cuerpos nunca se hubiera comparado con uno de ellos haciendo se llamar "*el gran médico.*" (*Juan 5:1-9*)

Aparte de tener desconfianza, diría yo, a los tratamientos convencionales existe una reservación en la aceptación de lo que los doctores nos digan. Pues comúnmente buscamos la opinión de la familia y amigos de por medio antes de seguir un consejo médico. Aun en mi propia familia a veces tengo que insistir en tratamientos médicos fuera de lo que se considera "remedios naturales".

Pero no porque se digan ser "naturales" excluye el riesgo de tener efectos secundarios en lo contrario estos por no tener reglas y requisitos tienen un mayor factor de causar problemas serios.

Entonces teniendo toda esta tradición en cuenta, las personas de descendencia latinas fuera y dentro del país que se someten a un tratamiento invasivo como la es la estimulación cerebral profunda no solo tienen que aceptar este tratamiento como algo efectivo y necesario para el bienestar; pero además deben de someterse a las indicaciones de un especialista y llevarlas al pie de la letra.

Existen tres criterios para recibir la estimulación cerebral profunda en las personas con Parkinson que nos puedan garantizar mejores resultados:

1. el paciente debe tener la enfermedad de Parkinson idiopática (de menos 4 años).
2. el paciente debe tener una respuesta positiva a la Levodopa mejorando los síntomas motores. Aunque en algún momento la dosis sea inadecuada o no bien tolerada.
3. el paciente está preocupado por sus síntomas motores (discinesias) o temblores. Además, es esencial tener un buen sistema de apoyo y poder viajar para obtener programación.

Recuerde que la educación temprana es la clave para un resultado exitoso. Aunque esta cirugía no es una cura puede alterar significativamente la calidad de vida del cuidador al igual que del paciente. Este el único tratamiento que hasta la fecha puede detener los temblores (ambos tipos) el 100 por ciento. Otros beneficios incluyen la reducción de la bradiquinesia (lentitud de movimientos), disminución de las fluctuaciones motoras (discinesias), rigidez y aumentar la tolerabilidad a los medicamentos al igual que causar una disminución de los fármacos. Sin embargo, yo debo advertir que la mayoría de la gente, especialmente con la implantación bilateral, experimentara ciertos problemas como el babeo, dificultades de deglución, disartria, problemas de cognición, depresión e inestabilidad de la marcha. Por lo tanto, si usted ya tiene alguno de estos problemas, necesita hablar con su doctor seriamente y acertar que el riesgo debido a la cirugía es mucho menor que el beneficio que pudieran tener.

Por lo siguiente si padecen de problemas de depresión deben de estar al tanto de que este puede aumentar el estado depresivo especialmente cuando hay un historial largo de depresión o la persona es soltera. La razón por la cual los candidatos son sometidos a estudios detallados neurológicos y

Psiquiátricos para asesorar el riesgo.

Algunos de los efectos secundarios de la estimulación profunda aparte de los ya mencionados es la perdida de la creatividad y el aumento de peso especialmente entre nosotras las mujeres.

De interés: es que el ajuste se tarda varios meses para encontrar el punto máximo de control con la estimulación sin menos efectos secundarios.

Resonancia Magnética de Ultrasonido enfocado, es un tratamiento que emplea ondas de ultrasonido para crear zonas específicas de lesión terapéuticas similares a la palidotomía y thalamotomía sin necesidad a someterse a un proceso quirúrgico. Ya ha sido aprobada para el tratamiento de los temblores del párkinson. Esto es un tratamiento perfecto para aquellos de nosotros que no somos candidatos para la cirugía (estimulación o palidotomía antigua) debido a múltiples problemas médicos o por las distancias. Los estudios han demostrado una mejoría significativa en temblores, reduciendo los temblores a más de un 50 por ciento.

NUEVOS TRATAMIENTOS PROMETEDORES

Otro fármaco que está por salir al mercado pronto es la levodopa **intranasal** siguteniendo gran promesa para circunvalar el tracto gastro-intestinal, la cual es la causa principal de la mayoría de los efectos secundarios, como náuseas y el vómito causados. Estos efectos comunes de la levodopa es lo que hace difícil para los pacientes el poder tomarlo.

Además, esta nueva forma de administrar la droga saca a la absorción intestinal de la ecuación puesto esta es una de las causa mayores por la cual unos tienen muchas fluctuaciones con el medicamento.

¿Habrá **una vacuna** para el párkinson? Esto está basado en que la enfermedad podría ser causada por una proteína infecciosa; alias, una enfermedad de "tipo prion". La vacuna como tratamiento está actualmente en la fase 1 de ensayos, evaluación de seguridad. Muchos estamos cautelosos esperando los resultados pues podría ser un tratamiento preventivo al igual que modificador para esta enfermedad crónica progresiva. Por primera vez este innovador tratamiento que se encuentra en fase 1 de investigaciones clínica una vacuna (AFFITOPE PD03A) que ataca la proteína sinucleína Alfa (*alpha synuclein*)– la cual es la que se encuentra toda enredada en los cuerpos de Lewy – que son la característica *patognomónico* (característica distintiva de la enfermedad) o *condición sine qua non* (requisito imprescindible) parece prometedor. Esta proteína (sinucleína alfa) es abundante en todo el cuerpo, en el cerebro cuando se agregan anormalmente o hay producción de mas hace que se desarrolle la enfermedad y aparezcan los cuerpos de Lewy. Esta fase evalúa en grupos pequeños de pacientes la tolerabilidad, la respuesta inmunológica, al igual que la seguridad del paciente al tomarla. 36 pacientes han recibido una vacuna cada mes por 4 meses y después recibieron una dosis de refuerzo. La vacuna comenzó una reacción contra la proteína pero esta parece ser dependiente de la dosis inicial. El refuerzo parece reactivar la respuesta inmunológica a combatir y producir anticuerpos contra esta proteína. Hasta el día de hoy no se han reportado ningún efecto severo. Todos estaremos a la expectativa de este nuevo tratamiento que pudiese aportar la cura a la enfermedad.

Transplante alógenico de médula ósea de células madre mesenquimatosas (MSC)

Está en fase primera. Las células madre mesenquimatosas tienen el potencial de restablecer el homeostasis de las neuroglias por medio de las acciones anti inflamatorias liberando los factores neurotrópicos como los factores de crecimiento nervioso. De esta manera dirigiéndose y atacando la inflamación que ocurre en las células nerviosas de la enfermedad. Esta investigación está la dirección de mi amiga, colega y doctora- la doctora Mya Schiess, *Profesora de Neurología de la Universidad de Texas, Directora del programa de desórdenes de movimiento y enfermedades neurodegenerativas – en la Escuela de Medicina de UT Health – University of Texas Health Science Center de Houston / Escuela de Medicina McGovern*

(Comienza en junio 2017- los interesados en participar llamen al 713-500-7073)

Tratamientos alternativos y naturales:

Para todos aquellos de ustedes que siguen teniendo reservas sobre los medicamentos utilizados para combatir la enfermedad, les hablare un poco de lo que significa usar tratamientos alternativos y naturales en los círculos de medicina. Primero, diré que nosotros los hispanos estamos a la vanguardia de la nueva era. Pues como todo da vueltas en la vida, hoy de nuevo hay una tendencia en este país de acudir a los tratamientos "naturales." Como dijera Tomas Szasz, *"antes cuando la religión era fuerte y la ciencia débil, los hombres confundían la magia por la medicina; y hoy que la medicina es fuerte y la religión es débil, los hombres confunden la medicina por la magia."*

Hoy en día, se estipula que un 40 por ciento de la población de este país acuda a estos remedios que son comúnmente conocidos como medicina alterna y complementaria (CAM por sus siglas en inglés). No es nada sorprendente que entre los hispanos de este país especialmente nosotros los mexicanos utilicemos estos medios en un 70 por ciento de las veces. Pero lo malo es que cuando usamos hierbas y otros productos para nuestros malestares no se lo contamos a nuestros doctores lo cual podría traer consecuencias severas.

Aunque estoy de acuerdo de que debe de haber una integración de varias terapias para proveer el mejor cuidado para nuestros pacientes y para mejoría de nuestra salud tenemos que tener cuidado de los medios a los que acudimos para recibirlos. Asi mismo, de los tratamientos no comprobados para combatir el párkinson para que nadie nos engañe, nos estafen, ni nos perjudiquen por inflamar o exagerar los beneficios.

Además para poder tener éxito en integrar las diferentes clases de remedio es mejor compartirlas con sus médicos.

¿Pero a cuales son las clases de terapia alternativa que usamos o podemos usar?

- Medicina Energética (ej. Terapia magnética)
- Medicina cuerpo mente (ej. Meditación, oración, y terapia de arte)
- Basado en prácticas biológicas (ej. Suplementos dietéticos y remedios de hierbas)
- Basados en prácticas de manipulación y cuerpo (ej. Masajes)
- Sistemas médicos (ej. antiguos sistemas de curación, homeopatía, acupuntura)

  Recuerden que nosotros los médicos (de medicina convencional) dependemos de las investigaciones para demostrar la efectividad, la eficiencia, al igual que la seguridad de los fármacos que utilizamos y por lo tanto por falta de evidencia de su efectividad en la mayoría de los CAM especialmente los de sistemas médicos, aquellos basados en prácticas biológicas y de medicina energética. Además, aquellas basados en suplementos dietéticos y remedios de hierbas son las que pudiesen causar más daño especialmente cuando sustituyen estas por los tratamientos que ya han sido comprobados como beneficiosos para el párkinson.

Al final, aparte de tomar un régimen completo de medicina y tener un equipo de médicos especialistas que le ayuden a combatir todas las áreas de la enfermedad; también es necesario llevar un estilo de vida adecuado que se adapte a sus necesidades específicas y a su sintomatología única. Por lo tanto debemos estar siempre al tanto de cuáles son los factores que nos causan estrés y a consecuencia irritan nuestros síntomas. (Ej. Falta de sueño, clima extremado, mala nutrición, falta de apoyo, problemas de finanzas, además de otros problemas médicos). Debemos utilizar todas las herramientas a nuestro alcance desde los medicamentos hasta las terapias alternativas (ej. Masajes, terapia de arte y la oración) para logar una vida fructífera y feliz donde la enfermada solo sea una parte y no el todo. Pero como la misma frase "complementaria" indica estos tratamientos deben ser añadidos, utilizados en conjunto o al lado de los tradicionales (convencionales de la medicina occidental). Pero también hay cuales pueden ser usados alternativamente remplazando a los convencionales. Lo importante es que haya una comunicación abierta entre ustedes y sus doctores para asegurarse de recibir el mejor tratamiento el cual nos dé el máximo resultado sin poner a riesgo nuestra salud. Además, Si deciden usar terapias alternativas deben saber que no hay cura alguna aun para esta enfermedad y que si alguien dice lo contrario está tratando de engañarlos. También es importante recordar que la mayoría de estos tratamientos que son utilizados comúnmente como alternativos "naturales" no han sido investigados con amplitud por lo tanto desconocemos los efectos a largo y a corto tiempo. Yo y muchos de mis colegas estamos de acuerdo que es necesario utilizar tratamientos que se enfoquen en la totalidad de la persona – lo cual es la meta de esta forma de terapia y tratamiento. Puesto que no puede haber una cura o mejoramiento físico sin antes haber mejoramiento emocional, espiritual y mental. Como indique antes estos van mano a mano. Y por mi parte, como ya discutí previamente, la fe y la oración tienen que ver mucho con el éxito que yo he tenido frente a mi enfermedad para poder enfrentarme a ella diariamente con desafío sabiendo de ante mano que la victoria es mía pues así me lo ha prometido mi Señor. Él saber que todo está en sus manos me da paz y me deja vivir una vida abundante concentrándome en otras cosas fuera de mi enfermedad. Y creo que hay un lugar para la integración de los dos campos de la medicina pero siempre y cuando exista una fundación y punto estable de partida. Y al igual que con todos los fármacos sintéticos debemos ser honestos con los médicos de cuanto tomamos y como y si tenemos problemas para que ellos nos a aconsejen y guíen. Lo dijo por experiencia, como les comente antes de lo que le paso a la mejor amiga de mi madre que se murió de falla del hígado por tomar remedios naturales sin comentárselo a su médico. Pero yo también caí víctima de la propaganda, y casi me muero también. Todo por consumir la hierba natural *Garcinia Cambogia….sin asesorarme bien de los efectos que pudiese tener con mi enfermedad y mis medicamentos ni discutirlo con mi doctora. Descubrí que afectaría mis medicamentos de dopamina e inhibidores al igual que aquellos de la depresión causando una posible reacción talvez hasta fatal y a la basura fueron a dar, peo todo esto después de tomarme una dosis y sentirme que me daba un ataque al corazón. Por suerte no me morí pero una* **sola dosis** *afecto la función de mi corazón disminuyendo la fracción de eyección por varios meses dejando me completamente débil.*

Antes de empezar cualquier tratamiento de medicina alternativa lo más importante es asegurarse de la validez del tratamiento. Al elegir el cual ustedes prefirieran seguir y que piensen que sea más adecuado para su condición les aconsejo discutirlo a fondo con sus médicos primero. También deben igualmente asesorarse de donde proceden estas recomendaciones las cuales piensan emular y seguir; además quienes son los que se las han recomendado y si en realidad estas personas o medios son una fuente de confianza. Así lograran mayor éxito.

14

Las personas encargadas del cuidado de los enfermos del párkinson

"Si encuentras en tu corazón cuidar de alguien,
habrás logrado el éxito en la vida."

~ Maya Angelou

Creo que este es un capítulo muy importante ya que al principio de este libro hablé sobre:

1. La incidencia de la enfermedad del Parkinson que va en aumento con el avance de la edad promedio en nuestra sociedad.

2. En el envejecimiento de la población aquí y en otros países latinos existe una desproporción a favor de las mujeres. Además, las mujeres hispanas forman una gran parte de esta población a pesar de que son las que padecen de más enfermedades y malestares (al menos así esta documentado dentro de este país). Pero también somos las que vivimos más largo tiempo según una encuesta de quienes componen la comunidad de ancianos.

3. Las mujeres somos también las que tenemos menos recursos económicos y financieros según las encuetas dentro de este país y me imagino que también son equivalentes aquellas que viven en otros países latinos. Primero, por ser generalmente amas de casa y dependientes de sus maridos. Segundo, en países como en España

donde hay una cifra elevada de divorcio ellas son las que cargan la responsabilidad del hogar y los hijos y al enfermarse esto altera la situación económica enormemente. Tercero, aun cuando las mujeres formamos parte de la fuerza laboral tendemos a recibir un salario más bajo comparado a los varones que desempeñan la misma labor.

4. Por último las mujeres me imagino que en todos los países latinos asi como en este país somos las que constituimos el mayor número de cuidadores aun cuando nosotras mismas nos encontrasmos enfermas con condiciones crónicas y progresivas como el párkinson. Aquí en los Estados Unidos, nosotras las mujeres representamos un 60 por ciento de todos los cuidadores. Por estas razones dejamos de trabajar menos o nos jubilamos antes de lo que esperábamos contribuyendo asi a la carga financiera que después sufrimos en los años de la supuesta segunda juventud, pues no logramos tener suficientes ahorros ni créditos para poder merecer el seguro social (que se ofrece en este país a los ancianos).

La tensión de ser el proveedor principal puede ser aún más devastador cuando existe un impacto en los recursos financieros, generalmente causado por el hecho de tener una gran responsabilidad como cuidadores.

Más alarmante es el hecho de que aproximadamente el 40 a 50 por ciento de los pacientes con párkinson desarrollan demencia, cuyas consecuencias pueden ser devastadoras para los cuidadores y pacientes por igual. El aumento de la carga de cuidar a alguien con demencia inevitablemente se derrama a la familia más allegada y se extiende a la comunidad entera.

Como doctora, hija y madre me ha tocado varias veces desempeñar el papel de cuidadora de algún familiar. Primero estuve al cuidado de mi abuela que padeció de párkinson por muchos años, después de ella me toco cuidar a mi padre cuando se le diagnostico el cáncer. Claro como madre siempre he estado al cuidado de mi hija y varias veces estuve al cuidado de más de una persona en mi familia a la vez que atendía y cuidaba a mis pacientes. En esos tiempos me sentía que vivía en un circo sin fin que giraba como un carrusel sin parar. Pues llegaba a la oficina y había personas alucinando, iba al hospital y encontraba lo mismo, después regresaba a casa y la historia continuaba. Encontrando a mi abuela gritando le desaforadamente a mi hija de tres años que se saliera del agua pues se iba a ahogar. Y así sucesivamente pararon muchos meses donde mi realidad era algo alarmante y de película. A veces me tocaba ser el réferi entre mi hija y mi abuela quienes se peleaban continuamente por las mismas muñecas o entre mis pacientes y sus cuidadores.

Gracias a Dios esta etapa ya paso pero ahora soy yo la que batallo con mi enfermedad pero al ser madre y esposa sigo teniendo responsabilidades de velar por los demás. Por un tiempo largo, mi casa era la estación central de todos los sobrinos cada verano y aun todavía no comprendo cómo logre cuidar a tantos niños especialmente cuando mi enfermedad estaba mucho más frágil y voluble. Solo sé que recientemente me informaron que hubo días que les di una piza fría sin cocinar de cenar cuando por lo visto mi estado mental no era el mejor.

Últimamente, me toca cuidar de mi hija que tiene veinte mil cosas que hacer en la semana, a mi marido que padece de temblores esenciales y a veces me da la impresión de que tiene principios de la misma enfermedad pero no se deja examinar ni saber más al respeto. Después viene el cuidado de mi madre la cual ha quedado viuda y requiere más de mi atención que antes. No hace mucho tiempo decidí llevarla conmigo a un viaje para que se distrajera y también me sirviera de compañía y ayuda pues era la primera vez que viajaba desde que me dio una pequeña embolia cerebral. Además, cuando menos pienso de repente se me acalambra las piernas o la cintura se me endúrese y no puedo caminar ni cargar cosas. Pero resulto que al bajar del avión cuando yo empecé a buscar su ayuda puesto que no podía ni cargar la bolsa del dolor de la cintura, ella se encontraba paralizada junto a la pared a causa de un dolor repentino. Parecía que se hubiese herniado un disco de la columna y no me quedo más remedio que de cargar con todo y ella. Empeorándoseme el dolor, la rigidez y poniéndome de muy mal humor. Puesto que tengo una alta tolerancia de dolor pero cuando llego al borde me pongo como leona haciéndole honor a mi nombre. Es porque empiezo a sentirme desmallar y a sudar frio lo cual va aumentando al aumentar mi dolor. Entonces, tuve que asumir la responsabilidad de cuidarla siendo yo médico. Gracias a Dios que cargo con tantos fármacos que logre controlar su estado. Pero mi angustia y disposición tardaron en recobrarse. Puesto que no hay nada más difícil y angustiador que tener que proveer cuidado a alguien más cuando uno misma necesita la atención y el cuidado médico. En estas situaciones es cuando tenemos que armarnos de valor y también aprender a usar los recursos a nuestro alrededor. Pero no tienen que estar enfermas para valerse de los recursos a su alcance pues cuando uno vive con una enfermedad crónica el constante batallar y lidiar puede desgastarnos y causar problemas físicos, emocionales, y mentales a nosotros los cuidadores.

Como cuidador principal de mi abuela y mi papá, experimenté momentos de frustración pero también de gran satisfacción. También aprendí que la razón de muchas de nuestras angustias mentales es causada por nuestros propios prejuicios. Estos nos conducen a luchas internas que chocan con las expectativas del paciente mismo cuando asumimos el cargo de cuidador. Pues automáticamente nos convertimos en dictadores de su propia vida pensando que nosotros tenemos derecho de dictar la senda que sus vidas deben tomar sin tomar en cuenta sus deseos. Muchas de las veces nos olvidamos que ellos aún tienen sus propios sueños, aspiraciones, y talentos. Aunque sepamos o pensamos que sabemos que es lo mejor para aquellos que cuidamos, no debemos olvidar que estamos allí para facilitar su estancia y su lucha y también aliviar la carga que llevan con su situación como enfermos. Por eso si algún día mi marido quiere averiguar más acerca de su condición estoy para apoyarlo. Por lo tanto, lo dejo ser el mismo.

No olvidando nuestro lugar como pareja, hijos, y padres; Lo que yo he aprendido después de tantos años de cuidar a pacientes y familiares de pacientes al igual que a mis propios seres queridos es que debemos en primer lugar establecer ciertas reglas de conducta.

1. Una forma de comunicación abierta y transparente –para así poder entender los deseos y expectativas del paciente al que le proporcionaremos cuidado y él o ella también pueda entender los límites del quien lo cuida. Además es muy importante que los sueños y metas de cada individuo se mantengan firmes aunque a veces se requiera algo de modificación para poder lograrlos. Continuar las relaciones anteriores es muy importante. Por ejemplo seguir siendo pareja insistiendo en tener tiempo juntos y seguir fomentando una relación amorosa.

2. Es importantísimo también buscar ayuda y apoyo fuera del hogar. Pueden conectarse con grupos en la red social o con grupos en el área donde viven. Al igual también pueden buscar ayuda de los trabajadores sociales en su comunidad. Pues recuerden que nadie somos una isla y dependemos de los demás para vivir y ser felices. Además, cuando la persona encargada del cuidado de alguien empieza a decaer no solo el cuidador sufre sino también el paciente que depende de su cuidado.

3. Por lo tanto uno que está encargado de alguien más debe cuidarse a sí mismo primero. Como dicen las azafatas, cuando uno viaja por avión, primero pónganse la mascarilla de *oxígeno* ustedes y después den auxilio a los demás o se la ponen al que la necesita. Es imposible asistir o auxiliar alguien más si uno necesita auxilio también. En Estados Unidos hay una expresión que dice que no podemos quemar la vela por os dos lados a la misma vez por largo tiempo pues se extinguirá más rápido.

4. Para evitar el estrés y la monotonía de la rutina planeen actividades juntos y al igual que separados para mantener su identidad como pareja y personas. Inviten amigos a cenar, a jugar baraja, a la lotería, a ver películas, armar rompecabezas, o para charlar solamente.

5. Especialmente cuando el estrés esta por las nubes y andamos cansados todo nos molesta y nos parece una montaña. No se ahoguen en un vaso de agua. Dejen ir las pequeñeces. Traten de

ver todo por el lado amable y aprendan a reírse de sí mismos.
Cuenten historias y vivan en el presente y no importa si la casa
no está perfectamente acomodada. Lo que importa es el amor y el
compañerismo. Concéntrense en esto.

6. Y recuerden que para todo en la vida hay una estación y como
todo bajo el sol, esta etapa también tendrá fin algún día. Pues
cuando nuestros seres queridos no estén más con nosotros son los
recuerdos lo que nos queda de ellos. Todavía nos reimos mucho mi
hija y yo de todas las cosas que mi abuela decía y asi aun cuando se
trastornaba un poco. A pesar de la enfermedad, mi hija logro tener
una relación muy linda con su bisabuela que no hubiese tenido al
no estar ella viviendo con nosotros a causa de su enfermedad.

Para mí, la primera tarea del día es conseguir el orden en casa al
igual que asesorarme de tomar mis medicamentos y alimentarme
bien antes de encargarme del cuidado de los demás. Esto es bastante
importante especialmente cuando nuestra pareja también padece
de alguna enfermedad. Porque a pesar de que ambos estén enfermos
siempre hay alguien que requiere más atención que el otro. Cuando
ambas personas en una pareja padecen de problemas de salud crónicas
aquí es cuando debemos de buscar ayuda fuera de la casa con mayor
prioridad. Pudiéramos comenzar en contratar a alguien que nos de la
mano ya sea pariente, amigo o un extraño. Es necesario tener alguien que
nos ayude a cocinar, manejar, darnos los medicamentos, hacer el aseo y
ayudar a vestirnos o bañarnos si lo es necesario. Tal vez usted no necesite
ayuda para vestirse pero su compañero si entonces le evitara lastimarse
y agotarse si tiene alguien donde apoyarse para las tareas difíciles. No
olviden de buscar ayuda por medio de sus médicos con los terapistas
físicos y laborales (ocupacionales). Estas personas les ayudaran a asesorar
la casa al igual que su enfermedad y podrán proveerle los adaptivos que
necesiten para el hogar como a su persona. (Ej. Los barandales para
las escaleras o el baño, sillas especiales para bañarse y adaptivos para
caminar). Pero no tienen que estar los dos enfermos para utilizar estos

recursos. De cualquier manera los adaptivos junto con el equipo de profesionales les ayudaran a llevar una vida mejor y más fácil. De igual manera, cuando los dos en pareja están enfermos es a veces importante considerar alternativas de hogar como los asilos de asistencia o mudarse con un ser querido más antes que si uno solo fuera el enfermo.

Todos sabemos que cuando el ama de casa esta fuera, enferma, u ocupada en otros quehaceres todo se derrumba. Cuando estoy en cama o ando muy mal se me puede caer la casa encima y no me importa. Por eso siempre es bueno tener por ahí unas flores o una tarjeta que nos desee sentirnos mejor muy pronto para despistar al que llegue repentinamente de visita y encuentre todo fuera de orden. Pero cuando uno empieza a notar que todo se encuentra fuera de orden es señal que vamos de alivio. Por ejemplo, algo tan sencillo como ir de compras al mercado puede resultar difícil cuando uno está enfermo u ocupado en el cuidado de un ser querido. Como cuando mi padre estuvo enfermo antes de morir, yo iba cada semana hasta Houston para acompañarlo a él y a mi mamá. Por lo tanto durante esos meses había un gran descuido en mi hogar y también en mi salud. De allí aprendí que si uno no esté bien primero de salud no les podrá ser útiles a los que lo necesitan. Como no tenía tiempo yo de ir a surtir el mandado mi marido era el que se encargaba de esto al igual que de mi hija, la cual sufrió más mi ausencia. Al estilo de los hombres nada más compraba lo básico leche, huevos y agua. No había más productos alimenticios. Mi pobre hija deseaba que su madre regresara pronto para hacerle sus comidas favoritas y comprarle cosas a su gusto como nieve, galletitas y otras golosinas que tanto les gustan a todos los jóvenes. Entonces tuve que empezar a dejar comidas hechas y surtir la despensa antes de irme para que ella pudiese estar contenta y bien alimentada. Además cuando podía me la llevaba conmigo a visitar a su abuelo.

Para sobre llevar la carga de atender a un enfermo crónico se necesitan algunas estrategias. Y recordar que los hombres y las mujeres llevamos la carga diferente y tenemos diferentes necesidades de apoyo para llevar a cabo la tarea. Los hombres por lo general quieren una solución pronta. La frustración puede ser mayor al realizar que no hay una solución concreta. Por lo tanto tendrán que aprender a adaptarse a la situación si quieren una vida fuera de ser cuidadores. Ven esta responsabilidad como un deber o trabajo con el que hay que cumplir. Aunque nosotras las mujeres todavía formamos la mayor parte de los cuidadores, hoy en día los hombres están haciendo más en esta área. Entonces para tener éxito debemos saber cuáles son las debilidades y fortalezas de cada género. Los hombres están menos preparados generalmente que nosotras para asumir este papel de cuidador. Además estos tienen menos experiencia en el mantenimiento de un hogar y de la familia lo cual puede causar aún más estrés. También al llegar cierta edad los hombres se dejan llevar por sus experiencias y se sienten más cómodos en sitios donde tienen bastante experiencia. Y aunque repentinamente se vean inundados y rodeados de situaciones no comunes donde no tienen ninguna experiencia no se sienten libres de pedir ayuda. Por lo tanto todas las nuevas situaciones y problemas que vienen a causa de cuidar a alguien más especialmente si se trata de proveer atención las 24 horas pueden conducirlos al borde de la desesperación. Nosotros las mujeres estamos acostumbradas a tener más de una mecha encendida como dijéramos en mi país; siempre haciendo más de una cosa a la vez. Por ejemplo, Mi marido tiene que dedicar todo un día para hacer solo una cosa y me da cuidado de que va a suceder cuando yo necesite de su atención, pues ahorita yo sigo independiente la mayoría del tiempo y aunque no esté en casa, yo soy la que llevo el control y marco el ritmo de paso en el hogar y en la familia. Pero peor de todo es que al igual que le sucedió a mi abuelo quien era el cuidador principal de mi abuela que padecía de párkinson, la mayoría de los hombres no se cuidan cuando están al cuidado de otros. Se olvidan de comer, de descansar por lo tanto llevan riesgo de enfermarse como mi abuelo, al cual le resultaron ulceras en el estómago porque mi abuela estaba demasiado enferma y no se levantaba a cocinar y por lo tanto él se pasaba horas en ayunas aveces nada más que puro café. Lo triste es que el sangrado de las ulceras le causaron varias embolias cerebrales. Despúes en vez de un solo enfermo eran dos y efectivamente convirtieron a mi abuela, el paciente, en cuidador. Así es que cuando el cuidador se enferma, el paciente sufre de igual manera. Pero lo bueno es que como hay pocos hombres encargados del cuidado de otros tienen la aprobación de los demás y el alabo. También estos tienden a contratar a otros para que les ayude con las tareas cotidianas como el cocinar, lavar, limpiar la casa y también a la mujer; por lo tanto físicamente la carga es menos pesada. Las mujeres llevamos doble carga comúnmente la emocional y la física, cuando se trata de dar nuestro tiempo al cuidado de los demás. Pero al contrario de los hombres, nosotras las mujeres sabemos generalmente tener relaciones fuera del hogar para distraernos y pedir ayuda cuando sea necesario.

• **Aprender a evitar conflictos.** Claro no siempre se puede estar de acuerdo en todo especialmente cuando nos hartamos o estamos con dolor físico y emocional. El tener dolencias o cansancio nos causa que nos irritemos más fácilmente. Pero esto no quiere decir que debamos vivir como perros y gatos. Lo mejor es no traer a relucir problemas antiguos. También es prudente tener alguna persona fuera del hogar con quien podamos tener confianza y entablar conversación a menudo para desojarnos y nos recuerde que hay vida aparte de nuestra situación presente. Aunque la mayoría del tiempo estas personas no pueden hacer nada para cambiar nuestra situación pero con el solo hecho de darnos una oportunidad de desahogar todo nuestras frustraciones la cual sirve de terapia espiritual y emocional. También estas personas pueden hacer que nos volvamos a reír lo cual es la mejor medicina para el alma. Si no tienen a nadie con quien puedan hablar con frecuencia, les sugiero que mantengan un diario este les ofrece al igual la manera de desechar fuera las cargas.

Durante una enfermedad crónica, especialmente cuando un ser querido llega al final de la enfermedad y la vida parece esfumarse es cuando debemos estar más en el 'momento' o en el 'presente' de nuestros seres queridos. Aunque ustedes sean los que tienen que actuar como adultos y tomar las decisiones difíciles pues sus seres queridos ya no tienen la capacidad mental, física, o emocional para tomar decisiones correctas. No se dejen llevar por los sentimientos de culpabilidad pues usted está haciendo el sacrificio para darle la mejor calidad de vida al ser querido. Por ejemplo muchas personas familiares de pacientes me han comentado que a veces no pueden seguir dándole atención a una persona que los abusa verbalmente o los chantajea. Siempre les recuerdo a esas personas de no tomar esto tan apecho. Por lo general esto ocurre cuando la enfermedad llega a una etapa avanzada y los pacientes (seres queridos) empiezan a tener demencia o padecer psicosis. Mi abuela también cuando estaba en sus últimas etapas se desconcertaba y perdía la noción del tiempo y de su ser físico. Ella quería caminar y salir de la cama en la cual se encontraba sin entender que estaba paralis y no tenía fuerza para hacerlo ya. Ella se desesperaba y a veces me acusaba de tenerla secuestrada como un rehén fuera del alcance de mi otra familia. Pero cuando ella se ponía de esta manera yo la dejaba sola por unos minutos para que se calmara. Esto por lo general daba resultado. Si no, yo la distraía con música, con plática, con colorear, y con juegos de baraja o de lotería. Pero si todo esto no daba resultado y se irritaba más queriéndose salir de la cama y poniéndose histérica, entonces era necesario darle una medicina para la psicosis para lograr calmarla. Por lo siguiente no es bueno llevarles la contra o tratar de corregirlos cuando están agitados, confusos o alucinando porque los únicos que van a salir perjudicados van hacer ustedes los cuidadores se los aseguro. Pues sus seres queridos no se van acordar de lo sucedido. Además durante estos arrebatos de psicosis y confusión ellos les pueden golpear. Recuerden de no tocarlos cuando están confusos porque solo provocan que se asusten. Puesto que en esos momentos todas personas a su alrededor son unos desconocido. ¿Qué harían ustedes si algún extraño de repente se les acercara y quisiera tocarlos? Huir y combatir (pelear).

Pero cuando todavía tienen sus facultades y cierta independencia como el en el caso de mi papá uno debe ser más astuto para hacerles comprender sus riesgos y limitaciones. Cuando su cáncer estaba ya muy avanzado por supuesto se fue debilitando y comenzó a caerse y no quería ayuda ni usar el andador hasta que se volvió a caer y nadie lo pudo levantar por unas horas hasta que llego mi hermano. Aunque, lo que yo más deseaba era obligarlo a estar en cama o en la silla de ruedas, el nunca consintió por sí mismo. Puesto que decía que mientras que el pudiese andar y sostenerse no necesitaba el uso de estos adaptivos. Entonces le expliqué de nuevo mi preocupación, diciéndole que tenía riesgo de contraer una fractura al volverse a caer el cual lo llevaría al hospital para siempre. Sabiendo bien que el prefería estar en su casa, por lo tanto, prometió usar la silla de allí en adelante y no salirse de la cama o sillón sin ayuda. Recuerde que sus seres queridos están enfermos. Respeten sus decisiones y hablarles con calma si no están correctamente decidiendo por sí mismos, volviéndoles a explicar las opciones que ellos tienen y las razones por las cuales ustedes tienen reserva. No juzgarlos severamente, ni reprocharlos, ni tomar sus actitudes, las cuales en veces pudiesen ser enfurecedoras, tan apecho. El conocer los deseos del paciente por anticipado ahorra mucho trabajo y evita muchos dolores de cabeza al llegarse el tiempo cuando ellos ya no puedan bregar por sí mismos. Por lo tanto, es imperativo establecer un testamento antes de que aparezcan los cambios de cognición. También es importante elegir a la persona que tendrá el poder de tomar decisiones acerca de la enfermedad y salud del paciente. Aunque en nuestros países latinos como en nuestra cultura no se acostumbra usar asilos de ancianos con frecuencia (hoy en día esto va cambiando), donde ir a vivir no este no es tan importante porque generalmente algún familiar cercano se hará cargo. Pero si por alguna razón no hay ni un familiar (ej. Esposa(o), hijos) que se encarguen del cuidado de la persona con párkinson entonces deben de tener un plan específico trazado lo cual incluye el uso de las finanzas y bienes de esa persona. ¿Quién cubrirá los gastos? ¿Quién se hará cargo de tomar decisiones médicas? Aunque no vayan a un asilo siempre es de gran importancia tener en mente un presupuesto para el futuro. Aquí en este país, los cuidadores pueden comprar una póliza de asistencia de vida (*lifecare insurance*) lo cual les puede ayudar muchísimo con los gastos de su ser querido al igual que ayudarles a mejorar la calidad de vida.

• **Reiterar sus inquietudes de una manera compasiva.** En el caso de mi padre, le expliqué que sus huesos eran frágiles y débiles, y cualquier lesión/caída pequeña y aparentemente insignificante podría conducir a una fractura masiva. Pero si el elegía no utilizar la silla de ruedas, entonces tendríamos que formular otro plan. Decidimos juntos que él nos avisaría antes de levantarse de la cama o del sillón para así alertarnos de sus intenciones y poder seguir siendo móvil. También discutimos que al enderezarse permaneciera sentado al lado de la cama por unos minutos para evitar que la presión se le bajara causando síntomas como mareos de hipotensión postural. Esto es muy importante de recordarle a todos los que viven con el párkinson pues muchos padecen de hipotensión postural (baja presión) especialmente cuando se levantan. Esta es una de las razones más comunes por la cual muchos de los pacientes con párkinson se caen al levantarse de la cama o de la silla.

• **Aprender a coordinar.** Algunos de nosotros somos expertos en coordinar y planear. Si tú eres bueno para delegar y poder ver el cuadro completo, como lo soy yo, entonces has encontrado tú vocación. Además ese talento te servirá para poner el plan en marcha. Por ejemplo, ya que yo tengo talento para esto, cuando mi abuela estaba bajo mi cuidado contrate ayuda por unas horas al día para que la bañaran, cambiasen sus sábanas, las sondas que llevaban puestas, y le proveyeran cuidado por mientras que yo iba a la oficina. Pero yo me encargaba de curarle las heridas, de darle sus medicamentos, de alimentarla y de anticipar sus necesidades médicas, físicas, y emocionales las 24 horas al día todos los días.

Al igual con mi padre, mientras mi madre atendía a sus necesidades diarias, yo podía coordinar el tratamiento con sus doctores, terapistas, trabajadores sociales, hacer trámites para su diálisis, hablar con los seguros y hasta planear su funeral. Puesto que tenía una enfermedad fulminante. Ustedes al igual deben de pensar en cosas como: ¿Están todos los documentos en orden?; ¿Dónde vivirá cuando no pueda vivir en casa ya?; ¿Se ha hecho un testamento de vida?; ¿Hay alguien al cargo de los tratamientos y decisiones médicas?; ¿Quien desempeñara este papel?; ¿Quién supervisara los preparativos para un funeral cuando llegue la hora? Así sucesivamente. Les sugiero que mantengan un diario de todas las cuentas, testamentos, medicamentos, teléfonos importantes de médicos y otras personas de importancia. Lo cual les servirá por el resto del tiempo que tengan que cuidar al enfermo. Y aun después que ya haya fallecido para poder hacer todos los trámites necesarios.

Como sabemos bien todos los que hemos sido cuidadores, este papel es bastante difícil de desempeñar especialmente cuando la condición es crónica. La fatiga, la depresión y el agotamiento del cuidador aumenta al aumentar los años que tienen que cuidar del ser amado especialmente si la tarea es de cuidar a esa persona las 24horas, 7 días a la semana. Por eso es preciso dejar que el paciente siga siendo independiente hasta no poder. Porque al estar encargado de alguien más por tanto tiempo causa agotamiento lo cual produce una falla en el juicio del mismo cuidador. Este déficit en el razonamiento puede tener graves consecuencias para ambas personas. Por lo tanto les dijo que no se olviden de utilizar la ayuda y los recursos disponibles en su comunidad. Uno de estos recursos es el apoyo de las amistades en tiempos difíciles. Hagan una lista de antemano en la cual escriban lo que necesitan como ayuda. De modo que cuando alguien les pregunte en que les puede ayudar ya tengan una respuesta lista. Por ejemplo, decirles que necesita ayuda para llevar al paciente al doctor, o necesitan ayuda en la limpieza de la casa, necesitan un descanso y una tarde libre les caería bien si alguien pudiese hacerse cargo del enfermo por un rato. Tal vez necesitan que alguien les ayude a cuidar los niños o recogerlos de la escuela especialmente si usted también esta enferme o se encuentra como parte de la generación llamada '*sándwich*' pues usted y yo somos la salchicha entre dos panes por así decirlo– entre dos generaciones que necesitan y requieren de su ayuda y de su tiempo - sus hijos y sus padres.

- **Aprender a facilitar.** Las emociones tienden a correr de aquí para allá sin sentido de un minuto a otro a veces cuando se trata de lidiar con un enfermo crónico del diario. Es difícil dar un paso fuera de su situación presente y ver las cosas objetivamente y con claridad. Esto es cuando un amigo, pastor, trabajador social, médico; o en mi caso, un pariente que no vive con nosotros nos viene bien utilizar. Pues estos individuos nos pueden proporcionar información valiosa sobre la situación. Además, ellos nos pueden ofrecer un asesoramiento imparcial y ofrecernos una salida para poder dispersar nuestro estrés.

- **Aprender a escuchar.** Esta es la tarea más difícil de todos nosotros los seres humanos. Algunos de nosotros oímos pero nunca escuchamos realmente. El poder escucha es una habilidad muy especial, y el poder comprender la situación y ponerse en los zapatos de la otra persona es algo aún más difícil de hacer con frecuencia. Cuando estamos en una situación estresante, todos necesitamos desesperadamente ser no solo oídos pero realmente escuchados pues parece ser que todo el mundo habla pero nadie escucha.

A menudo, no se necesitan decir palabras para realmente escuchar las necesidades de una persona que estás cuidando. Sentarse a escuchar música, ver un programa favorito, colorear, leer poesía, ver fotografías de la familia juntos es una manera muy eficaz de entablar conversación con el ser amado sin necesidad de muchas palabras. Una actitud positiva siempre engendra acciones positivas.

Al igual que el paciente, el cuidador también necesita atención y ser escuchado; por lo tanto, si usted es una persona que se encuentra fuera del círculo central/ íntimo de los que viven con el párkinson del diario, pregúnteles a ambos (en diferentes ocasiones) que compartan sus historias con usted. Este simple acto puede disminuir el estrés grandemente, al paciente como al que está encargado de su cuidado.

- **Por último aprender a socializar.** Encontrar tiempo para socializar con los amigos no siempre es fácil para aquellos que se encargan de darle cuidado a alguien con párkinson. A veces todo lo que queremos hacer es permanecer en la cama y escondernos bajo las sábanas, especialmente cuando nosotros mismos padecemos de una enfermedad crónica también. Pero si están escasos de sueño, se sienten tristes, fatigados, agobiados económicamente y emocionalmente. Entonces quédense bajo las sábanas un ratito más hasta recobrar las fuerzas. Tampoco se olviden de dormir lo suficiente hasta entrar el sueño profundo y restaurativo. Ya que hayan logrado esto entonces pueden darle rienda suelta y salir con el fin de socializar un poco. Una buena forma de entablar conversación, especialmente si no hay muchos temas en común, es a través de los medios de entretenimiento. Me refiero específicamente de entablar conversaciones y fomentar relaciones basadas en un interés común como el ver telenovelas. La mayoría de los hispanos hemos visto o seguimos viendo telenovelas y todos sabemos aunque no las veamos del diario cuales son aquellas de más interés en nuestras comunidades. A mí las telenovelas me han servido en momentos cuando las palabras faltan por tratarse de un ser querido que está muy grave o está en etapas ultimas de una enfermedad incurable como la es el párkinson. Cuando mi abuela cayo en cama a causa de su enfermedad estaba tan grave que no podía sentarse ni comer por si sola puesto que estaba paralis del lado derecho. Además tenía muchos problemas para tragar ahogándose constantemente. Entonces yo era la encargada de darle de comer y como la cena era por lo general después de que yo venía de mi oficina era precisamente la hora de las novelas. Cuando empezó su decline físico empezaba entonces la famosa telenovela de *"De la fea más Bella"* y como mi abuela no quería ver más que el canal en español allí estaba yo también viéndola junto con ella al darle de cenar. Pero poco a poco empezamos a tener otro tema del cual hablar y así le ayudaba a ella a mantenerse alerta y al día sin confusión Hasta mi niña de 3 años se sentaba con nosotros a ver la tele. Y hoy después de más de diez años que falleció mi abuela esos son los recuerdos que nos quedan y esa novela siempre traerá gratos recuerdos de mi abuela.

Hoy en día mi madre y yo usamos este medio de nuevo como puente para socializar con aquellas amigas que están enfermas. Mi madre y su mejor amiga se hablan después de ver la novela todos los días y se platican lo que paso y a la vez se enteran de cómo está la otra persona, sus problemas, al igual que sus victorias dándose aliento una a la otra.

Encontrar tiempo para socializar con los amigos no siempre es fácil para aquellos que se encargan de darle cuidado a alguien con párkinson. A veces todo lo que queremos hacer es permanecer en la cama y escondernos bajo las sábanas, especialmente cuando nosotros mismos padecemos de una enfermedad crónica también. Pero si están escasos de sueño, se sienten tristes, fatigados, agobiados económicamente y emocionalmente. Entonces quédense bajo las sábanas un ratito más hasta recobrar las fuerzas. Tampoco se olviden de dormir lo suficiente hasta entrar el sueño profundo y restaurativo. Ya que hayan logrado esto entonces pueden darle rienda suelta y salir con el fin de socializar un poco.

Es importante planificar salidas sociales para los pacientes y los cuidadores para evitar la depresión, la soledad, los sentimientos de impotencia, al igual que el agotamiento espiritual. De no ser así estos sentimientos peligrosos podrían causar pensamientos lúgubres hasta de suicidio. Además de ahuyentar los malos pensamientos estas actividades son tan importantes para recordarnos que somos personas con distintos dones y talentos únicos.

Las actividades sociales pueden realizarse juntos o por separado; es mejor si se hacen por separado de vez en cuando. También es bueno organizar actividades para el paciente que incluyan a otros miembros de la familia o amigos mientras que usted (el encargado del cuidado) consigue un descanso necesario. Aun cuando el paciente esta inmóvil hay cosas que les traería satisfacción a ambos. Por ejemplo, cuando mi abuela vivía con nosotros mi hija le pintaba las uñas, le cepillábamos el cabello y le hacíamos trenzas. Estas actividades nos unían a las tres generaciones, alegrábamos a la abuela haciéndola sentir bien e incluso formamos gratas memorias. Aunque mi hija solo tenía tres años en ese entonces, ya se ha de imaginar cómo le quedaban las uñas a mi abuela, a ella no le importaba y era lo más lindo poder estar con su bisnieta jugando al salón de belleza.

Teniendo en cuenta todos los consejos anteriores, para ser un exitoso cuidador recuerden que esto también ha de pasar algún día. Por lo tanto no dejen que la carga les obstruya la visión de lo que es realmente importante. Pero no todos tenemos la capacidad para ser cuidadores por distintas razones. Entonces antes de emprender esta jornada debemos preguntarnos ¿si estamos dispuestos a someter nuestro tiempo, dinero y esfuerzo en alguien más?

Antes de emprender esta jornada bastante difícil pero también llena de recompensas debemos ser honestos con nosotros mismos. Si le resulta demasiado pesado el poder ser el encargado de un familiar enfermo pues vive sola(o), no hay espacio, no se siente calificado para emprender esta labor, no puede dejar su trabajo para cuidar a alguien en casa porque todos dependen de su salario. Entonces este es el momento de considerar los próximos puntos que le ayudaran a tomar una decisión correcta.

¿Acaso existen limitaciones en la familia? (tiene niños en casa que requieren de su atención, ¿hay limitaciones de tiempo, o de dinero?).

¿Cuál es su estado físico y emocional? Tal vez usted ya padece una enfermedad y se siente totalmente debilitado y agotado. Pues como dije antes, un gran número de los cuidadores no solo son pacientes pero también tienen hijos pequeños que cuidar y atender.

Es posible que la enfermedad o condición del paciente con párkinson pueda requerir un nivel de atención fuera de la experiencia que usted posee como cuidador.

¿Acaso hay limitaciones financieras?

El diseño de la casa puede ser inadecuada para los requisitos del paciente como equipo especial, camas especiales de hospital, sillas de rueda, tanques de oxígeno y cosas por el estilo.

Estos puntos son bastante importantes de considerar pues según el NPF (*Fundación del Párkinson*), el promedio de las tareas necesarias que un cuidador debe realizar se duplica cuando el paciente entra en la etapa media de la enfermedad y es triple en las últimas etapas. Estas demandas que aumentan rápidamente también aumentan drásticamente el estrés del cuidador, llevándolos así a un riesgo creciente de suicidio. Esto ocurre con frecuencia cuando existe un agotamiento físico, mental, o emocional. Este tipo de fatiga pudiese empujar a cualquier persona a la desesperación. Por eso, hago un llamamiento a todas las comunidades del párkinson a desarrollar grupos de apoyo. Estos guerreros de la comunidad del párkinson pues nos ayudaran a decidir cuándo necesitamos intervención y cuando necesitamos un tiempo de alejamiento y mirar desde la barrera cautelosamente hasta que nos fortalezcamos de nuevo.

Porque sin nosotras las mujeres, las cuales formamos la mayor parte de los cuidadores, la familia, el hogar, los niños, los padres, las tareas y todo lo que se nos atraviese hasta el *infinito es incapaz de funcionar bien o normal.*

15

La importancia de la buena alimentación

"Deja que tu comida sea tu medicina y tu medicina sea tu comida."

~ Hipócrates

Este es uno de los capítulos más importantes para todos nosotros los latinos; puesto que nuestras comidas son completamente distintas a la de las otras etnicidades y también sobre las cuales muchas de las recomendaciones están basadas. Además de las diferencias culturales también tenemos que tener en cuenta los recursos. Desafortunadamente en mucho de nuestros países no solo hay escasez de medicamentos y de servicios médicos pero aún más triste todavía es la falta de alimentos. Entonces ¿cómo hemos de mantenernos sanos y llevar la mejor dieta si no tenemos fondos para comprar los alimentos o simplemente no se consiguen?

Por esta y muchas razones por las cuales ya hemos hablado anteriormente es esencial que existan grupos de apoyo para las personas con la enfermedad para que juntos no solo podamos apoyarnos y levantarnos unos a otros pero también unir nuestros recursos alimenticios para que todos podamos tener mejor vida con la enfermedad.

Cuando tenemos una enfermedad crónica como el Parkinson que afecta directamente nuestra apariencia el *"verse uno bien"* se convierte en un factor de mayor importancia. Especialmente en nuestra cultura la cual pone énfasis en parecerse a los demás. En mi país natal es común dar apodos basados en la apariencia física o en características de la persona. Entonces si ya nos sentimos consientes de cómo nos vemos a causa de los temblores, la falta de expresión en la cara, la rigidez, la lentitud el tener que luchar con los cambios de peso que pueden suceder a consecuencia de la enfermedad produce otro factor de ansiedad y pudiese también aumentar la depresión y el aislamiento. Pero no solo tenemos que combatir estos problemas físicos y emocionales pero los cambios especialmente en la malnutrición pudiesen contribuir a un deterioro mental.

Últimamente se ha descubierto que existe una conexión más fuerte entre el cerebro y el sistema digestivo mayor de lo que pensábamos. Con razón los japoneses creen que "*el centro de toda la sabiduría*" proviene de la mitad del tronco en el área del estómago. Cuando ellos dicen '*lo se*' apuntan al estómago y no a la cabeza como nosotros acostumbramos. Esto es lo que nosotros llamamos 'corazonada' pero en inglés es 'gut feelings' que literalmente quiere decir 'sensación en la panza.'

En realidad el sistema digestivo es un "segundo cerebro" porque en el desarrollo embriológico las primeras células se dividieron en células para desarrollar el Sistema nervioso y las otras para el Sistema gastroentérico (gastrointestinal). Por lo tanto aparte del Sistema nervioso el Sistema gastrointestinal posee la mayor cantidad de neuronas junto con sus conexiones estimadas a casi 600 millones. Con razón muchos científicos opinan que este sistema es en realidad un segundo cerebro. Por lo consiguiente el estómago y demás sistema está súper activo al igual que nuestro cerebro. Y también posee una inteligencia que hasta hace poco había pasada por desapercibida. Sabíamos que el cerebro controla todo el organismo pero no teníamos idea de cuanta influencia tienen nuestro sistema entérico en la función de nuestros cerebros. Todos sabemos que cuando andamos constipados (estreñidos/estreñimiento intestinal) o nos sentimos mal del estómago esto afecta nuestro comportamiento. Pues nos sentimos cansados, fatigados, aturdidos, de mal humor, padecemos de nausea, mareos y de dolores de cabeza. Esto es porque el sistema gastroentérico (gastrointestinal) contiene una gran cantidad de serotonina y dopamina. Estas sustancias químicas son las mismas que producen estos efectos de dicha, placer y controlar nuestros comportamientos y estados de ánimo. Todos hemos sentimos un nudo en la boca del estómago cuando estamos enamorados o si alguien nos parte el corazón. Estos sentimientos y efectos son causados por estas sustancias químicas de igual manera. Ahora imagínense que mal nos sentiremos si la enfermedad se dice empezar por el estómago y los intestinos que influyen a la medula oblongada (médula oblonga) como dijera anteriormente. Además las contracciones de los intestinos están en completa sincronización durante el sueño restaurativo profundo por el cual siguen un ciclo de 90 minutos de ondas cerebrales lentas seguidas por movimientos oculares rápidos – esta es la fase de los sueños. De igual manera los intestinos tienen el mismo patrón de un ciclo de 90 minutos de contracciones (ondas) lentas seguidas por breves movimientos musculares rápidos. Entonces las conexiones son de dos sentidos.

Como dije antes, el párkinson es una enfermedad de gran complejidad. La nueva teoría es que el párkinson comienza fuera del sistema nervioso en el sistema digestivo y se extiende al cerebro por medio del nervio vago (y a través del nervio glosofaríngeo) puesto que han demostrado que aquellos a los cuales les han cortado el nervio vago completamente tienen un riesgo menor de desarrollar la enfermedad. Pero de interés es que no solo el tener una completa Vagotomía troncular (cortar el nervio desde el tronco) disminuye el riesgo en desarrollar la enfermedad sino que la baja a una cifra menor de la cual se considera una cifra 'normal' de riesgo entre la población en general.

Aparte de haber una conexión entre el cerebro y el sistema gastrointestinal y de haber evidencias de que la enfermedad empieza fuera del sistema nervioso tal vez a través del nervio vago, también existen evidencias de que aquellos de nosotros que padecemos de párkinson tenemos bacterias diferentes. Entre los pacientes de párkinson existe una falta de bacteria de la familia *Prevotellaceae*. La falta de estas bacterias podría significar una reducción en la síntesis de mucina. Una de las características de la mucina y un papel importante que desempeñan es parte del sistema inmunológico pues estas están encargadas de unirse a los agentes patógenos como primera defensa. Entonces si no hay suficiente mucina para combatir los patógenos entonces estos andan libres los cuales pueden causar una infección la cual después si no es combatida y erradicada pudiese entonces propagarse hacia el cerebro por medio de los nervios del cráneo 9 y especialmente el 10, los cuales mencione anteriormente, causando que las proteínas de sinucleína alfa se repliquen mal. Al estar mal formadas estas entonces se hacen bola juntas y van formando los cuerpos lewy.

Otro descubrimiento importante es que no solo hay falta de la bacteria ya mencionada pero hay un aumento de la familia de la bacteria *Enterobacteriaceae*. Además el número de la bacteria enterobacteriaceae en nuestros intestinos tiene que ver con la presentación de los síntomas como el balance y el caminar. Entre mayor cantidad de este grupo de bacteria sea en los intestinos de aquellos con párkinson más severos son los síntomas de falta de equilibrio y problemas con el caminar. (Algunos grupos de bacteria de esta familia son parte de la flora natural de los intestinos de todos los seres humanos, pero otros grupos son causantes de enfermedades como la salmonella). ¿Porque algunos tenemos más grupos malignos que otros no se sabe aún?

Reciente estudios entre mujeres que no padecían de ninguna enfermedad, recalcaron el viejo dicho de que verdaderamente "*somos lo que comemos.*" Puesto que los alimentos que ingerimos pueden alterar nuestra flora intestinal la cual acabamos de discutir desempeña un papel bastante importante en la función de nuestros cerebros. Resulta que el comer yogurt y tomar prebióticos y comer saludable aumenta nuestras conexiones cerebrales y también aumenta nuestra concentración. Lo contrario resulta cuando comemos chucherías (cosas grasosa, sodas, vegetales y fruta en latada) o tenemos mala nutrición entonces aumentamos nuestro riesgo de tener mala concentración y por consiguiente mala memoria.

Sin embargo, la nutrición no es sólo lo que ponemos en nuestro cuerpo; es nuestra relación con la comida. Esta última parte es lo que realmente importa porque una vez que tenemos un entendimiento de cómo reaccionamos a los alimentos y el ¿por qué? entonces podremos verdaderamente disfrutar de la comida y de la vida a lo máximo. Después de todo, el alimento no sólo es importante para la preservación personal;

pero en especial en nuestra cultura latina es una forma de interacción social.

Sabemos que los hombres y las mujeres metabolizamos los alimentos diferentemente. Todos sabemos que cuando nos ponemos a dieta junto con nuestros maridos, ellos pierden de peso mucho más rápido y también mayor número de kilos que nosotras. Al igual sabemos que existen productos alimenticios o nutrientes que tienen mayor riesgo de agregar unos kilos de más especialmente en nosotras las mujeres. Ahora recuerden que los medicamentos también pueden causar un aumento de peso en las mujeres con más frecuencia a causa de retención de líquido. Por lo tanto, es imperativo que aprendamos a tener una relación sana con la comida. Y saber llevar una dieta balanceada (equilibrada), nutritiva junto con un buen control de los fármacos para una mejor calidad de vida.

En el Parkinson hay pérdida y aumento de peso como les mencione anteriormente. La pérdida puede comenzar años antes dela enfermedad. Pero por lo general la pérdida aumenta al avanzar la edad mayormente en el exceso de grasa que se reduce (en mi experiencia esto sucede más a menudo entre los hombres que en las mujeres). Se cree que está perdida de peso es debido a la energía que se utiliza en responder a la rigidez y también a la energía que se consume cuando hay discinesias. Las causas de cambios en el peso son múltiples y varían según el paciente.

Una de las mayores causas en los cambios en mi opinión puede ser la malabsorción de los nutrientes en los intestinos. El no poder absorber los nutrientes conduce a la malnutrición. Esta da comienzo al desgaste o atrofio muscular causando pérdida de masa. Pero la misma malabsorción puede que tenga el efecto contrario puesto que el cuerpo no sabe cuándo será la próxima vez que tenga los nutrientes necesarios entonces reduce el metabolismo y guarda los nutrientes convirtiéndolos en grasa para el futuro. Creo que las mujeres padecemos de este proceso con más frecuencia que los hombre. Otra causa de la pérdida de peso que algunas personas con párkinson exhiben es a causa de la dopamina pues esta acelera el metabolismo.

Como lo ven, los factores son múltiples cuando consideramos las causas de los cambios en nuestro cuerpo y los kilos que llevamos de más o de menos. En si es bastante difícil estudiar la dieta en las personas con una enfermedad crónica como lo es el Parkinson pues estas (dietas) también varían con el tiempo. Por lo tanto es difícil saber si los cambios en el peso ocurren a causa de la enfermedad como consecuencia o son una parte esencial de la enfermedad como lo es el perder peso a causa del cáncer.

Además hay muchos otros problemas que influencian nuestra alimentación así como el mantenimiento de nuestro peso.

Por ejemplo, no siempre se nos es fácil poder ir a comprar la despensa (mandado), esto puede ocurrir en cualquier etapa. Yo al principio tenía tanta dificultad con los efectos secundarios de los medicamentos que estos eran peor que la misma enfermedad además por tener tanto sueno no podía manejar. Esto duro por casi un año. Durante este tiempo tuve que depender de otros. Y hoy mismo el hacer compras me causa bastante cansancio y dolor en la cintura que me ajota y prefiero no hacerlo muy seguido. Por lo cual recurrimos a menudo a comer comidas procesadas lo cual no es muy saludable ni muy preferidas en casa. El no poder preparar la comida en casa y comer alimentos más saludables claro que aportaran más kilos.

Pero con un poquito de imaginación y creatividad la mayoría de estos problemas pueden tener una solución. Puesto que a medida que avanza la misma, la forma en que cocinamos, la manera en que preparamos los alimentos, qué es lo que compramos, los tipos de alimentos que podemos injerir y digerir pueden ser alterados completamente por la enfermedad.

Al principio de mi enfermedad tenía tanto, trastorno y debilidad además de los problemas de la vista que no podía manejar así que dependía de otros para que me llevaran al mercado para comprar la despensa. Pero además en casa necesitaba ayuda de alguien que la preparará o me ayudara a cocinar.

Así que yo al igual que muchos que se encuentran en esta situación aumente el consumo de comidas pre preparadas las cuales contienen mayor número de grasa y sal. Aparte de comer alimentos menos saludables y falta de verduras también a causa de la enfermedad no podía moverme mucho ni hacer ejercicio por lo tanto el peso fue en aumento.

Otros problemas que existen que impactan grandemente el consumo de los alimentos son los problemas mecánicos para comer. Por ejemplo, ¿acaso existen dificultades en cortar la comida?, ¿tienen problemas para llevar el bocadillo hacia la boca?, ¿pueden masticar el bocado y tragarlo sin ahogarse?, ¿acaso padecen de temblores en la boca?, ¿tienen reflujo o náusea y vómito?, ¿padecen de severa constipación/estreñimiento?, o ¿tanta rigidez que no se pueden mover ni respirar menos comer?

En ocasiones puede ser la misma depresión o pérdida de memoria que hace que se les olvide algunos comer especialmente cuando la enfermedad está en etapas avanzadas.

El apetito también puede ser alterado por la pérdida de olfato. Y como todos sabemos esto es algo que nos sucede a todos los que tenemos la enfermedad. Además sabemos que el poder oler la comida influencia mucho en el sabor de los alimentos y el apetito mismo. Por lo tanto la falta de olfato hace que las comidas sepan más insípidas por lo cual muchos de dejan de comer. Entonces pues una de las técnicas que utilizamos para eludir esta insipidez es añadirle mayores condimentos especialmente sal y azúcar lo cual aumenta el peso. Pero en si existen varios estudios que indican que las personas con párkinson exhiben un aumento de consumo de chocolates y cosas dulces. Pues esto mismo le sucedió a mi abuela y a mí al principio de la enfermedad pero como ya me regreso el olfato no siento la misma necesidad de comer dulces como al principio.

También existen deficiencias de hierro y de ciertas vitaminas (ej. A, D. E, B-especialmente 12) al igual que de Zinc. Todas estas se estipulan ser causadas por la malnutrición excepto la D y la B12, las cuales son partes de la misma enfermedad. Lo importante de recordar es que estas deficiencias podrían por si mismas causar desinterés, depresión, cansancio, falta de concentración, y apatía síntomas similares a los síntomas no-motores del párkinson. Por lo tanto hay que estar siempre vigilantes especialmente cuando estos síntomas ocurren de la noche a la mañana. Puesto el párkinson se desarrolla lentamente a través de los anos y no presenta con síntomas repentinos. También hay indicación por medio de dos estudios pequeños que el suplementar la vitamina B1 (tiamina) de 50 a 100mg al día mejoro los síntomas de la enfermedad pero todavía se necesita darle validez a este tratamiento.

Es bastante importante mantener un peso fijo pues los altibajos pueden ser peligros mucho más el aumento de peso es excesivo lo cual pudiese tener consecuencias devastadoras en la salud del individuo. El exceso de peso aumenta el riesgo de los ataques cerebrales y de corazón. Esto es de gran significado puesto que aquí en este país los hispanos principalmente nosotros los mexicanos tenemos mayor riesgo a contraer ataques de corazón (es la causa principal de muerte en esta población), al igual que accidentes cerebrovasculares isquémicos los cuales son más comunes entre las personas menores de 75 años de edad. Además, los accidentes suelen ser derramas cerebrales con mayor frecuencia. Pero en España, la incidencia y riesgo de contraer accidentes cerebrales es mucho más bajo que en otros países. Lo contrario sucede en España donde el riego es mayor al avanzar la edad después de los 65 años como lo es con los anglos en este país. En este grupo de edad avanzada son las mujeres que tienen más riesgo y esto es notable puesto que dijimos anteriormente que las mujeres vivimos más largo tiempo y las mujeres con párkinson tienen mayor riesgo a desarrollar accidentes cerebrales. Aunque esta es aun la cuarta causa de mortalidad en ese país. Por lo tanto, es imperativo que controlemos el peso y evitemos aumentar la presión arterial al igual que el riesgo de desarrollar problemas cerebro y cardiovasculares.

El estar pasado de peso también aumenta la apnea la cual de igual manera aumenta la presión arterial y los ataques vasculares. Además, muchos de nosotros que tenemos la enfermedad de párkinson ya tenemos este problema por lo cual les sugiero que si tienen problemas de sueño especialmente si están cansados todo el día, somnolientos y se despiertan con dolor de cabeza por las mañanas, lo más probable es que padezcan de este problema. (Hay varios tratamientos para este problema la cual incluye cirugía). Similarmente, el colesterol, la presión, y la intolerancia a la azúcar (poniéndonos al borde de la diabetes) aumentan de igual manera. En este país los hispanos tenemos mayor riesgo para desarrollar todas estas enfermedades las cuales también aumentan el riesgo de desarrollar demencia de Alzheimer. Como ya hemos hablado además el párkinson aumenta los ataques cerebrales en las mujeres, la demencia en los hombres y muchos padecen de apnea. Por lo tanto debemos de mantenernos sanos llevando una dieta saludable y balanceada y chequeando con frecuencia los niveles de estas vitaminas y minerales.

Nutrientes de beneficio:

Caroteno

Licopeno

Nicotina — no quiere decir que deben de empezar a fumar pues este afecta muchos órganos y aumenta el riesgo de cáncer en muchos de estos.

Ácido úrico — hoy en día siguen experimentos en donde se alteran estos niveles para aumentarlos en la esperanza de prevenir la enfermedad, pero el riesgo es de causar gota y otros problemas médicos. Mi opinión seria que este tratamiento si funcionara sería el primer tratamiento específico de género. Alimentos ricos en Ácido úrico – son las carnes rojas, los mariscos, el pollo, las lentejas, los frijoles, espárragos y la coliflor.

Erucin & Sulforafano

Cafeína	de menos 3-4 tazas al día mejora el balance, la concentración, la rigidez y lentitud pero empeora los temblores. Además esta aumenta el desarrollo de los organismos de Bifidobacteria en los intestinos las cuales desempeñan un papel antiinflamatorio. Y según estudios esta bacteria contribuye al desarrollo de una flora intestinal saludable.
Derivados de la Soya	cuidado porque el consumo de este del diario o en exceso interfiere con el Azilect.
Omega 3s	también ayuda a controlar las arritmias
Tés Verdes y Negro	
Vino rojo	una copita al día.

Dieta mediterránea -legumbres, verduras, (un buen caldo de verduras) aceite de oliva, cantidad moderada de pollo, carne, y productos lácteos
Además se considera que esta dieta es antiinflamatoria especialmente buena para aquellos de nosotros que tenemos el gene de LRRK2 el cual está asociado con varias otras enfermedades inflamatorias.

Un otro factor de interés: La estimulación profunda y la palidotomía causan aumento de peso especialmente en las mujeres la cual no creo que sea por reducción de los medicamentos como se opina . . . puesto que los hombre no padecen de este problema generalmente.

Ahora la pregunta de un millón de pesos (dólares) – la cual todos los que viven con párkinson quieren saber es si ¿pueden o no comer proteína con la levodopa?
La respuesta depende del estado del cuerpo y de la etapa en que el

individuo se encuentra. Además, también influyen los efectos secundarios que pudiesen tener; lo que dicta si es mejor o peor injerir altos niveles de proteína junto con el medicamento. Por ejemplo si alguien tiene muchos problemas gastrointestinales con la levodopa como la náusea, vómito u otros efectos secundarios como la hipotensión (baja presión) o aumento de sueño al tomar la levodopa con comida alta en proteína por lo siguiente estos efectos secundarios disminuirán. Porque la proteína compite con la absorción de la levodopa en el intestino delgado. Entonces el ingerir alimentos altos en proteína puede ser una herramienta útil. Recuerden, en la enfermedad del Parkinson como en la vida, nunca "*es todo o nada*". Debemos aprender a tener un equilibrio en todos los aspectos de nuestras vidas comenzando con nuestros hábitos alimenticios. En general, el consumir grandes cantidades de alimentos altos en proteínas puede ser un problema grande para aquellos que padecen de fluctuaciones motoras; de lo contrario, el consumir proteínas no tiene efecto aparte de lo que ya discutimos.

Generalmente, cuando una persona está teniendo fluctuaciones (ej. discinecias) con la medicina se recomienda mantener una dieta baja (pero no completamente privada) de proteína. Recuerden que el cuerpo, los músculos especialmente, requieren de proteínas así que si duran mucho tiempo con una porción baja tendrán a lo largo otros problemas como deficiencia de calcio (los huesos serán más débiles u huecos), hierro, niacina, y el fosfato. Estas deficiencias le causaran no solo la malnutrición sino también problemas de memoria, fatiga, cansancio, y aumentara el riesgo de caídas y de fracturas de lo cual ya hable anteriormente.

Pero no basta con tomar leche para contrarrestar la deficiencia de calcio puesto que el consumir más de medio litro de leche en los hombres con párkinson puede ser deletéreo. Pues según un estudio sobre el consumo de leche aquí en los Estados Unidos demostró un doble de riesgo en desarrollar la enfermedad con el alto consumo de leche no visto en otros productos lácteos. Algunos científicos especulan que este aumento de riesgo por el consumo de leche se deba a causa de los pesticidas y toxinas ambientales que las vacas comen en el área donde se llevó a cabo la investigación. Pero no hay explicación porque solo los hombres y no las mujeres tienen este problema aparte de que el consumo de leche baja el nivel de ácido úrico. Este bajo nivel ya ha sido evaluado como otro factor que aumenta el riesgo de párkinson especialmente entre los hombres.

De interés: El consumo de altas cantidades de vitamina C (2 g- la cual también reduce el riesgo de contraer infección de vejiga) al principio de la enfermedad ayuda a disminuir o retrasar el comienzo de la levo dopa hasta 3 años según un estudio pequeño. Yo tomo Vitamina C, D, E del diario junto con la Vitamina B12 mensualmente desde hace diez años. También hay anécdotas que indican que el suplemento de la Coenzima Q 10 al igual que el glutationes conduce a una mejoría de los síntomas. Yo he usado bastante la coenzima Q10 con bastante efectividad pero yo en lo personal no pude tolerarla a causa de la náusea. Deben de tomar de menos 300mg dos a tres veces al día.

Bueno ya hemos hablado de los diferentes productos alimenticios y las razones por las cuales hay variaciones de peso durante la enfermedad. También hemos mencionado lo importante que es no solo seguir una dieta balanceada pero un balance en sus medicamentos para poder ir de compras, cocinar, y comer sin problemas. Además de no olvidarse que existen programas de terapia que les puede ayudar con los movimientos de masticar y tragar para prevenir la aspiración. Puesto que este último es uno de los factores principales por lo cual mucho de los pacientes son hospitalizados. La aspiración de alimentos y de saliva al igual que de otros líquidos pudiese causar una neumonía química y bacterial con frecuencia a consecuencia de no poder tragar bien. Este es uno de los problemas más comunes y más graves que disminuye la calidad de vida y a corta la largura de vida también si no es tratada adecuadamente.

Ahora hablaremos más sobre nuestra relación con la comida en el contexto de la enfermedad.

Muchos de ustedes pueden compartir conmigo la experiencia frustrante de llevar una dieta, privándonos de todos aquellos alimentos "sabrosos" y si bien nos va logramos perder unos 5 kilos... mientras que su cónyuge al igual que el mío mínimamente reduce su dieta y pierde

10 kilos en un santiamén. Esta experiencia puede ser devastadora para nuestros egos como mujeres (hombres también) especialmente. Además puede devastar nuestra propia imagen de amor propio que ya pudiese encontrarse frágil a causa de los efectos físicos de la misma enfermedad. Es aún más desconcertante cuando ambos en una pareja toman el mismo medicamento causando el aumento en uno y la pérdida de peso en la otra. ¿Es acaso esto justo? ¡Claro, que no! Nunca se dijo que la vida sería fácil o justa. Así que debemos aprender a jugar con las cartas que nos han tocado sabiendo que existen diferencias en la enfermedad y en la manera de responder a los alimentos, tratamientos quirúrgicos y fármacos según el género del individuo. Entonces no deben de angustiarse . . . *bueno, tal vez sólo un poquito.* Pero por medio de esta tendremos las herramientas necesarias para abogar mejor por nuestro bien estar, salud, y calidad de vida.

Además tengan presente que la manera en que metabolizamos los alimentos cambia a medida que envejecemos y con el nivel de estrógeno (especialmente en nosotras las mujeres). Por lo tanto, al caer estos durante la menopausia nuestro metabolismo también recae y si tomamos medicamentos que nos alteran estos haciéndonos retener peso debemos de estar consciente de ello para no ponernos tanto estrés y evitar nutrientes que también nos aumenten el peso. Pero aparte debemos de estar consiente que al disminuir el metabolismo también indica que podríamos tener más efectos secundarios con las dosis que antes tomábamos puesto que durara más tiempo en nuestro sistema. Tal vez esta sea una de las causas por el aumento de discinecias en las mujeres comparadas a los hombres. Por lo tanto, debemos aprender a ajustar nuestra dieta para mejor adaptarnos a nuestras situaciones individuales.

Nuestra cultura y tradiciones familiares también juegan un papel en cómo y qué comemos. Como un hombre hispano con párkinson me recordó no hace mucho tiempo atrás diciéndome que "los médicos sólo quieren tratarnos a todos de la misma manera. Pero no somos iguales." Un punto importante. Los latinos tenemos comidas y tradiciones muy distintas cuando se refiere a la comida y alimentación comparada a otros grupos.

En nuestra cultura latina, así como en muchos países mediterráneos, se acostumbra cenar tarde. Generalmente, después de 6 p.m. En mi familia la cena se acostumbra entre las 8-9 de la noche. Y claro a parte de cenar tarde tenemos tendencia a comer la comida más grande del día por la noche la cual incluye altas proteínas, productos lácteos, tortillas y grasas. Ahora imagínense que ya padecen de problemas digestivos, recordando la lentitud de la motilidad de los intestinos y la falta de movimiento que a veces existe de noche por tener mal ritmo circadiano entonces todo lo que comamos de noche se va aquedar allí en el estómago sin digerir. Y después nos sentimos malísimos y empeoramos la constipación que solo causa que no se puedan absorber los fármacos como debiesen haciéndonos sentir peor aún. Lo que yo he aprendido es que es mucho mejor comer 4-5 comidas pequeñas al día con la más grande a mediodía y no cenar más tarde de las 6pm. Aunque pueden comer algún bocadillo ligero en la noche como a las 9. Esto es difícil, especialmente cuando hay una interrupción en la rutina. Puesto que si no cambiamos nuestro horario de comer y la dieta nunca podremos romper este círculo vicioso. Por eso cuando yo viajo me llevo nueces o cosas ligeras para comer en el camino y asegurarme de comer a las horas exactas lo mejor posible y si tengo que salir a cenar con alguien y ya es tarde pido algo muy ligero como un aperitivo y bastante agua para poder hacer bien la digestión. Así poder disfrutar de un nivel constante de mis medicamentos. Pues, entonces cuando salgamos de vacaciones o en días festivos que tengamos visita en casa o iremos de visita tenemos que hacer un esfuerzo mental para poder llevar a cabo una rutina y constancia entre la alimentación y el consumo de nuestros medicamentos para poder sentirnos mejor. Los bocadillos pueden incluir algunas frutas, una mitad de pan con mantequilla de cacahuate (peanut butter), 2 galletas, jugo, una tortilla con frijoles o un puñado de nueces. Yo prefiero comer unas almendras, cacahuates, o pistachos por la noche.

Normalmente el "comer tarde" es el culpable número uno de los problemas estomacales de la cual muchos padecemos con frecuencia. El cenar tarde especialmente cuando nuestros intestinos ya están lentos y a la avanzar la edad y durante la noche esta lentitud se empeora por lo consiguiente si no hay estimulo ni motilidad en los intestinos tan poco habrá mucha absorción de los medicamentos. Por lo tanto, la variación en el horario de comer resulta en una variación de absorción de los medicamentos causando que nuestros síntomas fluctúen a veces hasta del diario. Por lo tanto, en mi experiencia, cuando alguien empieza a tener problemas exhibiendo una variación en los síntomas y respuesta a los medicamentos es importante examinar detalladamente primero la nutrición (dieta), horario de comidas, al igual el estado de movimientos de intestino (¿qué tan frecuente va al baño para hacer del cuerpo? (más importante)). Al menos que estén padeciendo de discinecias a causa de tomar levodopa por anos y tener la enfermedad por años de igual manera. Pero aun así es importante ver de cerca estos factores contribuyentes.

Además a nosotros los latinos especialmente en México nos encanta comer queso y otros productos lácteos los cuales retrasan la motilidad de los intestinos. Otros productos alimenticios que también afectan la digestión y que pueden interferir con ciertos medicamentos e incluso nos predisponen o hacernos desarrollar reacciones adversas a los medicamentos son el consumo de grandes cantidades de carnes curadas, como el salami y quesos anejos. Por lo tanto tenemos que ser inteligentes en cuanto a lo que debemos y podemos comer. En mi opinión todo es bueno en moderación. Lo importante es medir la cantidad y el llevar un horario rutinario. Así, si tienen preguntas o problemas específicos como la diabetes consulten a sus médicos y estos les darán recomendaciones dietéticas personalizadas.

Entonces, ¿cuál es la estrategia de nutrición óptima para nosotros los latinos? Por desgracia, no hay una respuesta correcta que abarque a todos de igual manera. Cada uno de nosotros no solo lleva un régimen de medicación diferente pero además experimentan una variedad de problemas gastrointestinales únicos que están relacionados con la presentación de su propia enfermedad. Por ejemplo, yo antes padecía de estreñimiento severo lo cual me causaba más vasca pero con ciertos hábitos y medicamentos lo puedo controlar mejor; aunque cuando viajo este es un problema porque no puedo siempre tomarme los fármacos que me ayuden a desalojar puesto que tengo que estar fuera de la habitación o retirada de los baños. Pero si puedo tomar a suavizadores, y tés que me ayuden a la motilidad y medicamentos para prevenir el reflujo y la acidez estomacal. Al igual, cada uno de ustedes requiere un enfoque único para sus síntomas, incluyendo cambios en la dieta, que incluye posible cambio de horario y de rutina al salir fuera de casa, junto con posibles cambios de medicación. Es importante tener en cuenta que a veces los cambios en la dieta no son suficiente resolver todos los problemas intestinales. Por consiguiente, es debido buscar tratamiento de varios especialistas (ej. Gastroenterólogo, nutricionista, neurólogo) para que les proporcione el máximo beneficio. Puesto que a veces podemos tener una bacteria en el estómago (*H. pylori*) la que puede agravar los síntomas de nausea y vomito pero también disminuir la absorción de los medicamentos especialmente la levo dopa. La cual pudiese resultar en un tratamiento incompleto.

Además de mantener un horario preciso para comer, es importante mantenerse bien hidratados especialmente durante el invierno, verano, y épocas de estrés. Pues, la mayoría de nosotros nos olvidamos que el agua también es un nutriente. El agua nos ayuda a disolver las vitaminas y minerales que nuestro cuerpo necesita. Recuerde que la sangre es principalmente agua, entonces entre más agua tengamos en nuestro organismo todos los medicamentos serán más fácil de disolver y de distribuir juntos con los nutrientes a donde el cuerpo más los necesite. El agua también ayuda a lubricar las articulaciones, la boca, los ojos, los riñones y nos ayuda a eliminar los residuos. Entre más agua bebamos menos probabilidad tendremos de que el intestino sea obstruido.

Ahora viene mi parte favorita de las recomendaciones dietéticas: el chocolate oscuro (entre más cacao mejor)

El solo pensar en el chocolate causa que nuestro cerebro empiece a producir la dopamina. El consumo de chocolate ha demostrado liberar cantidades de dopamina endógena, según una investigación de la Universidad de ciencia de salud de Georgia. Este hecho ha llevado a muchos científicos a buscar tratamiento para la enfermedad de Parkinson utilizando el chocolate. (*Pues habérmelo dicho antes*)

Debido a la potente liberación intrínseca de la dopamina y los efectos calmantes del chocolate, un trozo de chocolate oscuro por lo menos una vez por semana no sólo ayudará a los síntomas de la enfermedad de Parkinson pero nos permitirá sentirnos como reyes. Con razón el chocolate era algo valioso para los aztecas como el mismo dinero. Estos creían que las semillas de cacao eran un regalo de *Quetzalcóatl, el dios de la sabiduría.* En segundo lugar, el chocolate, especialmente el oscuro, está lleno de flavonoides, que son beneficiosos para el cerebro. En tercer lugar, el consumo de chocolate también ha demostrado liberar otra sustancia química conocida como la serotonina, la cual se cree ser implicada de igual manera en las personas con la enfermedad del Parkinson. La disfunción en el lanzamiento de este producto químico es lo que conduce a la depresión, uno de los síntomas iniciales de este mal. La serotonina es la sustancia química usada para tratar la depresión. Esto puede ser una razón fisiológica por la cual tenemos tendencia a buscar un chocolate cuando nos sentimos decaídos puesto que proporciona un efecto antidepresivo natural. En mi noté y en mi abuela al igual que en otros pacientes he notado un aumento en el deseo de buscar un chocolate cuando los efectos de los medicamentos han pasado o los niveles de la dopamina están bajos por el uso como cuando estoy escribiendo por horas. Este deseo repentino pudiera ser una indicación de que estamos teniendo niveles bajos de dopamina y si es algo que sucede frecuentemente o a ciertas horas del día nos podría dar una clave de que no solo no estamos tomando la dosis correcta pero que también hay periodos durante el día que el medicamento no está funcionando como debiera o existen espacios donde no hay nivel de medicamento suficiente en la sangre. Si estamos haciendo uso de los efectos del chocolate a menudo para aumentar la producción endógena/intrínseca de la dopamina en nuestros cerebros esto es una señal de que nuestros síntomas están mal controlados. Pero no solo tenemos más antojos y deseos de consumir chocolate cuando los niveles de la dopamina bajan sino que a causa de los efectos anti parkinsonianos de la medicación se especula que las personas que padecemos de esta enfermedad tenemos mayor propensión a tener este tipo de antojos.

Otra razón por la cual buscamos un bocadillo de chocolate es por el contenido de la dopamina, la cual ha demostrado aumentar la capacidad intelectual. Algunos piensan que debido al efecto de la cafeína que contiene el chocolate causa un aumento de flujo sanguíneo a las áreas del cerebro implicadas en la memoria. Pero cualquiera que sea la razón es que el consumir chocolate nos produce un bienestar fisiológico.

Este efecto es tan poderoso, de hecho, que un estudio de sesenta personas mayores de edad en el Hospital Brigham de mujeres en Boston reveló una escala de 30 por ciento en la memoria y habilidades de pensamiento después de consumir una taza de chocolate caliente dos veces al día durante un mes. Lo más interesante es que el aumento sucedió en personas que antes padecían de deterioro en el nivel sanguíneo en las áreas concernientes a la memoria.

Para terminar, a nuestro cerebro le encanta el chocolate por cinco razones:

1. libera dopamina, que nos hace feliz y ayudar a aprender.

2. libera serotonina, aumentando el estado de ánimo.

3. libera cafeína, la cual mejora la memoria, y aumenta el estado de concentración.

4. libera triptófano, el cual ayuda a reducir el estrés. Con solo oler el chocolate las ondas cerebrales se disminuyen provocando una relajación total como si empezáramos a tener sueno.

5. libera flavonoles, los cuales crean efectos similares a los de los analgésicos, como la aspirina, por lo que nos permite disminuir la molestia y el dolor.

De Interés: En general, el chocolate oscuro es más saludable porque tiene más cacao; también contiene antioxidantes que ayudan a disminuir la presión sanguínea por ensanchar las arterias y mejorar el flujo sanguíneo. Además comer el chocolate oscuro disminuye el riesgo de las enfermedades del corazón.

Pero aunque el chocolate provee un efecto positivo y sirve de **alimento para el cerebro**; no porque crece en los árboles es fruta, todavía puede causar estragos con su cintura y aumentar el peso si los consumen del diario. Entonces les recomiendo consumirlos con moderación y discutir con su médico si tiene otros problemas médicos, como la diabetes, donde el consumo de chocolate podría ser deletéreo.

Entonces el secreto es mantener nuestros intestinos limpios (obrar con regularidad) y reducir las bacterias dañinas comiendo una dieta saludable y equilibrada con frutas, verduras, vegetales, carne (no en exceso), aceites de fruta (uva) o de oliva, pescado, y nueces. Además evitar el consumo de alimentos grasosos al igual que el consumo diario de líquidos gaseosos y con mucha azúcar (como las sodas). No olvidándose de tomar bastante agua para lubricar el organismo y suplementar nuestras dietas con las vitaminas de las cuales les hable. Además de tratar de igual manera consumir alimentos que contengan pro y prebióticos. Los pro bióticos son aquellos que contienen microrganismos vivos. Como el yogurt y tabletas de pro biótico los cuales proveen beneficios de salud. Pero no todos los yogurts contienen organismos vivos por lo tanto no son clasificados como pro bióticos. Según unos expertos es mejor variarlos pro bióticos pues no sabemos exactamente cuales funcionen o sirvan mejor, como lo hago yo. Yo vario las tabletas que se compran en el mercado sin receta cada mes pero prefiero aquellos que compro en farmacia (sin receta) que tienen que ser refrigerados. Tengan cuidado con algunos productos que los cuales les pudiesen causar fiebre o malestar. Si esto sucede descontinúenlos de inmediato. Y también consumir productos considerados como prebióticos, los cuales promueven el desarrollo de bacterias saludables al igual que el aumento de organismos que nos sean de beneficio para mantener la flora de los intestinos bien equilibrada. Ejemplos de alimentos que promueven la salud de los intestinos son los granos enteros (ej. la harina, la avena, la fibra, y el trigo), los plátanos, las cebollas, miel, y el ajo. Lo bueno es que nosotros los hispanos generalmente acostumbramos a cocinar con bastante ajo, y cebolla y en el norte de México especialmente las tortillas de harina son parte de los alimentos básicos. Además, la miel de colmena siempre está al alcance para cualquier resfriado. No se les olvide tomar un poco de café, un pedacito de chocolate oscuro y comer poco pero seguido y no muy tarde. *(De todo un poco es la mejor dieta sin tener que sacrificarse).*

16

Resumen

"Al final del día [todos] podemos soportar más de lo que creemos".

~ Frida Kahlo

Considerando todo lo que he trazado en estos capítulos nos damos cuenta que esta enfermedad no es la misma el día de hoy que la que vivieron nuestros abuelos hace diez o veinte años atrás. Lo que yo conocía como especialista del Parkinson -no es toda la historia- es en realidad una enfermedad sistémica no solo neurológica. Además, lo que entes creíamos ser la causa de la enfermedad – el desgaste de la sustancia llamada dopamina es solo una parte y tal vez las consecuencias de un problema que empieza por el sistema gastrointestinal y tal vez por el olfato. Todo debido a posibles toxinas del medio ambiente las cuales inducen un tipo de infección en el estómago e intestinos alterando la flora y causando el desarrollo de bacterias dañinas. Estas después parecen extenderse hacia el sistema nervioso por medio de uno o quizás dos nervios del cráneo. Entonces si fuera así la posible cura se encuentra muy cerca puesto que están en primera fase las vacunas para contrarrestar el desarrollo de las proteínas sinucleína alfa que se han vuelto anormales. Esto me llena de gozo y alegría pues aunque no tuviéramos un cura de inmediato ha habido tantos avances en el conocimiento al igual que en el tratamiento de esta enfermedad que todos podríamos vivir una vida plena y abundante a pesar de tener una enfermedad crónica.

El camino para lograr esto comienza con un mayor entendimiento de nuestra enfermedad, al igual que por un aumento de abogacía por parte nuestra al retomar el control no solo de nuestras vidas pero también de la misma enfermedad. Porque esta abarca todo nuestro ser de los pies a la cabeza entonces necesitamos de asesorarnos de un buen equipo médico la cual incluya un buen especialista de trastornos de movimiento. Alguien con quien usted pueda entablar una conversación y desarrollar una relación de respeto mutuo. A parte de su especialista el cual debe de funcionar como jefe de equipo, se necesita también un equipo completo de diversos especialistas en otras áreas importantes del párkinson como la piel, la vejiga, el tracto digestivo, la visión por nombrar algunos. Además, también es necesario tener al alcance profesionales que puedan manejar la enfermedad desde el punto de vista psicológico y físico. Es de interés saber que varios estudios han revelado que aquellos que están bajo el tratamiento de un especialista del párkinson tienen a lo largo mejor calidad de vida y menos discapacidad. Cada día tenemos mejores tratamientos y dispositivos tecnológicos que nos ayudan a combatir la enfermedad y poder pasar más tiempo haciendo lo que nos gusta o simplemente seguir trabajando para proveer por nuestras familias. Puesto que sabemos que el trabajo es lo primero que muchos abandonan a causa de la depresión, el dolor y la ansiedad factores mucho más poderosos que los temblores, rigidez o lentitud de movimiento. El poder trabajar nos da un propósito para seguir luchando y viviendo haciéndonos sentir útiles en la sociedad.

El concepto de la enfermedad ha cambiado completamente pues nos hemos dado cuenta en la última década que este mal no afecta solamente la sustancia química principal causante de la enfermedad conocida como la dopamina sino además afecta las otras sustancias químicas del cerebro como la serotonina, acetilcolina, y la oxitocina. Todas estas sustancias químicas juegan un papel importante en el cerebro como en el resto del cuerpo manteniendo un balance (equilibrio). Cuando alguna sustancia química empieza a decaer dentro del cerebro los otros aumentan como un subí y bajas. Este descontrol es lo que causa la mayoría de los síntomas no-motores. Los científicos piensan hoy en día que la enfermedad no se limita a los ganglios basales sino comienza en el sistema gastrointestinal – con el estreñimiento crónico. La cual afecta a la medula oblóngata donde se encuentran centros que tienen gran impacto en el cerebro anterior por medio de la sustancia química serotonina la cual regulariza los movimientos de los intestinos. *(Tal vez esta sea la razón por la cual aquellos de nosotros que padecemos de migrañas poseemos un mayor riesgo de desarrollar párkinson.)* Estos centros del cerebelo controlan y regularizan nuestro ritmo cardiaco, el sueño, y el balance para caminar y llevar a cabo otras actividades de gran precisión. Por medio de los efectos al cerebro anterior tiene impacto en nuestra percepción del dolor, afectando el olfato, la memoria y nuestro ánimo poniéndonos más tristes, deprimidos y de mal humor. Pues entonces como pueden ver la mayoría de los síntomas que presentamos antes de los síntomas motores se producen y comienzan mucho antes que los temblores y otros problemas de movimiento a los cuales estamos acostumbrados a reconocer como la enfermedad del Parkinson. Estos síntomas no-motores pueden presentarse de 10-20 años antes que los síntomas motores.

Además, de estos nuevos conocimientos hemos aprendiendo que existen diferencias entre los géneros que varían no solo en la presentación pero en el comportamiento a lo largo de la enfermedad. También debemos de tener en cuenta que las mujeres toleramos menos los medicamentos teniendo más efectos secundarios como las discinesias con las dosis usadas comúnmente en los hombres. Por eso debemos de empezar lento y bajito cuando se trata del cuidado de las mujeres con párkinson. Aparte las mujeres con este mal como en otras enfermedades neurológicas somos sumamente afectadas por el estado hormonal (nivel de estrógeno) pre menopausia o posmenopausia las cuales no deben de ser pasadas por desapercibidas. Igualmente los genes son otra variante para todos los que vivimos con este mal pero principalmente para los hispanos. Pues parece ser que existe un grupo de hispanos con párkinson familiar los cuales la genética no está aún bien trazada. Sabemos que hay un número de personas con familiares que cargan anormalidades genéticas como el gen más común del mundo LRRK2 por esta razón estamos tratando de averiguar si podemos determinar con exactitud quien tiene riesgo, el porcentaje y como usar esta información para brindar medicina especializada al paciente. Generalmente, hablando las mutación genéticas solo reflectan un riesgo mínimo a moderado en los casos de párkinson esporádico. Para poder entender la relación entre la genética y el riesgo que cargamos en nuestra comunidad latina es bastante importante por lo tanto les recomiendo de nuevo que participen en estudios como el LARGE-PD.

Claramente todavía tenemos campo por abarcar pero sabiendo que nosotros los latinos llevamos un mayor riesgo de contraer la enfermedad al menos aquí dentro de este país, tenemos que estar vigilantes y buscar ayuda médica cuanto tengamos señas de esta enfermedad y no recurrir a remedios caseros o naturales como único recurso puesto que estos no se han comprobado aun tener la capacidad de combatir la enfermedad con la misma potencia ni ofrecerles el posible retraso de la misma. Además, por no ser estudiados objetivamente muchos de los remedios pueden no solo no funcionar más allá del tiempo que dura el efecto del placebo. También puede retrasar su calidad de vida que pudiesen tener con un tratamiento correcto. Debemos siempre abogar por nosotros mismos buscando los mejores tratamientos que nos ayuden a mantener nuestra independencia. No olvidando la importancia que desempeñan el asistir a la iglesia o tener fe, hacer ejercicio (mental y físicos sin olvidar los músculos faciales) del diario si es posible. Al hacer ejercicios faciales frente a un espejo haciendo muecas (abriendo la boca y sacando la lengua manteniéndola por 5 segundos, exagerar la sonrisa y después haciendo trompas como que van aventar un beso haciéndolo 3 veces, levantar las cejas por 10 segundos), les puede ayudar a aumentar la expresión facial. Al igual cualquiera forma de ejercicio de los cuales hablamos pudiese no solo disminuir la rigidez, el dolor, mejorar su caminar pero también evitar el desgaste de las funciones de cognición como la pérdida de memoria y la demencia. También el ejercicio puede aumentar el flujo sanguíneo al área más afectada por el párkinson en el cerebro y posiblemente renovarlo. Así es que busquen algo que les llame la atención y adelante. No tienen que hacerlo todos los días ni tampoco un solo tipo de ejercicio. Varíen la rutina para poder continuar haciendo ejercicios por más largo tiempo y también sacar más provecho. Y con un amigo al lado de porrista siempre todo es mejor. Yo en mis diez años de enfermedad he caminado, nadado, hecho ejercicios en el agua, asistido a clases de baile, y he hecho hasta un poco de taichí. Varié su rutina según el clima a veces es imposible ir a nadar o a caminar cuando está nevando o haciendo mucho frio. Pero siempre pueden caminar en sus casas, subir y bajar escaleras siempre y cuando estén estables. También pueden hacer ejercicios aunque estén en sillas de rueda. No se les olvide estrechar los músculos varias veces al día. De igual manera no olvidar la buena alimentación que incluye tener un buen horario para comer y hacer la digestión antes de irse a dormir. Y usar la creatividad que se nos ha brindado por medio de nuestra cultura y por la enfermedad misma para ponerle la chispa de gracia a nuestras vidas. No tengan miedo de probar cosas nuevas y distintas. Pues no saben si encontraran algo mejor y de gran satisfacción.

Después de cuidar de su salud, aprendan a velar por los demás levantando conciencia, convirtiéndose en defensores de la investigación, abogando por los que apenas comienzan esta jornada.

Para ser feliz y tener una vida abundante les recomiendo preguntarse a diario ¿qué es lo más importante de sus vidas? La respuesta será diferente para cada uno de ustedes. Nunca pierdan de vista lo que es más valioso para ustedes. Para mi es mi Dios y mi familia. Yo también he tenido que aprender esta lección no olvidando me de aquellos que están a mi alrededor como mi marido y mi hija los cuales no solo me apoyan y dan su amor incondicionalmente pero también necesitan de mi atención y mi cuidado más que otras personas. Este es el balance (equilibrio) que debemos tener siempre en nuestras vidas. El mundo no gira a nuestro alrededor. Claro que hay días peores que otros en los cuales necesitamos más compasión, ternura, y apoyo. No dejémonos llevar por nuestras emociones las cuales cambian como la luna sino dejémonos llevar por una disciplina de levantarnos, vestirnos y estar presente en el momento. Además, para poder seguir luchando día tras día debemos aprender de igual manera a escuchar a nuestros cuerpos cuando nos piden reposo. Es importante pasar tiempo a solas del diario pero nunca aislarnos.

Pasar tiempo en meditación para restablecer nuestro interior porque la sanación empieza por dentro. En la vida, el éxito no conduce a la felicidad sino al contrario. Recuerden que el tener éxito depende de que nosotros seamos felices primero. Practiquemos ponerle buena cara al tiempo, sonreír y tratar de ser felices aunque no nos sintamos muy contentos. Pero pronto verán que esto se vuelve en algo natural. Ríanse de las aventuras y hazañas. Pronto verán que son capaces de mucho más de lo que esperaban. Les juro que no siempre tengo ganas de socializar, ni de salir, a veces ni de vestirme. Pero cuando es por cansancio me doy tiempo para reponerme. Pero si es por apatía o falta de ánimo, me tomo mi dosis de dopamina, me visto y me involucro en algo importante y de pronto estoy alegre, activa y ayudando a otros. O simplemente disfrutando de mi familia o amistades.

El vivir con la enfermedad del párkinson no significa poner a lado nuestras metas, sueños y aspiraciones pero si tal vez requiera de un plan B donde pueda alcanzar sus metas de una forma improvisa o usar de sus talentos haciendo algo nuevo. Yo al no poder ejercer medicina por el estrés y la enorme cantidad de dopamina que se requiere del diario para ejercer la profesión me he dedicado a utilizar mis talentos al igual en el servicio de aquellos que viven con la enfermedad pero en otra capacidad no menos importante que la previa pero diferente y de igual manera satisfactoria.

Como Ashley Rice dijo, "no tienen que estar *siempre en control* a todas horas para ser fuerte. Ni tienes que ser siempre audaz para ser valiente." Todavía pueden brillar más que las estrellas. Solo que de ahora en adelante tendremos que trabajar un poco más duro para resplandecer y alcanzar las metas que nos tracemos. Esto toma un poco de concentración y de voluntad para lograrlo. Pero paso a paso con tenacidad lo lograremos y nos sorprenderemos de lo que somos capaces de alcanzar aun estando enfermos. Nunca me imaginé ser escritora y este es mi tercer libro.

De cierta manera el vivir con una enfermedad crónica nos ofrece una segunda oportunidad para empezar de nuevo y re inventarnos como mejor nos parezca. Hacer algo que siempre quisimos hacer o aprender.

Finalmente, les agradezco su aportación a este libro lo cual les dedico a todos ustedes con cariño puesto que he trabajado arduamente en el por casi dos años. Primero por la escasez de la literatura sobre esta enfermedad en nuestras comunidades latinas dentro y fuera de este país pero principalmente porque deseo que todos aquellos que viven del diario con este mal, tengan un rayito de esperanza en sus vidas sabiendo que aunque no ha llegado la cura habido bastantes avances en los tratamientos de la misma. Segundo, recordarles que podemos juntos tener una vida más abundante, llena de plenitud, y exitosa con la enfermedad del párkinson empezando con la fe y después siguiendo estos consejos que les he trazado dentro de este misivo. Puesto que ahora tienen a su alcance las herramientas necesarias para triunfar. No es tarde todavía para tomar las riendas de su vida y su enfermedad y emprender un nuevo camino. Y como uno de mis poemas favoritos de Robert Frost dice "… *tome el camino menos recorrido y esto ha hecho toda la diferencia.*" Abracen fuerte sin vergüenza la enfermedad no dejando que los domine pero aceptándola como parte de uno mismo como cualquier otra característica la cual puede levantarnos o derrotarnos según la actitud que tomemos. Yo al igual que ustedes les juro que he dado tantas y tantas vueltas que me he sentido como un trompo sin cuerda girando sin rumbo. Por fin descubrí que tal vez no podremos tener control de cuando todo empieza a dar vueltas en nuestras vidas pero si tenemos control de cómo vamos a parar. No permitan que el padecer de Parkinson les dicte la altura de su porvenir. Tampoco deseo que el vivir con párkinson se convierta en piedra de tropiezo o en una muralla insuperable. Deseo que de la misma manera que yo he tenido que aprender ustedes también aprendan a ver el lado positivo de la vida y de la enfermedad pero no solo para sobrevivir sino para volar alto como las águilas (al igual que las grandes divas). Al llegar la tormenta y al rugir el viento, las águilas sujetan sus alas firmes y las inmovilizan así cuando el viento sopla las levanta más alto que nunca y pueden alcanzar alturas grandísimas imposibles de alcanzar por si mismas fuera de la tormenta. Por mientras la tormenta está circulando alrededor, ellas vuelan por encima sin que les haga daño la tempestad. Hay que aprender juntos a disfrutar los sinsabores de la vida porque esto hace que los dulces ratos sean más agradables. Aprendiendo alzar nuestras alas durante la tempestad para poder volar tan alto como las mismas águilas. En vez de quejarnos de lo amorgo de la vida les sugiero arrimarse la sal para untársela al limón y así disfrutar de una buena margarita con un tequila añejo (cómo los que hay allá en mi tierra) demostrándole al Parkinson que usted no se ha rendido aun.

Pues entonces antes de salir y ponerse su mejor traje, lucir su vestuario favorito, usar su sombreo o cachucha azul, sus zapatos más confortables, o ponerse su lápiz labial preferido (el mío siempre es rojo) mírense al espejo digan su nombre en voz alta y salgan a la calle anchos de orgullo y confianza puesto que no están solos; somos muchos los latinos que vivimos con párkinson alrededor del mundo y que caminamos al lado suyo metafóricamente.

Y algún día no muy lejano podremos caminar todos juntos de las manos.

Términos utilizados con frecuencia

Aquinesia: Pérdida del control o impedimento a moverse voluntariamente.

Bradiquinesia: Término griego que significa "*movimiento lento*" – es una de las 4 características clásicas (esenciales/principales) del párkinson. Síntoma motor.

Ganglios basales: Una serie de regiones interconectadas del cerebro incluyendo el estriado, globus (globo) pálidas y tálamo. Este es el área donde se produce la dopamina en el cerebro.

Rigidez (de rueda dentada): Tensión en un músculo la cual da pequeños tirones cuando está pasivamente estirada. Otra de las 4 características clásicas (esenciales/principales) del párkinson. Síntoma motor.

Discinesia (tardía): Un deterioro en la capacidad del control de los movimientos la cual resulta en movimientos espasmódicos o fragmentados. Esta es causada por el bloqueo de la dopamina por otros fármacos. Pero también hay discinesia (movimientos involuntarios) la cual es causada por el remplazo de la dopamina como tratamiento después de varios años (normalmente más de 10 años).

Existen 3 tipos de discinesia relacionado con el implemento de la dopamina:

1. **Discinesia la cual ocurre al punto máximo de la dosis.** Estos movimientos ocurren de veinte a noventa minutos después de tomar los medicamentos especialmente aquellos que contienen dopamina. (Esto ocurre en un 75 por ciento de los pacientes después de seis años de tratamiento para la enfermedad).

2. Fenómenos de desgaste al terminar el efecto de la dosis o bajar el nivel de dopamina en la sangre (concentraciones plasmáticas bajas)*:* por lo que significa que el efecto de la medicación no dura de dosis a dosis. Esto es más común en pacientes los cuales han llevado un tratamiento con levodopa a largo plazo. Como mencione anteriormente a veces estos altibajos ocurren a causa de la interferencia de la proteína en la dieta y también debido a la absorción del medicamento (el estado de estreñimiento).

3. Respuesta Bifásico con la dosis: esto se trata de un fenómeno en los cuales algunos pacientes experimentan discinesias de breve duración poco después de tomar el medicamento (más común con la primera dosis de la mañana) resolviéndose sólo para ser seguido una o dos horas más tarde con la apariencia de espasmos y distonía severa; especialmente en las extremidades inferiores.

Efectos secundarios no relacionados con la dosis del fármaco: *Fenómenos de desgaste (on-off):* estos se producen en el 50 por ciento de los pacientes que han recibido tratamiento por más de cinco años. Estos episodios consisten de períodos de aquinesia severa impredecible, acompañados de hipotonía y temor (ansiedad). Estos tienen un inicio y terminación muy rápido y repentino. Estos episodios pueden durar de treinta minutos a varias horas. El añadimiento de l-dopa no mejora los síntomas.

Distonía: Movimientos involuntario donde hay contracción de músculos sostenida y un aumento en el tono muscular. Por lo tanto esto resulta en una postura anormal de los músculos afectados.

Hypophonia: Una voz demasiada suave y débil por falta de coordinación de los músculos bucales.

Hipomimia: Pérdida o deterioro de la expresión facial a causa de debilidad en los músculos.

Terapia de Voz de Lee Silverman (LSVT): Un método de entrenamiento para fortalecer la voz del paciente este usa métodos de canto y practican hablar en voz alta. Para ser efectivo este requiere constante práctica. El programa dura un mes.

Micrographia: Una escritura a mano anormalmente pequeña, y encogida.

Síntomas motores: Los cuatro síntomas principales del párkinson (movimientos lentos, rigidez, pérdida de equilibrio y temblores de reposo). Estos se denominan colectivamente síntomas motores las cuales forman el cuadro clínico de parkinsonismo o síndrome parkinsoniano. Estas son causadas por la pérdida de la dopamina en los ganglios basales.

Síntomas no -motores: Los síntomas del párkinson que no tienen origen por la falta de dopamina (ej. Piernas inquietas-RLS, estreñimiento, pérdida de olfato, hipotensión, depresión, ansiedad, disfunción sexual, alucinaciones, trastornos de la vejiga y psicosis).

Palidotomía: Un procedimiento quirúrgico que puede disminuir la discinesia, reducir el temblor y mejorar la bradiquinesia.

Inestabilidad postural: Pérdida de equilibrio de una persona por lo cual sienten inestable debido a la pérdida de los reflejos posturales. Otra de las 4 características clásicas (esenciales/principales) del párkinson. Síntoma motor.

Temblores de reposo: Un temblor rítmico grueso involuntario de 3-5 hertzios cuando uno esta relajado y sin hacer movimientos voluntarios. Generalmente estos son más comunes en las extremidades superiores como las manos. Pero algunos los tienen en los pies como yo. Estos movimentos desaparecen cuando estiran los brazos en hacer algún movimiento voluntario o actividad.

Esta es una de las cuatro principales características la cual la mayoría de las personas reconoce como párkinson. A veces se describe este temblor como si estuviesen enrollando una píldora entre los dedos de la mano.

Rigidez: Inflexibilidad o endurecimiento muscular debido al aumento del tono.

Thalamotomía: Un procedimiento quirúrgico diseñado para detener los temblores haciendo lesiones en el tálamo.

Tálamo: La porción del cerebro que recibe información sensorial.

Manual de 6 terapéutica neurológica [TH] Ed. corregida Samuels MA "trastornos del movimiento."

Lippincott Williams & Wilkins A. Wolters Kluwer empresa Philadelphia 1999. 15:375383.

Lieberman A "100 preguntas y respuestas sobre la enfermedad de Parkinson". (W. McCall M), Jones y Bartlett publishers, Sudbury, Massachusetts 2003. 225-230.

Organizaciones y Recursos acerca de la Enfermedad del Parkinson

Fundación del Parkinson (PF): 2 oficinas

1) Nueva York, NY
Info@PDF.org
18004576676 (212) 923-4700 www.pdf.org

2) Miami, FL
(800) 327-4545
(800) 473-4636 Contact@parkinson.org www.parkinson.org

La Asociación Americana de la enfermedad de Parkinson (APDA)
Staten Island, NY
(800) 223-2732 Apda@apdaparkinson.org www.apdaparkinson.org

La Fundación de MJ Fox para la investigación de Parkinson (MJFOX) y la división de promoción pública
Nueva York, NY (800) 708-7644 info@michaeljfox.org www. michaeljfox.org

La Fundación de Parkinson de Davis Phinney
Boulder, CO (866) 358-0285 info@davisphinneyfoundation.org www.davisphinneyfoundation.org

El Centro de Parkinson de Muhammad Ali (MAPC)
La carretilla neurológicas Instituto de St. Joseph Hospital y Centro Médico
Phoenix, Arizona
(602) 406-6262

La Sociedad de Trastornos de Movimiento
555 East Wells Street, Suite 1100
Milwaukee, WI 53202-3823
414-276-2145 info@movementdisorders.org
La Sociedad de Parkinson del área de Houston (HAPS)
http://www.hapsonline.org/

La Sociedad de Parkinson del área de Dallas (DAPS)
https://www.daps.us/

Ayuda para la Depresión

Línea telefónica de ayuda de la Fundación de Parkinson
(800) 457-6676
El correo electrónico a info@pdf.org ; Visite también
http://www.suicidepreventionlifeline.org/www.Samaritans.org

Sitios útiles para los Cuidadores

www.caregiving.org
www.caregiver.va.gov
www.caregiverstress.com
www.aarp.org/home-family/caregiving/
www.ecarediary.com
www.eldercare.gov
www.eldercarelink.com
www.assisted-living-directory.com

Lista de recursos acerca de la enfermedad de Parkinson, segunda edición PDF; 2011 la Fundación de la enfermedad de Parkinson, Inc.

www.pdf.org/es/resourcelink/Category/Driving (recomendaciones para conducir)

www.pdf.org/en/financial_planning (asistencia financiera)

www.pdf.org/en/legal_assistance_pdf (aistencia legal)

www.pdf.org/en/employ_concerns (preguntas sobre el empleo)

Otros recursos encontrados por medio de las redes sociales

www.facebook.com/vocesdelparkinson

www.facebook.com/guerrerosdelparkinson

www.facebook.com/unidoscontraelparkinson

www.facebook.com/parkinsonssevilla

www.facebook.com/parkinsonGuatemala

www.facebook.com/parkinsonsinaloaa.c

www.parkinsonconception.wixsite.con/nofreeze (dispositivos para ayudar a caminar)

Parkinson's Study

Fox Insight - michaeljfox.org (lista de estudios clinicos en los cuales usted pudiese participar) www.foxinsight.michaeljfox.org

Asociaciones y grupos de apoyo de Parkinson
en países latinos

Asociación mexicana de parkinsons a.c (ampac) México Distrito Federal

Parkindonlandia argentina

En Chihuahua también somos amigos - Chihuahua

Agrupacion de pacientes y familiares de parkinsons chillan nuble chile

Ascad- asociacion de familiares con parkinsons de Costa Rica

Fundacion dominicana contra el mal del parkinsons

ANPEP *Párkinson* Monterrey a.c

Fundación Parkinsons de Colombia - Cali Colombia

App - asociación puerto riqueña de parkinsons - San Juan de Puerto Rico

Ecos de latino America y de habla hispana pro de la cura de la enfermedad del parkinsons

Fundaliaza- fundacion alianza de Colombia Medellin Colombia

Grupo nofreeze Concepción Chile

Grupo amigos parkinsons - artritis Morelos ac Cuernavaca

Parkinsons Puebla

Asociacion neuromotora de enfermos de parkinsons de Sinaloa aguamuchil México

Liga chilena contra el parkinson-Santiago de Chile

Sobre el autor

María De León es una neuróloga especialista en desórdenes (trastorno) de movimiento con más de veinte años de experiencia. Ella completó su formación de postgrado en el Colegio de Medicina de Baylor (*Baylor College of Medicine*). Después de varios años su abuela fue diagnosticada con la enfermedad del Parkinson a edad avanzada. En 2008, María también recibió el mismo diagnóstico. Aunque actualmente se encuentra tomando un año sabático, ella pasa la mayoría de su tiempo involucrada en actividades relacionadas a esta enfermedad tratando de avanzar el conocimiento y proveer esperanza para aquéllos que viven y luchan del diario con el párkinson.

Además, sigue proveyendo consultas y aconsejando a los pacientes y a sus familiares de cómo vivir una vida mejor con esta enfermedad. En el papel de consultante, trabaja con frecuencia en la Universidad de Stephen F. Austin en el departamento de trabajadores Sociales. También participa en varios comités que sirven de abogacía para las personas que viven con la enfermedad. Sigue siendo vocera para la *Fundación del Párkinson* (Parkinson Foundation) desde hace más de 7 años. También desempeña un papel de embajadora dentro de la rama de las pólizas públicas (Public Policy) de la fundación de Michael J Fox (Michael J Fox Foundation). Pero su pasión por los hispanos abarca más allá de la medicina pues ella es de descendencia española nacida en México. Por lo tanto trabaja mano a mano y muy de cerca con el único centro de hispanos con Párkinson de mayor éxito en la nación - el Centro de párkinson Muhammad Ali (*Muhammad Ali Parkinson Center*). Y sirvió en el comité de hispanos para el congreso mundial del párkinson (*World Parkinson Congress*) en Portland el 2016.

María estableció www.defeatparkinsons.com junto con uno de sus pacientes el ya fallecido Howard A. "Woody" Wolfson. Desde su aprobación, ahora ella lleva toda la responsabilidad de dirigir esta organización, cuyo único propósito es brindar asesoramiento gratuito a pacientes de Parkinson y sus familias en la región del este de Texas. Concomitante, trabaja enérgicamente para mejorar las vidas de las personas con enfermedades neurológicas en todos los niveles empezando por la instrucción de los estudiantes de pre –medicina, medicina al igual que a los profesionales de otros campos que igualmente trabajan directamente con personas con párkinson. En el año 2013, recibió el Premio de la Asociación de mujeres de la Universidad Americana (AAUW) por su trabajo en el campo de la medicina.

Además es autora del libro la *"Diva de la enfermedad del párkinson: Guía de mujeres de la enfermedad de párkinson"* publicado (en inglés) en el 2015. {El único libro de su clase hasta el día de hoy basado en los temas de importancia de la mujer que vive con el párkinso*n*.} Al mismo tiempo estableció www.parkinsonsdiva.org la cual trata de aconsejar sobre los problemas emocionales, físicos y espirituales que nosotros los que vivimos con el párkinson padecemos diariamente. *"Viviendo más allá del párkinson: explorando las posibilidades" publicado en el 2017* es la culminación de muchas experiencias de María como doctora y paciente. Junto a los conocimientos extensivos que ella posee, el ser hispana y conocer la cultura íntimamente, le aporta a este libro un aspecto único para todos aquellos que quieran entender la enfermedad y sus tratamientos desde el punto de vista personal y cultural.

Hoy en día, ella reside con su esposo y su hija en Nacogdoches, Texas. Pueden seguir sus páginas y contactarla a través del internet www.facebook.com/defeatparkinsons101 y por medio de twitter www.twitter.com/defeatparkinsons@DrmariaDe

Referencias

Introducción: Estadisticas y datos demográficos sobre los hispanos:

1. Cirillo, Anthony "Aging trends point to business opportunities."About.com guide

2. Canada has a larger proportion of senior tan ever before. http://www.CBC.CA/News/Canada/Canada-has-Higher-proportion-of-seniors-Than-everbefore-

3. Age discrimination statistics. http://www.agediscrimination.info/statistics/Pages/CurrentUKpopulation.aspx

4. Women and caregiving facts and figures. https://Caregiver.org/Women-and-caregiving-facts-and-figures

5. http://www.PDF.org/en/science_news/release/pr_1415296989)

6. www.pewhispanic.org/2008/08/13/hispanics-and-health-care-in-

7. https://www.eyeonspain.com/blogs/luislopezcortijo/17114/a-new-study-about-parkinsons-in-spain.aspx

8. (Science News, noviembre de 2014) Noticias de la ciencia (Nov de 2014): un estudio halla que problemas de salud mental plomo personas con Parkinson para salir de la mano de obra. "En http://www.pdf.org/ PDF / science_news/release/pr_1415296989

Capítulo 1: Los hispanos estamos incorrectamente representados en los estudios clínicos y cientificos

1. Moyer, Melinda Wenner. "Problema de la droga: las mujeres no están correctamente representadas en estudios científicos." http://www.slate.com/articles/health _ and_science/medical_ examiner/2010/07/drug_problem.html

2. Migraña de más de un dolor de cabeza. http://www.entad.org/docs/ Migrainehandout.pdf

3. Dietilestilbestrol   (DES)   http://en.m.wikipedia.org/wiki/dietilestilbestrol

4. Conferencia de– 'women initiative' en Nueva Jersey (septiembre 2015) prentacion sobre las diferencias en género en el párkinson, Allison Willis, MD asistente de profesora en el departamento de neurología de la Universidad de pensylvania

5. http://www.medscape.com/viewarticle/815141

6. Asociación de América sobre la Ansiedad y la depresión. (Anxiety and depression association of America). "El Embarazo y la medicación." (pregnancy and medication) -http://www.adaa.org/living-with-anxiety/women/pregnancyand-medication.

7. Martilla, R.J., Kaprio J., Konskenvuo M. y Rinne U.K (Aug. de 1988): parkinson's disease in a nationwide Twin cohort. Neurology 38(8):1217. Doi:10.1212/WNL.38.8.1217

8. Mujeres en la estadística académica de medicina y Facultad de medicina (women in academic Medicine Statistics and medical school Benchmarking), 2011-2012. Figura 1: las mujeres como porcentaje de los aspirantes a las escuelas de medicina nos. https://www.AAMC.org/Members/gwims/Statistics/ stats12 /

9. Toledo, Paloma (April 2004). "The US needs more hispanic medical students." Health http://qz.com/201360/the-us-needs-more-hispanic-medical-students/

Capítulo 2: La historia y los síntomas de la enfermedad del párkinson

1. Parkinson, J (2002). "Essay on the shaking palsy. 1817."J. Neuropsiquiatría Clin. Neurosci.14 (2): 223 – 36; discusión 222. doi:10.1176/APPI.neuropsych.14.2.223

2. History of Parkinson's disease http://en.m.wikipedia.org/wiki/History_of_Parkinson's_disease

3. Currier RD (April de 1996). "Did John Hunter give a James Parkinson an idea?" Arch Neurol. 53(4): 377-8.

5. Garcia Ruiz PJ (Dec 2004). "La Prehistoria de la enfermedad de Parkinson."[Prehistory of Parkinson disease]. 19(10) de Neurologia (en Español castellano): 735-7.

6. "A history of Parkinson disease". https://www.atrainceu.com/coursemodule/1874198-080_antiparkinson-strategies-module-01

8. Goetz, CG. (Sept 2011): "the history of Parkinson: terapias neurológicas y descripciones clínicas tempranas." [Early clinical descriptions and neurological therapies.] Cold Spring Harb Perspect 1(1):1-27) Med

9. Katzenschlger R, Evans A, et al (2004). "Mucuna Pruriens in Parkinson: a double blind clinical and pharmacological study." *J Neurol Neurosurg Psychiatry* 75 (12): 1672-1677. doi:10.1136/jnnp.2003.028761

10. Is natural dopamine better tan sinemet? https://NWPF.org/Stay-Informed/blog/2013/07/is-natural-dopaminebetter-Than-Sinemet/

11. Chaudhuri, RK. (Marzo de 2014): Underrecognized non-motor symptomsof Parkinson's disease. PDF expert briefings.

14. Focus on Parkinson's disease. "Is Levodopa toxicity a myth? "http://www.epda.eu.com/EasysiteWeb/getresource.

15. http://www.pdf.org/en/science_news/release/pr_1365719110

16. ER de Dorsey, R. Constantinescu, proyectada Thompson JP et al (2007) projected number of people with Parkinson Disease in the most populous nations, 2005 through 2030. Neurology 68(5):384-386.

17. Pavon, JM, Whitson, él, Okun, MS., (abril de 2010) "la enfermedad de Parkinson en mujeres: una llamada para mejorados estudios clínicos y de investigación de la efectividad comparativa." Maturitas 4:352-358.

18. http://www.anmm.org.mx/GMM/2013/n5/ GMM_149_2013_5_497-501.pdf

19. Lees Andrew. (2017) "An essay on the shaking palsy". *Brain a journal of neurology.* 140; 843-848.

20. Parkinson's disease: treatment and research update. March 31, 2017 Lecture Dr. Mya Schiess—Professor of Neurology University of Texas, Director of Movement disorders and other neurodegenerative disease.

Capítulo 3: La presentación de la enfermedad de párkinson varía dependiendo de la edad de inicio, del género, y de los genes de cada individuo

1. Moyer, Melinda Wenner. "Drug Problem: women are not properly represented in cientific studies." http://www.slate.com/articles/ health _ and_science/medical_examiner/2010/07/drug_problem .html

2. "Migraña: más que un dolor de cabeza." http://www.entad.org/ docs/ Migrainehandout.pdf

3. http://www.everydayhealth.com/Health-Report/major-Depression/Depression-Statistics.aspx

4. Bonnet AM, Jutras MF, V Czernecki, et al. Review article (2012): Nonmotor symptoms in Parkinson disease: relevant clinical Aspects. http://dx.doiorg/10.1155/2012/198316

5. http://www.pdf.org/pdf/parkinson_briefing_nontmotor_ slides_031113.pdf

6. "Early onset fatigue in Parkinson's Disease". (March 2012) Science News. http://www.pdf.org/en/science_news/Release/ pr_1331222820

7. Is Pain a Symptom of Parkinson's disease? http://www.youngparkinsons.org/ . . ./articles/is-Pain-a- Symptom-of-

8. Noonan D. (May 2014): "Inside the Science of an Amazing New surgery called deep brain stimulation: the most futuristic medical treatment ever imagined is now a reality." Smithsonian Magazine http://www. smithsonianmag.com/Innovation/Inside- Science-Amazing-New-surgerycalled-deep-brain- stimulation-180951170/

9. Goetz CG. (Agust 2009): "Jean Martin Charcot and the vibratory chair for parkinson's disease." Neurology 73(6):475-478.

10. Conferencia de– 'PDF's Women Initiative' en Nueva Jersey (septiembre 2015) prentacion sobre las diferencias en género en el párkinson, Allison Willis, MD profesora en el departamento de neurología de la Universidad de pensylvania

11. Science News (January 2014) "studies found disparities in the use of deep brain stimualtion." http://www.pdf.org/en/science_ news/release/ pr_1391019029

12. Machado, Amanda. (May 2014): "Why Many Latinos dread going to the doctor: how cultural barriers can be more important than income." The Atlantic

13. Marras Connie MD, PhD y M de Rachel Saunders-Pullman, MPH (junio 2014) "Complejidad de influencias hormonales" y el riesgo de EP Mov Disord 29 (7): 845-848

14. Pavon, JM, Whitson, él, Okun, MS., (abril de 2010) "la enfermedad de Parkinson en mujeres: una llamada para

mejorados estudios clínicos y de investigación de la efectividad comparativa." Maturitas 4:352-358.

15. Fernandez, Hubert H., Lapane, Kate L., Ott, Brian, R. and Friedman, Joseph. (Feb 2000) "Gender differences in the frequency and treatment of behavior problems in parkinson's disease." Mov Disord 15(3):490-496.

16. Noticias de la ciencia (mayo de 2014): "La enfermedad de Parkinson síntomas varía con la edad de inicio de la enfermedad." http://www.pdf.org/en/science_news/release/ pr_1399644766

17. Cornejo-olivas, M.; Torres, L.; Velit-Salazar, M.R.; et al. (June 2017)Variable frequency of LRRK2 variants in the Latin American Research Consortium on the Genetics of Parkinson's disease (LARGE-PD), a case of ancestry Nature Partner Journals

18. Bedford, Cade et al. "LRRK2 Regulates Voltage-Gated Calcium Channel Function." Frontiers in Molecular Neuroscience 9 (2016): 35. PMC. Web. 26 June 2017.

Capítulo 4: ¿Cómo obtener un diagnóstico correcto?

1. Garcia de Andrade LC (Dic de 1996): "Una revisión crítica completa en el inicio temprano de la enfermedad de Parkinson". Arquivos de Neuro-Psiqiatria (EspañolArchivos de Neuro-psiquiatría) 4:691-704. Doi: 10.1590 / S0004 -282 X 19960000400024

2. Kittle G. "la enfermedad de Parkinson: lo que usted y su familia deben saber." 3ª ed. National Parkinson Foundation

3. "Factores ambientales y enfermedad de Parkinson: ¿Qué hemos aprendido?" PDF http://www.pdf.org/environment_parkinsons_tanner

4. Adamson J., Ben-Shlomo Y., Chaturvedi N, et al (2003): "¿etnicidad, posición socio-económica y género — afectan el comportamiento de busca de ayuda de salud?" SOC Sci Med 57:895-904.

5. Saunders-Pullman R, Wang C, Bressman SB. (junio de 2011): "retraso en el diagnóstico y derivación en mujeres con enfermedad de Parkinson." Gend 3 Med: 209217.

6. Chaudhuri RK, Prieto -Jurcynska C, Naidu Y, et al (2010): "the nondeclaration non motor symptoms of Parkinson disease to health care professionals. An internacional study using a non motor questionnaire." MOV Disord 6:704-709.

7. "La enfermedad de Parkinson entre los hispanos y los blancos." http://anthropology.

    MSU.edu/anp204-US12/2012/07/13/Parkinsons-Disease-Among-hispanicsand-Whites/

8. "Los americanos en el año 2020: menos blancos, más al sur." (Abril de 1994): http://www.nytimes.com/1994/04/22/us/americans-in-2020-less-white-moresouthern.html

9. Szasz T. (mayo de 2011): "El segundo pecado." http://www.quotegarden.com/medical.html

10. Chaudhuri RK. (Marzo de 2014): "under-recognized non-motor symptoms of Parkinson's disease." PDF expert briefings.

11. Haughn Z. (marzo de 2014): enfoque en los trastornos de movimiento de la Fundación de Michael J Fox. "Pensando fuera de la sinucleína alfa cerebral patología vinculada a enfermedad de Parkinson se detecten fuera del cerebro, en lugares como las glándulas salivales, retina y colon." Neurología práctica 26-28.

12. http://saludiario.com/terapia-de-estimulacion-cerebral-profunda-una-opcion-para-lo-pacientes-con-parkinson/

13. Cervantes-Arriaga, A.; Rodríguez-Violante, M.; López-Ruiz, M.; Estrada-Bellmann, I. et al. Caracterizacion de la enfermedad de Parkinson en Mexico: estudio ReMePARK. Gaceta Médica de México. 2013; 149:497-501

Capítulo 5: La espiritualidad y la religión son aspectos necesarios para la salud dentro de la enfermedad del párkinson

1. Axelrod J. (Dic de 2014): "5 etapas de pérdida y dolor." http://www.psychcentral.com/lib/the-5-stages-of-loss-andgrief/

2. Brenner CB y Zacks JM. (Dec 2011): ¿por qué el caminar a través de una puerta te hace olvidar? "Americano científico

3. Parkinson Northcote C. "Delay is the deadliest form of denial." Brainy Quote. http://www.brainyquote.com/Quotes/Quotes/c/cnorthcot159773.html

4. Plato.http://www.science20.com/Scientist/blog/physician_quotes-64984

5. Reber W. (1900) JAMA. Cited by Cohen, "JJ in the healing as art: integrating humanism in the medical school curriculum." AAMC reporter 9 (12): 1. September 2000.

6. Chez R.A. and Jonas Wayne B. "proceedings: spiritual transformation and health through the lifecycle: meditation and spirituality for healthcare providers."

7. Copp Jay. (March 2000): "Faith and Medicine: a growing practice"Issues of St. Anthony Messenger. http://www.americancatholic.org/ Messenger Mar2000/feature2.asp

8. Baime M. (July 2011): "this is your brain on mindfulness." Shambhala Sun 45-84. http://www.3D4Medical.com/Science photolibrary

9. Benefits of practicing mindfulness meditation http://askdrdani.com/brain-benefits-of-practicing-mindfulness-meditation/

10. Koening H.G. (2007): "Religion and depression in older medical inpatients. American journal of geriatric psychiatry 15(4):282-291.

11. Koening H.G. (2007): "Religion and remission of depression in medical patients with heart failure/pulmonary disease. Journal of Nervous and Mental disease. 195:000-000.

12. Hummer R., Rogers R., Nam C. and Ellison C. (1999): "Religious involvement and US adult mortality." Demography 36:273-285.

13. Hermann M., Curio N., Petz T. et al (2000): Coping with illness after brain diseases: a comparison between patients with malignant tumors, stroke, Parkinson's disease and brain injury. Disability and rehabilitation 22 (12): 539-546.

14. Spirituality and spiritual well-being. EPDA. http://www.EPDA. eu.com/en/Parkinsons/in-Depth/Managing-Your-Parkinsons/ Daily-Living/spiritualityand-Spiritual-Wellbeing/

15. Oliphant E. y Córdova W. (enero de 2015): "Vih y las mujeres de color en el este de tejas. Técnicas para abordar las barreras culturales.

16. Balanger K. (marzo de 2012): 'religión, espiritualidad y salud'. Simposio Parkinson SFA Universidad.

Capítulo: 6: El vínculo matrimonial dentro de la enfermedad (hasta que la muerte nos separe)

1. Gass B. (2009): Lo mejor de la palabra para el dia dehoy: 365 días de resistencia y orientación: por encima del más allá: "mitos del matrimonio (4)". 5(May15).

2. http://www.ncbi.nlm.nih.gov/PMC/articles/PMC1779554/

3. Tasa de divorcio entre personas con MS y pacientes con lesiones de la columna vertebral-. https://books.

4. Kilborn. P T. (May 1999): "Disabled spouses are increasingly forced to go at alone." Health -New York Times.http:// www.nytimes.   com/1999/05/31/US/Disabled-Spouses-are-increasingly-Forced-to-go-italone.html

5. Parker-Papa T. Men more likely to leave spouse with cancer. http://well.blogs.nytimes.com/2009/11/12/Men-More-likely-to-Leave-Spouse-withcancer/

6. Las tasas de divorcio son elevadas en pacientes con MS, PD y cerebro cáncer.http://neurotalk.psychcentral.com/showthread.php

7. Nambi S. (Ene-Mar 2005): "matrimonio, salud mental y la legislación indígena. Diario indio de la psiquiatría 47(1):3-14.

8. National healthy Marriage resource center. Overview and background of the American Hispanic and Latino population. http://www.acf.hhs.gov/healthymarriage/about/hispanic_hm_initiative.508.html.

9. Hughes, R. Jr. (June 29, 2012) How divorce rates vary by race and ethnicity in the US. Divorcescience https://divorcescience.org/2012/06/29/351/

Capítulo 7: Los efectos de los medicamentos según el género

1. Moyer, Melinda Wenner. "Drug Problem: women are not properly represented in cientific studies." http://www.slate.com/articles/health _ and_science/medical_examiner/2010/07/drug_problem.html

2. Weintraub D. (Sep 2011): "Impulsive and compulsive behaviors in Parkinson." PDF expert Brief. http://www.pdf.org/en/parkinson _ briefing_impulsive_behaviors

3. "Woman's spontaneous orgasmtriggered by Parkinson's Drug.". http:// www.livescience.com/47208-spontaneous-orgasms-parkinsons-drugrasagiline.html

4. Menstruation and menopause.EPDA. http://www.EPDA.eu.com/en/Parkinsons/in-Depth/Managing-Your-Parkinsons/Daily-Living/womenparkinsons/menstruation-Menopause/

5. "Migraña: más que un dolor de cabeza." ahttp://fox6now.com/2014/09/17/migraines-with-aura-in-middle-age-linked-to-parkinsons-disease/

6. "Vínculo entre la migraña y la enfermedad de Parkinson." Medical News Today http://www.medicalnewstoday.com/articles/

7. Bedford, Cade et al. "LRRK2 Regulates Voltage-Gated Calcium Channel Function." Frontiers in Molecular Neuroscience 9 (2016): 35. PMC. Web. 26 June 2017.

8. Ja-Hong, Kim. (September 2014): "Management of overactive bladder and urge incontinence." Practical Neurology. 13(7): 27-32.

9. UTI prevention. http://www.upmc.com/patients-visitors/education/womens-health/pages/urinary-tract-infection.aspx

10. "Mayores tasas de ciertos tipos de cáncer entre portadoras de la mutación de gene del LRRK2 con EP". (Dic de 2014): noticias de la ciencia. http://www.pdf.org/en/Science _ news/release/pr_1418740778

11. Okun, M.S. (Feb 2012): "the Post of the week: high hip fracture rate in Parkinson's disease.' http://forum.parkinson.org/index.php?/topic/12297post-of-the-week-high-hip-fracture-rate-in-parkinsons-disease/

12. Parkinson's disease Fundation (2009): 'low vitamin D levels associated with Parkinson's disease'. News and review.

13. Escritorio de Mayo Clinic Womens healthsource de director médico de Julie A. Abott Página 1

14. Knekt P., Kikkinen A. Rissanen H. et al. (July 2010): "Serum Vitamin D and the risk of Parkinson's Disease." Arch neurol 67(7):808-811.

Capítulo 8: Aclarando la confusion sobre los problemas mentales del párkinson: ¿Medicamento, enfermedad o las dos cosas?

1. Donepezil May Reduce Parkinson's-Related Falls - Medscape - Oct 08, 2010

2. Nuplazid-targeting key serotonion receptors associated with parkinson's disease psychosis –WebMD professional spotlight

3. Safarpour, Delaram, Willis, Allison W: Clinical Epidemiology, Evaluation, and Management of Dementia in Parkinson Disease. American Journal of Alzheimer's disease & Other Dementias® 31(7): 585-594, 2016.

4. Rajan C. (September 2014): "Acadia's Nuplazid receives FDA break through designation for Parkinson psychosis." Función de noticias. http://www. bioprocessonline.com/doc/Acadia-s-nuplazid-Receives-FDA-breakthroughtherapy-Designation-for-Parkinson-s-Psychosis-0001

5. Study on visual hallucinations and parkinsons dementia/ lewy body dementia and rem sleep www.xpertdox.com/lbd-

Capítulo 9: Cinco claves para obtener la felicidad dentro del párkinson

1. PD personalidad http://www.livescience.com/20008-parkinsons-diseasepersonality-risk-avoidance.html

2. "Prevalencia de la enfermedad de Parkinson." http://viartis.net/parkinsons.disease/ prevalence.htm

3. Koziarkz Niki: "5 habits of woman who don't quit" –bible study on line

Capítulo 10: Beneficios del ejercicio en la enfermedad del párkinson

1. Gass B. (1996): the Word for today: "Paganini violín" April 4 pg.95.

2. "The human brain-exercise." http://www.fi.edu/learn/brain/exercise.html 1-16.

3. Neurobiologial effects of physical exercise http://en.m.wikipedia.org/wiki/Neurobiological_effects_of_physical _

4. Could brisk walking be therapeutic for people with Parkinson's? Medical News Today http://www.medicalnewstoday.com/articles/279085.php

Capítulo 11: ¿Cómo mejor aprovechar de su visita con su especialista de desórdenes de movimiento?

1. https://www.ncbi.nlm.nih.gov/pubmed/26421209   Parkinsons Dis. 2015; 2015:219149. Doi: 10.1155/2015/219149. Epub 2015 Sep

2. Schlesinger I, Eran A, Sinai A, et al. MRI Guided Focused Ultrasound Thalamotomy for Moderate-to-Severe Tremor in Parkinson's Disease. Parkinson's Disease Vol 2015 (2015), Article ID 219149, 4 pages http://dx.doi.org/10.1155/2015/219149

3. FDA approves MRI-guided focused ultrasound device to treat severe tremors
https://radiationtherapynews.com/2016/07/13/fda-approves-mri . . .

Capítulo 12: Arte terapia: Una terapia alternativa eficaz para el tratamiento del párkinson

1. Gordon D. (Dec 2014): "Neurology then and Now: how our understanding of 5 common neurological conditions has changed in 30 years." Neurology Now; 33-35.

2. Biller K. and Sussman M. (summer 2013): "Perception". US T.V. series season 2, episode2

3. "Some Parkinson patients discover an artistic side." (June 2011). http://www.webmd.com/parkinsons-disease/news/20130131/some-parkinsonspatients-discover-an-artistic-side

4. American Friends of Tel Aviv University. "Parkinson treatment can trigger creativity: patients treated with dopamine-enhancing drugsare developing artistic talents, doctor's says." Science Daily. 14 January 2013. http://www.sciencedaily.com/releases/2013/01/130114111622.html

5. Pollak, T.A. "De Novo artistic behavior following brain injury." http://www.ncbi.nlm.nrh.gov/pubmed1749506. 2007. August 2013

6. Schrag, A. and Trimble M. (March 2001): "poetic talent unmasked by treatment of PD." Movement disorder journal 16 (6): 1175-1176.

7. Canesi M., Rusconi M.L., Isaias I.U., and Pelozzi G. (March 2012): "artistic productivity and creativity in Parkinson. European journal of Neurology 19 (3): 468-472.

8. Bogousslavsky J., Hennerici M.G., Basel K. (Oct 2013): "neurological disorders in famous artists." http://books.google.com/

9. Illness of Vincent Van Gogh: American journal of psychiatry 159(4): 519.

10. Creativity and mental illness. http://en.m.wikipedia.org/wiki/Creativity_and_mental_illness

11. "Dopamina and the biology of creativity: lessons from Parkinson's disease." http://journal.frontiersin.org/Journal/

12. Bagan, B. "Expresive arts. Aging, Alzheimer's and Parkinson's: a manual for artists, art educadors, health professionals and others who work with older adults."2009 Pg 8

13. Farrelly-Hansen Mimi: "Espirituality & Art Therapy: living the connection." Philadelphia. Jessica Kingsley Publisher 2003.

14. Collier A.K. (Dec 2014): "an app to spur creative expression in Alzheimer's patients." Neurology Now 23.

15. Canning L. (March 2004): "are we more or less creative as we age? Empresario de las artes http://blog.entrepreneurthearts. com/2009/03/04/ are-we-more-or-less-creative-as-we-age/

16. Faust- Socher A. et al (June 2014): "Enhanced creative thinking under dopaminergic therapy in Parkinson disease." Annals of neurology http:// onlinelibrary.wiley.com/doi/10.1002/ ana.24181/abstract

17. "Twoliveslost,athirdforeverchanged."http://wwww.seattletimes. com/html/localnews/2010872336_lonimundell24m.html

18. www.sharethecare.org/pages/share_advice/ALS_Peggychun. html

19. www.islandartcards.com/shop/Artists_Showcase_Peggy_Chun_ Prints.html

Capítulo 13: Tratamientos actuales: Lo bueno, lo malo y la tierra prometida

1. Semedo, D. PhD. Parkinson's Vaccine Triggers Solid Immune Response, Phase 1 Clinical Trial Shows. News. June 15 2017

2. Alpha-synuclein and Parkinson's Disease https://www. michaeljfox.org/ . . ./topic

3. Parkinson's disease: treatment and research update march 31 2017. Lecture Dr. Mya Schies, professor of Neurology at UT-Houston, Director of Movement disorder and neurogenerative diseases

4. Titova N., Padmakumar C., Lewis Simon J. G., Chaudhuri K. Ray (Dec 2016). Parkinson's: a syndrome rather than a disease? J Neural Transm DOI 10.1007/s00702-016-1667-6

5. Kareus S., Figueroa K.P., Cannon Albright L.A. et. al. (Dec 2012): "shared predispositions of Parkinsonism and cancer: a population based pedigree -linked study." JAMA Neurology 69 (12): 1572-1577. Doi: 10.1001 / arcneurol.2012.2261.

6. Marsh L. and Callahan P.: "Gambling, sex, and . . . Parkinson's disease?" Parkinson's Disease Fundation Newsletter. http://www.pdf.org/en/ spring05_Gambling_Sex

7. "Naltrexone for impulse control disorders in Parkinson's disease." Micheal J. Fox Foundation. https://www.michaeljfox.org/foundation/

8. "Deep brain stimulation effective in early parkinson's." (Feb 2013): Science News http://www.pdf.org/en/science_news/release/ pr_1361475315

9. Noonan D. (May 2014): "Inside the Science of an Amazing New surgery called deep brain stimulation: the most futuristic medical treatment ever imagined is now a reality." Smithsonian Magazine http://www. smithsonianmag.com/Innovation/Inside-Science-Amazing-New-surgerycalled-deep-brain-stimulation-180951170/

10. "Parkinson's and suicide. (Oct 2013) http://www.theparkinsonhub.com/ your-quality-of-life/article/parkinsons-suicide.html

11. Yasgur B.S. "Depression in neurological disease". MPR. http://www.empr.com/Depression-in-Neurological-Disease/article/283884/

12. Voon V., Krack P., Lang A.E. et al. (Oct 2008): "A multicenter study on suicide outcomes following subthalamic stimulation for Parkinson's disease." Kullman DM. editor. Brain. A J neurology. http://Doi.org/10.1093/ cerebral/awn214 2720-2728.

13. Shah- Binit B. "focused ultrasound for Parkinson's tremor: An Update." Practical Neurology 23 de november/ december 2013, pg 19-20.

14. "New drug extends levodopa benefits in moderate and advance Parkinson disease." Aug 2006 Science News. http://www.pdf.org/en/ science_news/release/pr_1407337528

14. Chao O.Y., Mattern C., Silva A.M., Wessler J. et. al. (Feb 2012): "intranasally applied l-dopa alleviates parkinsonian symptoms in rats with unilateral nigro-estriatal 6-ohda lesions." BrainRes Bull 87(2-3):340-345. Doi:10.1016/j.brainresbull.2011.11.004. epub 2011 15 november.

15. "Duodopa gel intestinal-summary of product characteristics (SPC) –(eMC)." https://www.Medicines.org.uk/EMC/ Medicine/20786date

16. Rajan C. (September 2014): "Acadia's Nuplazid receives FDA break through designation for Parkinson psychosis." Función de noticias. http://www. bioprocessonline.com/doc/Acadia-s-nuplazid-Receives-FDA-breakthroughtherapy-Designation-for-Parkinson-s-Psychosis-0001

17. Johnson H. (Dec 2014): "Parkinson's Disease vaccine tested on first patients." http://www.business2community.com/Health-Wellness/Parkinsons-Disease-Vaccine-tested-First-patients-

18. Olanow C.W., Brundin P. (January 2013): "Parkinson's disease and alpha synuclein: Is Parkinson's disease a prion-like disorder?" MOV Disord 28(1):31-40. Doi.10.1002/MDS.25373.

19. Extended- release amantadine effective for dyskenesia in PD –Medscape- June 21, 2017 http://www.medscape.com/ viewarticle/

20. Complementary and alternative medicine Mayo clinic newsletter, Oct 2012

21. Hoeflich, Hannah L. (2010).Complementary and Alternative Medicine Use Among Mexican-Americans for General Wellness and Mental Health (Master's thesis, Pacific University). Retrieved from:http://commons.pacificu.edu/spp/135

22. FDA approves Gocovri. http://www.drugs.com/newdrugs/ fda-approves-gocovri-amantadine-dyskinesia-parkinson-s-patients-4581.html

Capítulo 14: Las personas encargadas del cuidado de los enfermos del párkinson

1. Imke, Susan, RN, MS; Hutton, Tudy, JD; Loftus, Susan, RN, MSN. "National Parkinson's Foundation – "Parkinson's disease: Caring and coping Brochure."

2. Cooper A. (March 2010): "depression and resilience". Neurology Now 6(2) 18-25.

3. (http://doc.mediaplanet.com/all projects/11984.pdf

4. Scott Spencer Paula, Caregiver Stress Syndrome: What's different for men: different pitfalls, and different benefits for male caregivers Senior Care: Assisted Living, Home Care, Community, Articles

5. Enriquez, Lauren. (Sept. 10, 2014) Man with Cerebral Palsy Creates Beautiful Artwork with Only a Typewriter. Life News .com

Capítulo 15: Los beneficios de la buena alimentación

1. "A cup of joe may help some Parkinson's disease symptoms." www.aan.com/pressroom/home/pressrelease/1096

2. Parkinson's disease: treatment and research update. March 31, 2017 Lecture Dr. Mya schiess Professor of Neurology University of Texas, Director of movement disorders and neurodegenerative diseases – University of Texas Health Science Center de Houston /school of Medicine McGovern

3. Paddock, C. Study links Parkinson's disease to gut bacteria. MedicalNewsToday. Dec 12, 2014

4. Parkinson's may spread to brain from gut via the vagus nerve. Medscape Medical News. 2015-08-05

5. "Nutrition in Parkinson's disease: what should I eat" lecture by Sabre A. Patton -Fee Tulane University resident PGY IV-Oschners Institute at the 5th annual parkinson's conference in

NOLA July 2016

6. Jenkins B. (feb 2011) : " why your brain loves chocolate." www. scilearn.com/blog/why-your-brain-loves-chocolate

Capítulo 16: Resumen

1. Menstruation and menopause: EPDA: http://www.epda.eu.com/en/parkinsons/in-depth/managing-your-parkinsons/daily-living/womenparkinsons/menstruation-menopause/

2. Science News (Nov 2014): study finds that mental health issues lead people with Parkinson's to leave the workforce." http://www.pdf.org/ PDF / science_news/release/pr_1415296989

3. Wayant, Patricia editor. (2012) "Words every woman should remember: messages of support, encouragement, and gratitude for all you are and all you do." Blue Mountain Press. Page.28

4. Markman Art (May de 2010): "say it loud: i'm creating a distinctive memory." Psycology Today https://www.psychologytoday.com/blog/ ulterior-motives/201005/say-it-loud-i-m-creating-distinctive-memory

5. Gaig C. and Tolossa E. (Oct 2009). "When does PD begin?" Mov Disord DOI: 10.1002/mds.22672